GUÍA DE CONVERSACIÓN BÁSICA PARA PERSONAL SANITARIO Y PACIENTES EN 19 LENGUAS

EDICIÓN REVISADA Y AMPLIADA

COORDINA: M.ª Gracia Torres Díaz

UNIVERSIDAD DE MÁLAGA

2016

Primera edición, primera reimpresión: febrero 2016

Diseño de la cubierta: M.ª Luisa Cruz

ISBN: 84-9747-063-X

Depósito Legal: MA 1765-2004

Imprime: Imagraf Impresores, S. A. Tel. 952 32 85 97

GUÍA DE CONVERSACIÓN BÁSICA PARA PERSONAL SANITARIO Y PACIENTES EN 19 LENGUAS

Español/ Albanés

Alemán

Árabe

Chino

Danés

Finlandés

Francés

Griego

Inglés

Italiano

Lingala

Neerlandés

Noruego

Polaco

Portugués

Rumano

Ruso

Serbo-croata

Sueco

A los desplazados, a los que sufren las barreras lingüísticas que las fronteras les imponen

ÍNDICE

Traductores

Albanés: Sevdije Ramadoni

Alemán: Hannelore Benz Busch
Rosalía Sánchez García

Árabe: Nicolás Roser Nebot
Juan Aragón Plaza
Antonio Delgado García

Danés: Mónica Hinholm

Francés: Maria del Pilar Gálvez Cordero
Leandro Félix Fernández

Finlandés: Sonja Sandholm

Griego: Ioanna Nikolaidou
Mª del Valle Barbero Vaquero

Inglés: Angustias Estrella Colomo
I.S. Bains

Italiano: Montserrat López Bautista
Attilio Manzi

Lingala: Kabeya Kasongo

Mandarín: Shouzhong Qian
Ku Wei-Chun
Mª del Pilar Gálvez Cordero
Elena Herrezuelo Van de Brande

Neerlandés: Elena Herrezuelo Van de Brande

Noruego: Mónica Hinholm

Polaco: Pietr Piasta

Portugués: Natasha Eleonora Tromba
Rosalía Sánchez García

Rumano: Dana Orghidan
Mª del Pilar Gálvez Cordero

Ruso: Lidia Praevdikoft
David Martínez Ortega

Serbo-croata: Sevdije Ramadoni

Sueco: Hanna Jacobsson Hosk

Colaboradores sanitarios:

Angela Torres Díaz- Enfermera y Matrona en el Centro de Salud Jesús Cautivo de Málaga. Profesora Asociada del departamento de Enfermería de la Escuela Universitaria de Ciencias de la Salud de la Universidad de Málaga. Vocal del Colegio de Enfermeros de Málaga.

Juan Antonio León Nievas- Enfermero Unidad Médico- Sanitaria de Intervención Real Cuerpo de Bomberos de Málaga.

Julie Galland- Enfermera en el Hospital del distrito Chorley and South Ribble en Lancashire, Gran Bretaña.

Coordinadora:

Mª Gracia Torres Díaz, profesora titular de interpretación de conferencias del departamento de Traducción e Interpretación de la Universidad de Málaga e intérprete médica comunitaria acreditada por el *Institute of Linguistics Educational Trust* de Londres.

PRÓLOGO

El fenómeno de lo multirracial o multiétnico es uno de los rasgos más característicos de las sociedades contemporáneas. Los países más desarrollados industrialmente están habitados hoy, debido a circunstancias históricas, políticas, económicas o laborales, por personas de procedencias diversas que conforman un conglomerado social heterogéneo, el famoso *melting pot* del que sin duda los Estados Unidos fueron pioneros, y que hoy se extiende por la práctica totalidad del hemisferio occidental. Obviamente, la consolidación de este tipo de sociedades da lugar a situaciones de muy diversa índole, desde luchas y enfrentamientos, a la pura y simple integración de individuos o familias inmigrantes en un lugar y sociedad concretos.

Uno de los aspectos más complicados es el lingüístico. Por lo general, los recién llegados no conocen, o conocen mal, la lengua o lenguas de uso habitual en el país que los recibe. La incomunicación que se deriva de este hecho es algo que puede tardar mucho tiempo en resolverse —en ocasiones no se resuelve nunca— y precisa, por consiguiente, de una atención especial por parte del país o sociedad anfitrionas. Pocas veces, sin embargo, se consiguen medios e instrumentos eficaces para resolver de forma parcial o definitiva esta difícil cuestión, que a veces puede condenar al inmigrante al aislamiento, a la soledad, y a la falta casi absoluta de oportunidades laborales.

Esta Guía de conversación básica para personal sanitario y pacientes en diecinueve lenguas trata, modestamente, de contribuir a superar la incomunicación del inmigrante, ya sea trabajador, residente o simplemente turista, en un ámbito tan decisivo como el sanitario. Aunque, como se recoge en la "Introducción", con ella no se pretende eliminar la figura del intérprete comunitario, precisamente un instrumento clave en la atención al recién llegado, estamos convencidos de que esta obra será de gran ayuda a los profesionales de la Sanidad y que, además, les hará ver la necesidad de disponer de medios y personas que les ayuden a comunicarse con la población inmigrante, por cierto cada día en aumento.

La Guía, coordinada y supervisada por la Dra Gracia Torres Díaz, del departamento de Traducción e Interpretación de la Universidad de Málaga, presenta en diecinueve lenguas un cuestionario básico en forma de columnas bilingües cuyo fin principal es recopilar datos relativos al historial médico y la sintomatología del paciente. Su facilidad de uso así como su plena actualización sanitaria —gracias a la supervisión de profesionales de este ámbito—, la convierten en una muestra idónea de colaboración entre universidad y sociedad, por la que la primera aplica y ofrece de manera práctica sus conocimientos a las necesidades concretas del entorno social en el que se encuentra.

Con esta obra, y otras que deberán elaborarse en el futuro, se facilita el difícil tránsito que familias e individuos han de superar en su afán por integrarse en un nuevo ámbito político y geográfico cuyos habitantes, estamos seguros, se benefician con la integración de nuevos miembros que aportan su particular especificidad y dan lugar a una rica diversidad social y cultural, precisamente uno de los síntomas de las sociedades contemporáneas más avanzadas.

Juan Jesús Zaro.
Profesor doctor titular del Departamento de Traducción e Interpretación de la Universidad de Málaga.

INTRODUCCIÓN

Esta guía de conversación multilingüe desde o hacia el español en 19 lenguas, está dirigida a Centros de Salud y Hospitales andaluces que atienden cada día a mayor número de turistas e inmigrantes.

En su formato, el de columnas bilingües, aparece la información esencial requerida para un primer contacto: personal sanitario/paciente. Pretende salvar la incomunicación que se produce entre ambas partes, cuando el paciente pertenece a una comunidad lingüística diferente a la predominante; su función no es, sin embargo, la de sustituir a la figura cada día más importante del intérprete de lenguas comunitario, sino la de facilitar este primer contacto. Su uso se podrá efectuar leyendo y señalando la frase en cuestión, o bien fotocopiando la sección de la lengua en uso, y rellenando la/s parte/s pertinente/s.

La guía que se ha elaborado en 19 lenguas, consideradas de mayor demanda en la actualidad en los centros sanitarios andaluces (albanés, alemán, árabe, danés, francés, finlandés, griego, inglés, italiano, lingala, mandarín, neerlandés, noruego, polaco, portugués, rumano, ruso, serbo-croata y sueco), ha sido realizada gracias en primer lugar a la contribución de los alumnos de la licenciatura en Traducción e Interpretación de la Facultad de Filosofía y Letras de la Universidad de Málaga, bajo la supervisión de nuestro profesorado especializado, y en segundo lugar gracias a las sugerencias realizadas por el personal sanitario contactado, y la información facilitada por el Centro Español de Atención al Refugiado en Málaga.

1. Albanés / Tiranas

Tiranas/ Albanes

Inhaltsverzeichnis / Índice

ALBANES / ESPAÑOL

Përbajtja e librit

Objekti i këti librit ësht që të ndihmon Komunikimin mjekut dhe pacientit të Huaj që nuk fol Spanjisht

Pacienti e sinjalizon fjalen në ghuhen e vet dhe mjeku e vlerson që është anash [spanjisht]

mjeku dhe infermiera që të munden ta fotokopjojn këtë liber për ta shkruar o [mbushur]

Introducción

El propósito de este manual es facilitar la comunicación entre el médico y el paciente extranjero que no habla español.

El paciente señalará la frase en su idioma y el médico leerá el equivalente que está al lado. Puede que el médico o el personal sanitario fotocopie esta información para que el paciente la rellene.

. DATAT PERSONALE	DATOS PERSONALES
Mbiemri.	Apellido:
Emërin:	Nombre:
Adresa:	Dirección:
-gjithmon cakto:	-Fija:
-Për një koh:	-Temporal:
Telefoni:	Teléfono:
Për sa koh do të rrish këtu?	¿Por cuánto tiempo va a estar aquí?
_______ jav / muaj /vjet / nuk e di	_______ semanas/meses/años/no sé
Data dhe vendi ku ke lindur:	Fecha y lugar de nacimiento:
Nacionaliteti:	Nacionalidad:
Prefesioni:	Profesión:
Numri i pashaportit:	Número de pasaporte:
Familie:	Estado civil:
- Pamartuar	- Soltero/a
- I martuar o e martuar	- Casado/a
- Evej	- Viudo/a

Numri i fëmive : Numri i vllëzërve dhe i motrave: Sërbimi mjeksor: - Publik - Privat Emri dhe mbiemri i nanes / Në qoftse nuk është i madhë me mosh: Një rast urgjente për të vizituar: Çfar gjuhe fol? - Gjermanisht - Arabisht - Frangjisht - Anglisht - Italisht - Portugalisht - Rusisht - E tjera	Número de hijos: Número de hermanos: Asistencia médica: - Pública - Privada Nombre y apellidos del padre o de la madre (si no es mayor de edad): En caso de urgencia avisar a: ¿Qué idiomas habla? - Alemán - Árabe - Francés - Inglés - Italiano - Portugués - Ruso - Otros
DATAT KRITIKE	**DATOS CRÍTICOS**
1. Jam alergjik prej: a) Ilaqeve o barnave: - Sulfonamid ☐ - Aspirin ☐ - Penicillin ☐ - Antibiotik ☐ b) Pluhurit / prej kafëshve c) Alergjiat ushqimore: - Produkte të qumshtit - Kikirikav -Midhje - Gluten - Tjerat (specifikoj) 2. Jamë shtatëzan:	1. Soy alérgico a: a) Medicamentos: - La sulfamída ☐ - La aspirina ☐ - La penicilina ☐ - Antibióticos ☐ b) Polen/Polvo/Animales c) .Alergias alimenticias: - Productos lácteos - Cacahuetes - Mariscos - Gluten - Otros (especificar) 2. Estoy embarazada:

PO □ JO □	SÍ □ NO □
- Numri i shtatzanis.:_______	- Embarazo número_______
- ¿Abortuar?	- ¿Abortos?
PO □ JO □	SÍ □ NO □
3. Kur i kishte mestracionet e fundit?	3. ¿Cuándo tuvo la última regla?
Data__________	Fecha__________
Nuk e di	No sé
SIMTOMET	**SÍNTOMAS**
Tregoje sëmundjen me kryq o me gisht ku të dhëmb / pret kurshit:	Señale su dolencia e indique desde cuándo:
1. Më dhem koka:	1. Me duele la cabeza:
- Në anen e djatht	- Lado derecho
- Në anen e majt	- Lado izquierdo
- Përpara (balli)	- En la frente
- Bërapa te (qafa)	- En la nuca
- Migrena	- Migraña
Ka _______Orë / dit / jav	Desde hace_______ horas/días/semanas
2. Më dhemb syri:	2. Me duele el ojo:
- I Djathti	- Derecho
- I Majti	- Izquierdo
Ka _______Orë / dit / jav	Desde hace _______ horas/días/semanas
3. Kam diqka në sy :	3. Tengo algo en el ojo:
- I Djathtin	- Derecho
- I Majti	- Izquierdo
Ka ________Orë / dit / javë	Desde hace_______ horas/días/semanas
4. Më ersohen syt / shikoj drit o njolla nuk shoh nornal / shikoj dyshe	4. Se me nubla la vista/Veo luces o Manchas/No veo normal/Veo doble
Ka ______ Orë / dit / javë	Desde hace_______ horas/días/semanas
5. Më dhëmb hunda / Nuk nuhas mir	5. Me duele la nariz/No huelo
Ka _______ Orë / dit / javë	Desde hace _______ horas/días/semanas
-Kam gjakderdhje nga hunda ¿ ësht hera e par?	- Tengo hemorragia nasal. ¿Es la primera vez?
PO □ JO □	SÍ □ NO □
6. Më dhëmbin dhëmballët /dhëmbët /	6. Me duelen las muelas/Los dientes/Llas

Mishi i dhëmbëve / gjuha	Encías/La lengua
Ka ______ Orë / dit / javë	Desde hace______ horas/días/semanas
7. Më dhëmb veshi / nuk ndëgjoj mir / dëgjoj zhurum (fishllon):	7. Me duele el oído/No oigo bien/Oigo Pitidos, zumbidos:
-I djathti	- Derecho
- I majti	- Izquierdo
Ka ______ Orë / dit / javë	Desde hace______ horas/días/semanas
8. Më dhëmb qafa	8. Me duele el cuello
Ka ______ Orë / dit / javë	Desde hace______ horas/días/semanas
9. Më dhëmb fyti :	9. Me duele la garganta:
- Kur të gëlltitem	- Al tragar
- Kur kollitem	- Al toser
- Kur mar frym	- Al respirar
- Endiej trupin si të huaj në fyt	- Me noto un cuerpo extraño en la garganta
Ka ______ Orë / dit / javë	Desde hace______ horas/días/semanas
10. Më dhëmb supi:	10. Me duele el hombro:
- Djathtas	- Derecho
- Majtas	- Izquierdo
- Përpara	- Anterior
- Mbrapa	- Posterior
Ka ______ Orë / dit / javë	Desde hace______ horas/días/semanas
11. Më dhëmb kurizi	11. Me duele la espalda
Ka ______ Orë / dit / javë	Desde hace______ horas/días/semanas
12. Më dhëmb krahu:	12. Me duele el brazo:
- I Djathti	- Derecho
- I Majti	- Izquierdo
Ka ______ Orë / dit / javë	Desde hace______ horas/días/semanas
13. Më dhëmb brryli:	13. Me duele el codo:
- I Djathti	- Derecho
- I Majti	- Izquierdo
Ka ______ Orë / dit javë	Desde hace______ horas/días/semanas
14. Më dhëmb prakrahu (bëlëzyku i dres):	14. Me duele el antebrazo:
- I djathti	- Derecho
- I Majti	- Izquierdo
Ka ______ Orë / dit / javë	Desde hace______ horas/días/semanas
15. Më dhemb kryqi idores :	15.Me duele la muñeca:

- Djathti	- Derecha
- Majti	- Izquierda
Ka ______ Orë / dit / javë	Desde hace______ horas/días/semanas
16. Më dhëmb dora:	16. Me duele la mano:
- E djatht	- Derecha
- E majt	- Izquierda
- Shuplaka e dores	- Palma
- Ana e pasme	- Dorso
Ka ______ Orë / dit / javë	Desde hace______ horas/días/semanas
17. Më dhëmb gishti:	17. Me duele el dedo:
- I dores së (djatht së majt)	- De la mano (derecha/izquierda)
- I kames së (djatht së majt)	- Del pie (derecho/izquierdo)
Ka _______ Orë / dit / javë	Desde hace______ horas/días/semanas
18. Më dhëmb gjoksi / pjes e barkut	18.Me duele el pecho/Abdomen
Ka _______ Orë / dit / javë	Desde hace______ horas/días/semanas
19. Kam rrahje zemres	19.Tengo palpitaciones
Ka _______ Orë /dit / javë	Desde hace______ horas/días/semanas
20. Më dhëmbin brinjët:	20. Me duelen las costillas:
- djathta	- Derechas
- Majta	- Izquierdas
Ka ________ Orë / dit / javë	Desde hace______ horas/días/semanas
21. Më dhëmb lukthi	21. Me duele el estómago
Ka ________Orë / dit / javë	Desde hace______ horas/días/semanas
22. Më dhëmbin veshkët:	22. Me duelen los riñones:
- E djatht	- Derecho
- E majta	- Izquierdo
Ka ________Orë / dit / javë	Desde hace______ horas/días/semanas
23. Më dhëmb kërdhokulli:	23. Me duele la cadera:
- I djatht	- Derecha
- I majt	- Izquierda
Ka _______Orë / dit / javë	Desde hace______ horas/días/semanas
24. Më dhëmbn vezorët:	24. Me duelen los ovarios:
- I djatht	- Derecho
-I majt	- Izquierdo
Ka _______ Orë / dit / javë	Desde hace______ horas/días/semanas
25. Më dhëmbin testikulos	25. Me duelen los genitales
- Mashkullor - Femror	-En el hombre -En la Mujer

• Penis Klitoris * Mitër (Uter) Laprat • Të mëdhenjëve / të vegjëlve • Testikulos Uter • Vagin Ka ______Orë / dit / javë 26 Më dhëmbin këmbët / kofshët - Djathas - Majtas Ka _______ Orë / dit / jav 27 . Më dhëmbgjuri: - I djatht - I majt Ka_______ Orë / dit / javë 28.Më dhëmb kaviljal: - Djathta - Majta - Mrënda - Jashtë Ka _______ Orë / dit / javë 29. Më dhëmb këbma - Djathta - Majta - Ana e pasme - Shuplaka e kames Ka ______ Orë / dit / javë 30. Më mirren mentë Ka _______Orë / dit / javë 31. Nuk mundem të marr frym / më dhëmb kur të marr frym /frymarrje Ka _______ Orë / dit / javë 32. Nuk mundem të përbihem Ka _______Orë / dit / javë 33. Kam shum kollitje Ka _______ Orë / dit / javë 34. Më vjen përtë vjellur / vjellje	• Pene Clítoris • Uretra Labios mayores/menores • Testículos Uretra • Vagina Desde hace_______ horas/días/semanas 26. Me duele la pierna/Muslo: - Derecho - Izquierdo Desde hace_______ horas/días/semanas 27. Me duele la rodilla: - Derecha - Izquierda Desde hace_______ horas/días/semanas 28. Me duele el tobillo: - Derecho - Izquierdo - Interno - Externo Desde hace_______ horas/días/semanas 29. Me duele el pie: - Derecho - Izquierdo - Dorso - Planta Desde hace_______ horas/días/semanas 30. Estoy mareado Desde hace_______ horas/días/semanas 31. Respiro con dificultad/Me duele al inspirar/Expirar Desde hace_______ horas/días/semanas 32. Me atraganto Desde hace_______ horas/días/semanas 33. Tengo mucha tos Desde hace_______ horas/días/semanas 34. Tengo náuseas/Vómitos

Ka _______ Orë / dit / javë	Desde hace_______ horas/días/semanas
Sa herë _______	Número de veces_______
35. Jam prer	35. Me he cortado
36. Jam djegur	36. Me he quemado
37. Kam jashqitje	37. Tengo diarrea
Ka _______ Orë / dit / javë	Desde hace_______ horas/días/semanas
Sa herë_______	Número de veces_______
Ngjyrë:	Color:
- Me ghak	-Sanguinolento
- E bardhë	-Blanquecino
- E verdhë	-Amarillo
- Konstant :	Consistencia:
- Si ujë	- Líquida
- I butë	- Blanda
38. Jam bër kaps	38. Estoy estreñido
Ka _______ Orë / dit / javë	Desde hace_______ horas/días/semanas
39. Nuk mundem të bëj urinen / kam djegsim kur bëj urinen / urinoj shpesh her / urinoj shum / Sasia :	39. No puedo orinar/Tengo quemazón al orinar/Orino muchas veces/Orino mucha cantitad
- Mengjyr	- Con color
- Ngjyr e qelt	- Color claro
- Ngjyr mbëllt	- Color oscuro
- Me gjak	- Sanguinolento
Ka _______ Orë / dit / javë	Desde hace_______ horas/días/semanas
40. Kam gazra	40. Tengo flatulencia
Ka _______ Orë / dit / javë	Desde hace_______ horas/días/semanas
41. Kam thartin në lukth / nuk më bën tretjen lukthi	41. Tengo acidez estomacal/Hago mal la digestión
Ka _______ Orë / dit / javë	Desde hace_______ horas/días/semanas
42. Jam ftohur	42. Estoy resfriado
Ka _______ Orë / dit / javë	Desde hace_______ horas/días/semanas
43. Nuk mundem tJ7 luaj / nuk mundem të luaj kët pjes të trupit tim / nuk ndiej kët pjes të trupit tim (e shenjon)	43. No puedo moverme/No puedo mover esta parte de mi cuerpo/No me siento esta parte de mi cuerpo (lo indico visualmente)
Ka _______ orë / dit / javë	Desde hace_______ horas/días/semanas
44. Nuk mundem të hec	44. No puedo andar

Ka ______ Orë / dit / javë	Desde hace______ horas/días/semanas
45. Ësht duke më dal gjak	45. Estoy sangrando
Ka ______ Orë / dit / javë	Desde hace______ horas/días/semanas
46. Kam kroj / në testikulos (gjenitales)	46. Tengo picores/En los genitales
Ka ______ Orë / dit / javë	Desde hace______ horas/días/semanas
47. Më ka dal një puqer / më ka ajur	47. Tengo un bulto/Tengo una inflamación
(Tregoje që tashef)	(lo indico visualmente)
Ka ______ Oë / dit / javë	Desde hace______ horas/días/semanas
48. Kam temperatur të lat	48. Tengo fiebre alta
Ka ______ Orë / dit / javë	Desde hace______ horas/días/semanas
HISTORJATI I MJEKUT	**HISTORIAL MÉDICO**
1. Grupi i gjakut :	1. Grupo sanguíneo:
-A+,A-,B+,B-,0+,0-,AB+,AB-	-A+, A-, B+, B-, 0+, 0-,AB+,AB-
-Më kan vën gjak	Me han hecho una transfusión
PO ☐ JO ☐	SÍ ☐ NO ☐
2. Jam diabetik	2. Soy diabético
Kur i kisha ______vjet	Desde que tenía______ años
(Ka ______ Vjet)	(Desde hace______ años)
3. Jam epilepsik	3. Soy epiléptico
kur i kisha ______ Vjet	Desde que tenía______ años
(Ka ______ Vjet)	(desde hace______ años)
4. Jam asmatik (kam asmen)	4. Soy asmático
kur i kisha ______ Vjet	Desde que tenía______ años
(Ka ______ Vjet)	(Desde hace______ años)
5. Jam i shurdhët prej veshëve:	5. Soy sordo del oído:
- I djadhti	- Izquierdo
- I majti	- Derecho
Kur i kisha ______ Vjet	Desde que tenía______ años
(Ka ______Vjet)	(Desde hace______ años)
6. Jam memec	6. Soy mudo
Kur i kisha ______ Vjet	Desde que tenía______ años
(Ka ______ Vjet)	(Desde hace______ años)
7. Kam syze / nuk shikoj mir nga së largu / nuk shikoj mir nga së afërmi	7. Uso lentes correctoras/Tengo astigmatismo/Miopía
Kur i kisha ______ Vjet	Desde que tenía______ años

(Ka _______ Vjet)	(Desde hace_______ años)
8. Kam një puqer	8. Tengo úlcera de duodeno
Kur i kisha _______ Vjet	Desde que tenía_______ años
(Ka _______ vjet)	(Desde hace_______ años)
9. Vuaj nga sëmundja që të dridh	9. Padezco la enfermedad de Parkinson
Kur i kisha ________ Vjet	Desde que tenía_______ años
(Ka ________ Vjet)	(Desde hace_______ años)
10. Kam migrenen	10. Tengo migraña
Kur i kisha ________ Vjet	Desde que tenía_______ años
(Ka ________ Vjet)	(Desde hace_______ años)
11. Kam / kisha të ajur në mëlçi :A,B,C,D	11. He tenido/Tengo hepatitis: A,B,C,D
Data__________	Fecha__________
12. Më kan operuar në zemër	12. Me han operado del corazón
Data__________	Fecha__________
13. Kam pasur një infrakt / stenokardi në gjoks	13. He tenido un infarto/Angina de pecho
Data__________	Fecha__________
14. Kam pasur gjakderdhje në tru : Trombosa / Embolia	14. He tenido una hemorragia cerebral: Trombosis/Embolia
Data__________	Fecha__________
15. Kam tensionin e lart / të ult	15. Tengo la tensión alta/baja
16. Më kan operuar një her në një urgjenc kirurgjike	16. Me he sometido alguna vez a una intervención quirúrgica
PO ☐ JO ☐	SÍ ☐ NO ☐
- Të ajurit e zorres së trash (Apantesidi)	- Apendicítis
- Bajamet	- Amigdalítis
- Te sytë	- Cataratas
- Hemoroidet	- Hemorroides
- Tumor / Mitra / Vezoret	- Mioma/Matriz/Ovarios
- Tjerat (specifikoj)	- Otros (especificar visualmente)
17. Kam vuajtur / vujë prej kancerit të :	17. He padecido/Padezco cáncer de:
- Gojes	- Boca
- Zorës (zgurdhë)	- Colon
- Të lukthit	- Estómago
- Fytit	- Garganta
- Mëlçis	- Hígado
- Gjoksit	- Pecho

- Qese me ujë	- Próstata
- Mushkri	- Pulmón
- Veshkë	- Riñón
- Teberkulosa	- Testículos
- Testikul	- Tumor cerebral
- Mitër	- Útero
- Fshikz e ujit	- Vejiga
18. Kam vuajtur / vuaj nga leokimia / smundje e gjakut	18. He padecido/Padezco leucemia/ Enfermedad hematológica
19. Mar këto ilaqe :	19. Tomo estos medicamentos:
- Antibiotik	- Antibióticos
- Analgin	- Analgésicos
- Kundra të ajurit	- Antiinflamatorios
- Kundra bronhitis	- Broncodilatadores
- Kundra tensionit të lart (gjakut)	- Antihipertensivos
- Hormona (teroide)	- Hormonas tiroides
- Glykosa	- Insulina
- Qetsus	- Tranquilizantes
- Ilaqe për zemër	- Medicación para el corazón
- Kundra depresionit	- Antidepresivos
- E të tjera...	- Otros
Ka _____ orë / dit / vjet	Desde hace_______ horas/días/años
I pini këto ilaçe :	Tomo estos medicamentos:
- Për goje (gëltit)	- Vía oral
- Via e drejt	- Vía rectal
- Drejt në vagin	- Vía vaginal
- Ilaç për lëkur	- Vía tópica
- Por frymarje tëmbrendshm (oksigjen)	- Por inhalación
20. Kam siden / jam zero positiv	20. Tengo el SIDA/Soy seropositivo
Ka ______ muaj / vjet	Desde hace_______ meses/años

BIOGRAFIA E VAKSINAV për (FEMIJE)	**BIOGRAFÍA VACUNAL (NIÑOS)**
Bëjeni shejin me një kryq	Señale con una cruz:
PO JO NUK E DI	SÍ NO NO SÉ
Poliomeliti	Polio
Difteria	Difteria
Tetanusi	Tétanos

Koll ë i bardhë (i keq) Fruthi Lia Gjëndra Turberkulosi E TE TJERA	Tos Ferina Sarampión Rubéola Parotiditis (paperas) B. C. G (tuberculosis) OTRAS
BIOGRAFIA E VAKSINAV Për (Rriturve)	**BIOGRAFÍA VACUNAL (ADULTOS)**
1. kur ishte hera e fundit që keni bërvaksionimin kundra tetanusit ________ Muja / vjet / nuk e di 2. ¿Kur ishte hera e fundit që keni bër vaksionimin e hepatitit (mëlqi) B? ________ muaj / vjet / nuk e di 3. E të tifojes? ________ muaj / vjet / nuk e di 4. ¿E të temperaturës të verdh? ________ muaj / vjet / nuk e di (Vlera evaksionimit varet preardhja aktuale e pacientit)	1. ¿Cuándo fue la última vez que se vacunó de tétanos? _______ meses/años/no sé 2. ¿Cuándo fue la última vez que se vacunó de hepatitis B? _______ meses/años/no sé 3. ¿Y de tifus? _______ meses/años/no sé 4. ¿Y de fiebre amarilla? _______ meses/años/no sé (Valorar la vacunación dependiendo de la procedencia actual del paciente)
NE NJë SPITAL	**EN EL HOSPITAL**
1. Kur vjen mjeku ? - Së shpejti - Paradite - Masdite - Në mrbramje - Nesra 2. Lajmrone mjekun kujdestar / specialistin / prëkthysin / policien / enfermiera / dhe priftin 3. Më mundon zora e infuzionit (sërum) 4. Nuk mundem me fjet / kam shum gjum 5. Jam nervos / kam shqetsim / kam depresion 6. Më kushton pun për të ngran / nuk kam oreks	1. ¿Cuándo viene el médico? - Pronto - Por la mañana - Por la tarde - Por la noche - Por la mañana 2. Llame al médico de guardia/al Especialista/Intérprete/Policía/Enfermera/ Sacerdote 3. Me molesta el catéter del suero 4. No puedo dormir/Tengo mucho sueño 5. Estoy nervioso/Tengo ansiedad/Tengo depresión 6. Me cuesta trabajo comer/No tengo apetito

7. Kam ftoft	7. Tengo frío
8. Kam vap	8. Tengo calor
9. Kam etje	9. Tengo sed
10. Kam uri	10. Tengo hambre
11. Dua tëmar :	11. Quisiera tomar:
- Ujë	- Agua
- Qumsht	- Leche
- Kafe	-Café
- Qaj	- Té
- Lëng	- Zumo
- Sup	- Sopa
- Keksa	- Galletas
- Ushqim të shnetshëm	- Comida sólida
- Mish	- Carne
- Peshqi	- Pescado
- Pem (fruta)	- Fruta
- **Ftoft**	**- Frío**
- Ngroht	**- Caliente**
- Vokët	**- Templado**
12. Më nevoitet :	12. Necesito:
- Një batanie	- Una manta
- Një jastëk	- Una almohada
- Një peshqir	- Una toalla
- Një limes	- Una compresa
- Fash	- Gasas
-Mar në telefon : ambasadën / dhe familjen time	-Llamar por teléfona: a la Embajada/A mi familia
13. Kërvati ësht ilagur / indyt	13. La cama está mojada/Sucia
14. Më nevoitet otoraku	14. Necesito la cuña
15. Më nevoitet të ma ngritni pak kërvatin	15. Necesito que suba un poco la cama
16. Më nevoitet të ma zbritni pak kërvatin	16. Necesito que baje un poco la cama
17. Fasha ësht shum e shtërnguar	17. La venda está demasiado apretada
18. Fasha ësht shum e lëruar	18. La venda está demasiado floja
¿QKA BëNI JU?	**¿QUÉ HACE USTED?**
1. Të vëjm termometrin	1. Le pongo el termómetro

2. Të bëjm një analis të gjakut	2. Le hacemos un análisis de sangre/orina
3. Të bëjm një analis të sheqerit	3. Le hacemos un análisis de azúcar
4. Të bëjm një ingjeksion	4. Le ponemos una inyección
5. Të ju jap hapa për fjetje / për dhimbje / për temperatur / për të ajurit	5. Le doy pastillas para dormir/Para el dolor/Para la fiebre/Para la inflamación
6. Të bëjm një electrocardiogram EKG	6. Le hacemos un electrocardiograma
7. Të bëjm një radiografi	7. Le hacemos una radiografía
8. Ti vejm një allçi (gips)	8. Le ponemos una escayola
9. Ti vëjm nji kangulim të infusionit	9. Le pongo una sonda/Suero
10. Ti vëjm një sapun (supositorio)	10. Le ponemos un supositorio
11. Ti bëjm një pastrim të lukthit	11. Le hacemos un lavado de estómago
12. Të bëjm një ekografi (EKO)	12. Le hacemos una ecografía
13. Të bëjm një gjitologia (embriolo)	13. Le hacemos una citología
14. Shkoj që ta dëgjoj zemrën / kolluni fort / merni frym thellsisht	14. Voy a auscultarle/Tosa fuerte/Respire hondo
15. Do shkoj të dëgjoj pulsin	15.Le voy a tomar el pulso
16. Do shkoj të shikoj tensionin	16. Le voy a tomar la tensión
17. Të vëjm një enem (gjilpër në bark)	17. Le voy a poner un enema
18. të lutem, mos lëvizni tani	18. Por favor, no se mueva ahora
19. Zgjëroje përkulje anen e trupit që do të them	19. Extienda o flexione la parte del cuerpo que le indico
20. Ngrituni në këmb / shtrihuni / kthehuni në anen e majt , në të djatht	20. Póngase de pie/Túmbese/Póngase del lado izquierdo, derecho
21. Të bëjm një Endoskopi	21. Le hacemos una endoscopia

KU DO Të Më QONI?	**¿ADÓNDE ME LLEVAN?**
1. Sallen e radiografis X	1. A rayos X
2. Në sallen e operacionit	2. A la sala de operaciones
3. Te uniteti i vigjilencës intenziv	3. A la unidad de vigilancia intensiva
4. Në tjetren dhomë	4. A otra habitación
5. Në sallen e lindjes	5. Al paritorio
6. Në salen e priftave	6. A la sala de curas
7. Te konsulta e mjekut	7. A la consulta del médico

GJAT SHTATZANIS / LINDJE	**DURANTE EL EMBARAZO/ PARTO**
1. Gjinekologu / mamia	1. El ginecólogo/La matrona

2. Kam gjakderdhje 3. Kam diegsim kur të urinoj / kam diegje në testikul (gjenitale) 4. Më dhëmbin gjoksat 5. Kam dhimbje muskulore të barkut 6. Shum jam duke vjellur 7. Kam temperatur 8. Nuk e ndiej fëminë prej ________ 9. Jam për lindje 10. Të ësht derdhur uji i fëmis 11. Kam dhimbje të shpeshta në gjdo minut ________ 12. Jam duke lindur 13. Epidura (valeomum) PO ☐ JO ☐ (Tregone dhe shiqone shenjet e lindjes)	2. Estoy sangrando 3. Tengo escozor al orinar/tengo escozor en los genitales 4. Me duelen los pechos 5. Tengo dolor abdominal 6. Tengo muchos vómitos 7. Tengo fiebre 8. No siento el bebé desde hace________ 9. Estoy cumplida 10. He roto aguas 11. Tengo contracciones y me dan cada________ 12. Estoy de parto 13.Epidural SÍ ☐ NO ☐ (Ver también apartado de síntomas)
FORMULA E DUKASIONIT	**FÓRMULAS DE CORTESÍA**
Faleminderit Të lutem Mirë mengjesi Mirë dita Mirë mbëramja Naten e mirë	Gracias Por favor Buenos días Buenas tardes Buenas noches Buenas noches (cuando vas a dormir)
E TE TJERA	**OTROS**
1. Nuk e di 2. Më dhembë këtu 3. Më shkon dhimbëje?	1. No sé 2. Me duele aquí 3. ¿Me va a doler?

2. Alemán / Deutsch

Deutsch / Alemán

Inhaltsverzeichnis / Índice

DEUTSCH / ESPAÑOL

Einleitung

Der Zweck dieses Fragebogens ist es, die Verständigung zwischen dem Arzt und einem ausländischen Patienten ohne spanische Sprachkenntnisse zu ermöglichen.

Der Patient kreuzt den Satz in seiner Sprache an, und der Arzt liest den entsprechenden spanischen Satz daneben. Der Arzt oder das Krankenhauspersonal können diesen Fragebogen fotokopieren, damit der Patient ihn ausfüllt.

Introducción

El propósito de este manual es facilitar la comunicación entre el médico y el paciente extranjero que no habla español.

El paciente señalará la frase en su idioma y el médico leerá el equivalente que está al lado. Puede que el médico o el personal sanitario fotocopie esta información para que el paciente la rellene.

. ANGABEN ZUR PERSON	DATOS PERSONALES
Name: Vorname: Adresse: -Ständiger Wohnsitz: -Vorübergehende Anschrift: Telefonnummer: Wie lange bleiben Sie hier? _______ Wochen/Monate/Jahre/Ich weiss nicht Geburtsdatum und -ort: Staatsangehörigkeit: Beruf: Passnummer:	Apellido: Nombre: Dirección: -Fija: -Temporal: Teléfono: ¿Por cuánto tiempo va a estar aquí? _______ semanas/meses/años/no sé Fecha y lugar de nacimiento: Nacionalidad: Profesión: Número de pasaporte:

Familienstand: - Ledig - Verheiratet - Verwitwet Anzahl der Kinder: Anzahl der Geschwister: Krankenversicherung: - Pflichtversicherung - Privatversicherung Vor- und Nachname eines Elternteils (bei Minderjährigen): Im Notfall benachrichtigen: Welche Sprachen sprechen Sie? - Deutsch - Arabisch - Französich - Englisch - Italienisch - Portugiesisch - Russisch - andere	Estado civil: - Soltero/a - Casado/a - Viudo/a Número de hijos: Número de hermanos: Asistencia médica: - Pública - Privada Nombre y apellidos del padre o de la madre (si no es mayor de edad): En caso de urgencia avisar a: ¿Qué idiomas habla? - Alemán - Árabe - Francés - Inglés - Italiano - Portugués - Ruso - Otros
WICHTIGE ANGABEN	**DATOS CRÍTICOS**
1. Ich bin allergisch gegen: a) Medikamente: - Sulfonamid ☐ - Aspirin ☐ - Penicillin ☐ - Antibiotika ☐ b) Pollen/Staub/Tiere c) Lebensmittelallergien: - Milchprodukte	1. Soy alérgico a: a) Medicamentos: - La sulfamída ☐ - La aspirina ☐ - La penicilina ☐ - Antibióticos ☐ b) Polen/Polvo/Animales c) .Alergias alimenticias: - Productos lácteos

- Erdnüsse	- Cacahuetes
- Meeresfrüchte	- Mariscos
- Gluten	- Gluten
- Andere (bitte nennen)	- Otros (especificar)
1. Ich bin schwanger:	1. Estoy embarazada:
JA □ NEIN □	SÍ □ NO □
- Schwangerschaft Nr.:_______	- Embarazo número_______
- Fehlgeburten?	- ¿Abortos?
JA □ NEIN □	SÍ □ NO □
2. Wann hatten Sie die letzte Periode?	2. ¿Cuándo tuvo la última regla?
Datum__________	Fecha__________
Ich weiss nicht	No sé
SYMPTOME	**SÍNTOMAS**
Kreuzen Sie an, wo und seit wann Sie Schmerzen haben:	Señale su dolencia e indique desde cuándo:
1. Ich habe Kopfschmerzen:	1. Me duele la cabeza:
- Schmerzen an der rechten Seite	- Lado derecho
- An der linken Seite	- Lado izquierdo
- An der Stirn	- En la frente
- Im Nacken	- En la nuca
- Migräne	- Migraña
Seit_______ Stunden/Tagen/Wochen	Desde hace_______ horas/días/semanas
2. Mein/e Auge/n tut/tun weh:	2. Me duele el ojo:
- Linkes Auge	- Derecho
- Rechtes Auge	- Izquierdo
Seit_______ Stunden/Tagen/Wochen	Desde hace ______ horas/días/semanas
3. Ich habe einen Fremdkörper im Auge :	3. Tengo algo en el ojo:
- Rechtes Auge	- Derecho
- Linkes Auge	- Izquierdo
Seit_______ Stunden/Tagen/Wochen	Desde hace______ horas/días/semanas
4. Mir wird schwindlig/Sehe Lichter oder Flecken/Sehe nicht gut/Sehe doppelt	4. Se me nubla la vista/Veo luces o Manchas/No veo normal/Veo doble
Seit_______ Stunden/Tagen/Wochen	Desde hace_______ horas/días/semanas
5. Die Nase tut mir weh/Kann nicht	5. Me duele la nariz/No huelo

riechen:	
Seit_______ Stunden/Tagen/Wochen	Desde hace _______ horas/días/semanas
- Ich habe Nasenbluten. Ist es zum ersten Mal?	- Tengo hemorragia nasal. ¿Es la primera vez?
JA ☐ NEIN ☐	SÍ ☐ NO ☐
6. Ich habe Zahnschmerzen/Zahnfleisch-/ Zungenschmerzen	6. Me duelen las muelas/Los dientes/Las encías/La lengua
Seit_______ Stunden/Tagen/Wochen	Desde hace_______ horas/días/semanas
7. Ich habe Ohrenschmerzen/höre nicht gut/höre pfeifen/summen:	7. Me duele el oído/No oigo bien/Oigo Pitidos, zumbidos:
- Rechtes Ohr	- Derecho
- Linkes Ohr	- Izquierdo
Seit_______ Stunden/Tagen/Wochen	Desde hace_______ horas/días/semanas
8. Ich habe Nackenschmerzen	8. Me duele el cuello
Seit_______ Stunden/Tagen/Wochen	Desde hace_______ horas/días/semanas
9. Ich habe Halsschmerzen:	9. Me duele la garganta:
- Beim Schlucken	- Al tragar
- Beim Husten	- Al toser
- Beim Atmen	- Al respirar
- Ich spüre einen Fremdkörper im Hals	- Me noto un cuerpo extraño en la garganta
Seit_______ Stunden/Tagen/Wochen	Desde hace_______ horas/días/semanas
10. Meine Schulter tut weh:	10. Me duele el hombro:
- Rechts	- Derecho
- Links	- Izquierdo
- Vorne	- Anterior
- Hinten	- Posterior
Seit_______ Stunden/Tagen/Wochen	Desde hace_______ horas/días/semanas
11. Ich habe Rückenschmerzen	11. Me duele la espalda
Seit_______ Stunden/Tagen/Wochen	Desde hace_______ horas/días/semanas
12. Mein Arm tut mir weh:	12. Me duele el brazo:
- Links	- Derecho
- Rechts	- Izquierdo
Seit_______ Stunden/Tagen/Wochen	Desde hace_______ horas/días/semanas
13. Mein Ellbogen tut mir weh:	13. Me duele el codo:
- Rechts	- Derecho

- Links	- Izquierdo
Seit_______ Stunden/Tagen/Wochen	Desde hace_______ horas/días/semanas
14. Mein Unterarm tut mir weh:	14. Me duele el antebrazo:
- Rechts	- Derecho
- Links	- Izquierdo
Seit_______ Stunden/Tagen/Wochen	Desde hace_______ horas/días/semanas
15. Mein Handgelenk tut mir weh:	15.Me duele la muñeca:
- Rechts	- Derecha
- Links	- Izquierda
Seit_______ Stunden/Tagen/Wochen	Desde hace_______ horas/días/semanas
16. Meine Hand tut mir weh:	16. Me duele la mano:
- Rechts	- Derecha
- Links	- Izquierda
- Handfläche	- Palma
- Handrücken	- Dorso
Seit_______ Stunden/Tagen/Wochen	Desde hace_______ horas/días/semanas
17. Mein Finger tut mir weh:	17. Me duele el dedo:
- Von der rechten/linken Hand:	- De la mano (derecha/izquierda)
- Meine Zehe am linken/rechten Fuss:	- Del pie (derecho/izquierdo)
Seit_______ Stunden/Tagen/Wochen	Desde hace_______ horas/días/semanas
18. Mir tut die Brust weh/der Bauch	18.Me duele el pecho/Abdomen
Seit_______ Stunden/Tagen/Wochen	Desde hace_______ horas/días/semanas
19. Ich habe Herzklopfen	19.Tengo palpitaciones
Seit_______ Stunden/Tagen/Wochen	Desde hace_______ horas/días/semanas
20. Ich habe Rippenschmerzen:	20. Me duelen las costillas:
- Rechts	- Derechas
- Links	- Izquierdas
Seit_______ Stunden/Tagen/Wochen	Desde hace_______ horas/días/semanas
21. Ich habe Magenschmerzen	21. Me duele el estómago
Seit_______ Stunden/Tagen/Wochen	Desde hace_______ horas/días/semanas
22. Ich habe Nierenschmerzen:	22. Me duelen los riñones:
- Rechts	- Derecho
- Links	- Izquierdo
Seit_______ Stunden/Tagen/Wochen	Desde hace_______ horas/días/semanas
23. Mir tut die Hüfte weh:	23. Me duele la cadera:
- Rechts	- Derecha

- Links	- Izquierda
Seit_______ Stunden/Tagen/Wochen	Desde hace_______ horas/días/semanas
24. Ich habe Schmerzen im Unterleib:	24. Me duelen los ovarios:
- Rechts	- Derecho
- Links	- Izquierdo
Seit_______ Stunden/Tagen/Wochen	Desde hace_______ horas/días/semanas
25. Mir tun die Genitalien weh	25. Me duelen los genitales
-Beim Mann -Bei der Frau	-En el hombre -En la Mujer
• Penis Klitoris	• Pene Clítoris
• Harnröhre Schamlippen Kleine/Grosse	• Uretra Labios mayores/menores
• Hoden Harnröhre	• Testículos Uretra
• Scheide	• Vagina
Seit_______ Stunden/Tagen/Wochen	Desde hace_______ horas/días/semanas
26. Ich habe Schmerzen am Bein/Oberschenkel:	26. Me duele la pierna/Muslo:
- Rechts	- Derecho
- Links	- Izquierdo
Seit_______ Stunden/Tagen/Wochen	Desde hace_______ horas/días/semanas
27. Ich habe Schmerzen am Knie:	27. Me duele la rodilla:
- Rechts	- Derecha
- Links	- Izquierda
Seit_______ Stunden/Tagen/Wochen	Desde hace_______ horas/días/semanas
28. Ich habe Schmerzen am Fussknöchel:	28. Me duele el tobillo:
- Rechts	- Derecho
- Links	- Izquierdo
- Innen	- Interno
- Aussen	- Externo
Seit_______ Stunden/Tagen/Wochen	Desde hace_______ horas/días/semanas
29. Ich habe Schmerzen am Fuss:	29. Me duele el pie:
- Rechts	- Derecho
- Links	- Izquierdo
- Am Spann	- Dorso
- Fuss-Sohle	- Planta
Seit_______ Stunden/Tagen/Wochen	Desde hace_______ horas/días/semanas
30. Mir ist schwindlig	30. Estoy mareado

Seit_______ Stunden/Tagen/Wochen	Desde hace_______ horas/días/semanas
31. Ich habe Schwierigkeiten beim Atmen Beim Einatmen/ Beim Ausatmen	31. Respiro con dificultad/Me duele al inspirar/Expirar
Seit_______ Stunden/Tagen/Wochen	Desde hace_______ horas/días/semanas
32. Ich verschlucke mich oft	32. Me atraganto
Seit_______ Stunden/Tagen/Wochen	Desde hace_______ horas/días/semanas
33. Ich habe viel Husten	33. Tengo mucha tos
Seit_______ Stunden/Tagen/Wochen	Desde hace_______ horas/días/semanas
34. Mir ist übel/Muss erbrechen	34. Tengo náuseas/Vómitos
Seit_______ Stunden/Tagen/Wochen	Desde hace_______ horas/días/semanas
Wie oft_______	Número de veces_______
35. Ich habe mich geschnitten	35. Me he cortado
36. Ich habe mich verbrannt	36. Me he quemado
37. Ich habe Durchfall	37. Tengo diarrea
Seit_______ Stunden/Tagen/Wochen	Desde hace_______ horas/días/semanas
Wie oft_______	Número de veces_______
Farbe:	Color:
- Blutig	-Sanguinolento
- Weisslich	-Blanquecino
- Gelblich	-Amarillo
Festigkeit:	Consistencia:
- Flüssig	- Líquida
- Weich	- Blanda
38. Ich leide an Verstopfung	38. Estoy estreñido
Seit_______ Stunden/Tagen/Wochen	Desde hace_______ horas/días/semanas
39. Ich kann nicht wasserlassen/Es brennt dabei/Mache es sehr oft/Lasse viel Wasser	39. No puedo orinar/Tengo quemazón al orinar/Orino muchas veces/Orino mucha cantidad
- Farbe	- Con color
- Hell	- Color claro
- Dunkel	- Color oscuro
- Blutig	- Sanguinolento
Seit_______ Stunden/Tagen/Wochen	Desde hace_______ horas/días/semanas
40. Ich leide an Blähungen	40. Tengo flatulencia
Seit_______ Stunden/Tagen/Wochen	Desde hace_______ horas/días/semanas
41. Ich habe Sodbrennen/schlechte	41. Tengo acidez estomacal/Hago mal la

Verdauung Seit_______ Stunden/Tagen/Wochen 42. Ich bin erkältet seit_______ Stunden/Tagen/Wochen 43. Ich kann mich nicht bewegen/Kann diesen Körperteil nicht bewegen/Fühle diesen Teil meines Körpers nicht (den Teil zeigen) Seit_______ Stunden/Tagen/Wochen 44. Ich kann nicht laufen Seit_______ Stunden/Tagen/Wochen 45. Ich blute Seit_______ Stunden/Tagen/Wochen 46. Meine Haut juckt/Im Genitalbereich juckt es Seit_______ Stunden/Tagen/Wochen 47. Ich habe eine Anschwellung/Eine Entzündung (die Stelle zeigen) Seit_______ Stunden/Tagen/Wochen 48. Ich habe hohes Fieber Seit_______ Stunden/Tagen/Wochen	digestión Desde hace_______ horas/días/semanas 42. Estoy resfriado Desde hace_______ horas/días/semanas 43. No puedo moverme/No puedo mover esta parte de mi cuerpo/No me siento esta parte de mi cuerpo (lo indico visualmente) Desde hace_______ horas/días/semanas 44. No puedo andar Desde hace_______ horas/días/semanas 45. Estoy sangrando Desde hace_______ horas/días/semanas 46. Tengo picores/En los genitales Desde hace_______ horas/días/semanas 47. Tengo un bulto/Tengo una inflamación (lo indico visualmente) Desde hace_______ horas/días/semanas 48. Tengo fiebre alta Desde hace_______ horas/días/semanas
KRANKENGESCHICHTE	**HISTORIAL MÉDICO**
1. Blutgruppe: -A+,A-,B+,B-,0+,0-,AB+,AB- -Ich habe mal eine Blutübertragung bekommen JA ☐ NEIN ☐ 2. Ich bin Diabetiker Seit ich_______ Jahre alt war (Seit_______ Jahren) 3. Ich bin Epileptiker Seit ich_______ Jahre alt war (Seit_______ Jahren) 4. Ich bin Asthmatiker Seit ich_______ Jahre alt war	1. Grupo sanguíneo: -A+, A-, B+, B-, 0+, 0-,AB+,AB- Me han hecho una transfusión SÍ ☐ NO ☐ 2. Soy diabético Desde que tenía_______ años (Desde hace_______ años) 3. Soy epiléptico Desde que tenía_______ años (desde hace_______ años) 4. Soy asmático Desde que tenía_______ años

(Seit_______ Jahren)	(Desde hace_______ años)
5. Ich bin taub:	5. Soy sordo del oído:
- Auf dem linken Ohr	- Izquierdo
- Auf dem rechten Ohr	- Derecho
Seit ich_______ Jahre alt war	Desde que tenía_______ años
(Seit_______ Jahren)	(Desde hace_______ años)
6. Ich bin stumm	6. Soy mudo
Seit ich_______ Jahre alt war	Desde que tenía_______ años
(Seit_______ Jahren)	(Desde hace_______ años)
7. Ich trage Kontaktlinsen/habe Astigmatismus/bin kurzsichtig	7. Uso lentes correctoras/Tengo astigmatismo/Miopía
Seit ich_______ Jahre alt war	Desde que tenía_______ años
(Seit_______ Jahren)	(Desde hace_______ años)
8. Ich habe ein Zwölffingerdarmgeschwür	8. Tengo úlcera de duodeno
Seit ich_______ Jahre alt war	Desde que tenía_______ años
(Seit_______ Jahren)	(Desde hace_______ años)
9. Ich leide an Parkinson	9. Padezco la enfermedad de Parkinson
Seit ich_______ Jahre alt war	Desde que tenía_______ años
(Seit_______ Jahren)	(Desde hace_______ años)
10. Ich habe Migräne	10. Tengo migraña
Seit ich_______ Jahre alt war	Desde que tenía_______ años
(Seit_______ Jahren)	(Desde hace_______ años)
11. Ich hatte/habe noch Hepatitis: A,B,C,D	11. He tenido/Tengo hepatitis: A,B,C,D
Datum__________	Fecha__________
12. Ich wurde am Herzen operiert	12. Me han operado del corazón
Datum__________	Fecha__________
13. Ich hatte einen Herzinfarkt/Angina Pectoris	13. He tenido un infarto/Angina de pecho
Datum__________	Fecha__________
14. Ich hatte eine Himblutung: Thrombose/Embolie	14. He tenido una hemorragia cerebral: Trombosis/Embolia
Datum__________	Fecha__________
15. Ich leide an hohem/niedrigen Blutdruck	15. Tengo la tensión alta/baja
16. Ich wurde schon mal operiert	16. Me he sometido alguna vez a una intervención quirúrgica
JA ☐ NEIN ☐	SÍ ☐ NO ☐

- Blinddarm	- Apendicítis
- Mandelentzündung	- Amigdalítis
- Am grauen Star	- Cataratas
- Hämorrhoiden	- Hemorroides
- Myom/Gebärmutter/Eierstöcke	- Mioma/Matriz/Ovarios
- Andere (visuell spezifizieren)	- Otros (especificar visualmente)
17. Ich hatte/habe Krebs:	17. He padecido/Padezco cáncer de:
- Mundkrebs	- Boca
- Dickdarmkrebs	- Colon
- Magenkrebs	- Estómago
- Speiseröhrenkrebs	- Garganta
- Leberkrebs	- Hígado
- Brustkrebs	- Pecho
- Prostatakrebs	- Próstata
- Lungenkrebs	- Pulmón
- Nierenkrebs	- Riñón
- Hodenkrebs	- Testículos
- Gehirntumor	- Tumor cerebral
- Gebärmutterkrebs	- Útero
- Blasenkrebs	- Vejiga
18. Ich hatte/habe Leukämie/eine Blutkrankheit	18. He padecido/Padezco leucemia/ Enfermedad hematológica
19. Ich nehme folgende Medikamente ein:	19. Tomo estos medicamentos:
- Antibiotika	- Antibióticos
- Schmerzstillendes Medikament	- Analgésicos
- Entzündungshemmendes Medikament	- Antiinflamatorios
- Bronchien erweiterndes Medikament	- Broncodilatadores
- Medikamente gegen hohen Blutdruck	- Antihipertensivos
- Schilddrüsenhormone	- Hormonas tiroides
- Insulin	- Insulina
- Beruhigungsmittel	- Tranquilizantes
- Medikamente fürs Herz	- Medicación para el corazón
- Antidepressivum	- Antidepresivos
- Andere Angaben	- Otros
Seit______ Stunden/Tagen/Jahren nehme ich die Medikamente:	Desde hace______ horas/días/años Tomo estos medicamentos:

- Über den Mund - Rektal - Durch die Scheide - Äusserliche Anwendung - Durch Inhalation 20. Ich habe AIDS/Bin HIV –positiv Seit_______ Monaten/Jahren	- Vía oral - Vía rectal - Vía vaginal - Vía tópica - Por inhalación 20.Tengo el SIDA/Soy seropositivo Desde hace_______ meses/años
IMPFSCHEIN (NUR BEI KINDERN)	**BIOGRAFÍA VACUNAL (NIÑOS)**
Kreuzen Sie bitte an: JA NEIN WEISS NICHT Kinderlähmung Diphtherie Wundstarrkrampf Keuchhusten Masern Röteln Mumps Turberkulose ANDERE IMPFUNGEN	Señale con una cruz: SÍ NO NO SÉ Polio Difteria Tétanos Tos Ferina Sarampión Rubéola Parotiditis (paperas) B. C. G (tuberculosis) OTRAS
ERWACHSENEN IMPFPASS	**BIOGRAFÍA VACUNAL (ADULTOS)**
1. Wann war die letzte Impfung gegen Wundstarrkrampf? Vor_______ MonatenJahren/weiss nicht 2. Wann war die letzte Impfung gegen Hepatitis B? Vor_______ MonatenJahren/weiss nicht 3. Typhus? Vor_______ MonatenJahren/weiss nicht 4.Gelbfieber? Vor_______ MonatenJahren/weiss nicht (Impfung bewerten je nach letzten Aufenthaltsländern des Patienten)	1. ¿Cuándo fue la última vez que se vacunó de tétanos? _______ meses/años/no sé 2. ¿Cuándo fue la última vez que se vacunó de hepatitis B? _______ meses/años/no sé 3. ¿Y de tifus? _______ meses/años/no sé 4. ¿Y de fiebre amarilla? _______ meses/años/no sé (Valorar la vacunación dependiendo de la procedencia actual del paciente)
IM KRANKENHAUS	**EN EL HOSPITAL**

1. Wann kommt der Doktor? - Bald - Am Morgen - Am Abend - In der Nacht - Morgen	1. ¿Cuándo viene el médico? - Pronto - Por la mañana - Por la tarde - Por la noche - Mañana
2. Bitte rufen Sie den diensthabenden Arzt/Facharzt/DolmetscherIn/Polizei/die Krankenschwester/ Pfarrer	2. Llame al médico de guardia/al Especialista/Intérprete/Policía/Enfermera/ Sacerdote
3. Die Infusionskanüle/Sonde tut mir weh	3. Me molesta el catéter del suero
4. Ich kann nicht schlafen/Bin sehr müde	4. No puedo dormir/Tengo mucho sueño
5. Ich bin nervös/habe Angstzustände/Depressionen	5. Estoy nervioso/Tengo ansiedad/Tengo depresión
6. Ich habe Schwierigkeiten beim Essen/Habe keinen Appetit.	6. Me cuesta trabajo comer/No tengo apetito
7. Ich friere	7. Tengo frío
8. Mir ist warm	8. Tengo calor
9. Ich habe Durst	9. Tengo sed
10. Ich habe Hunger	10. Tengo hambre
11. Ich hätte gerne: - Wasser - Milch - Kaffee - Tee - Saft - Suppe - Kekse - Etwas Festes - Fleisch - Fisch - Obst - Kalt - Warm - lauwarm	11. Quisiera tomar: - Agua - Leche -Café - Té - Zumo - Sopa - Galletas - Comida sólida - Carne - Pescado - Fruta - Frío - Caliente - Templado
12. Ich brauche: - Eine Decke	12. Necesito: - Una manta

- Ein Kopfkissen	- Una almohada
- Ein Handtuch	- Una toalla
- Eine Damenbinde	- Una compresa
- Verbandsmull	- Gasas
-Anrufen: Bei der Botschaft/Meine Familie	-Llamar por teléfona: a la Embajada/A mi familia
13. Das Bett ist nass/schmutzig	13. La cama está mojada/Sucia
14. Brauche die Bettpfanne	14. Necesito la cuña
15. Stellen Sie bitte mein Bett etwas höher	15. Necesito que suba un poco la cama
16. Stellen Sie bitte mein Bett etwas runter	16. Necesito que baje un poco la cama
17. Der Verband ist zu fest	17. La venda está demasiado apretada
18. Der Verband ist lose	18. La venda está demasiado floja
WAS WERDEN SIE JETZT MACHEN?	**¿QUÉ HACE USTED?**
1. Fieber messen	1. Le pongo el termómetro
2. Eine Blutprobe/Urinprobe nehmen	2. Le hacemos un análisis de sangre/orina
3. Eine Blutzuckeruntersuchung	3. Le hacemos un análisis de azúcar
4. Ihnen eine Spritze geben	4. Le ponemos una inyección
5. Ihnen ein Schlaf-/Schmerz-/Fieber-/ Entzündungsmittel geben	5. Le doy pastillas para dormir/Para el dolor/Para la fiebre/Para la inflamación
6. Wir machen Ihnen ein EKG	6. Le hacemos un electrocardiograma
7. Eine Röntgenaufnahme	7. Le hacemos una radiografía
8. Sie bekommen einen Gips	8. Le ponemos una escayola
9. Sie bekommen eine Sonde/Tropf	9. Le pongo una sonda/Suero
10. Sie bekommen ein Zäpfchen	10. Le ponemos un supositorio
11. Sie bekommen eine Magenwäsche	11. Le hacemos un lavado de estómago
12. Sie bekommen eine Ultraschalluntersuchung	12. Le hacemos una ecografía
13. Wir machen eine Gewebeprobe	13. Le hacemos una citología
14. Ich werde Sie jetzt abhorchen/ Husten Sie kräftig/Atmen Sie tief	14. Voy a auscultarle/Tosa fuerte/Respire hondo
15. Ich werde den Puls fühlen	15.Le voy a tomar el pulso
16. Ich werde den Blutdruck messen	16. Le voy a tomar la tensión
17. Sie bekommen einen Einlauf	17. Le voy a poner un enema

18. Bitte bewegen Sie sich jetzt nicht 19. Strecken/Biegen Sie jetzt den Körperteil, den ich Ihnen zeige 20. Stehen Sie bitte auf/Legen Sie sich hin/ Drehen Sie sich auf die linke, rechte Seite 21. Wir machen jetzt eine Endoskopie	18. Por favor, no se mueva ahora 19. Extienda o flexione la parte del cuerpo que le indico 20. Póngase de pie/Túmbese/Póngase del lado izquierdo, derecho 21. Le hacemos una endoscopia
WOHIN BRINGEN SIE MICH?	**¿ADÓNDE ME LLEVAN?**
1. Zum Röntgen 2. Zum Operationssaal 3. Auf die Intensivstation 4. In ein anderes Zimmer 5. In den Entbindungsraum 6. Ins Behandlungszimmer 7. In die Arztpraxis	1. A rayos X 2. A la sala de operaciones 3. A la unidad de vigilancia intensiva 4. A otra habitación 5. Al paritorio 6. A la sala de curas 7. A la consulta del médico
WÄHREND DER SCHWANGERSCHAFT/ GEBURT	**DURANTE EL EMBARAZO/ PARTO**
1. Der Frauenarzt/Die Hebamme 2. Ich blute 3. Es brennt beim Wasserlassen/es brennt im Genitalbereich 4. Die Brüste tun mir weh 5. Ich habe Bauchschmerzen 6. Ich erbreche oft 7. Ich habe Fieber 8. Ich fühle das Baby nicht seit_______ 9. Ich bin schon über 9 Monate schwanger 10. Die Fruchtblase ist geplatzt 11. Ich bekomme Wehen Alle_______ Minuten (Anzahl angeben) 12. Ich komme nieder 13. Rückenmarksnarkose JA ☐ NEIN ☐ Siehe auch unter "Symptome"	1. El ginecólogo/La matrona 2. Estoy sangrando 3. Tengo escozor al orinar/tengo escozor en los genitales 4. Me duelen los pechos 5. Tengo dolor abdominal 6. Tengo muchos vómitos 7. Tengo fiebre 8. No siento el bebé desde hace_______ 9. Estoy cumplida 10. He roto aguas 11. Tengo contracciones y me dan cada_______ 12. Estoy de parto 13.Epidural SÍ ☐ NO ☐ (Ver también apartado de síntomas)

HÖFLICHKEITSFORMEN	FÓRMULAS DE CORTESÍA
Danke Bitte Guten Morgen Guten Tag Guten Abend Gute Nacht	Gracias Por favor Buenos días Buenas tardes Buenas noches Buenas noches (cuando vas a dormir)
ANDERE	**OTROS**
1. Ich weiss nicht 2. Hier tut es mir weh 3. Wird es weh tun?	1. No sé 2. Me duele aquí 3. ¿Me va a doler?

3. Árabe / العربية

Al-aarabiya / Español

Fihris / Índice

AL-AARABIYA / ESPAÑOL

Muqaddima

Yastahdifu hada al manshu at-tafáhum bi-suhula baina at-tabib wa al-ashnabiy al-gair fáhim li-l-asbaniya.

Fatariqa al-istiamal hiya an yushir al-marid ila al-aabara al-aarabiya al-lati tuaabbir aan maqsúdihi fayaaqrau at-tabib ma yuqábuluha bi-l-luga al-asbaniya wa yatimmu hakada at-tafáhum baynahuma.

Introducción

El propósito de este manual es facilitar la comunicación ente el médico y el paciente extranjero que no habla español.

El paciente señalará las frases en su idioma y el médico leerá el equivalente que está al lado. Puede que el médico o el personal sanitario fotocopie esta información para que el paciente la rellene.

AL-MAALUMAT ASH-SHAJSIYA	DATOS PERSONALES
Al-láqab: / ism al-aaila:	Apellido:
Al-ism: / al-ism ash-shajsiy:	Nombre:
Aunwán:	Dirección:
- Al-mansil:	- Fija:
- Al-iqama:	- Temporal:
Al-hátif:	Teléfono:
Kam min as-samán satabqa huná?	(¿Cuánto tiempo va a estar aquí?)
_____ ayam/asabiía/shuhur/sanawat	_____ días/semanas/meses/años/
La aarif	- No sé
Tarij al-wilada wa masqat ar-ras	Fecha y lugar de nacimiento:
Al-yinsiya	Nacionalidad:
Al-mihna	Profesión:
Yawás as-sáfar	Número de pasaporte:
Al-hálat al-madaniya	Estado civil:
- Aásib / aásiba	- Soltero/a
- Mutasawwish / mutasawwiya	- Casado/a
- Armal / armala	- Viudo/a
- Mutal-liq / táliq	- Divorciado/a
Aadad al-aulad	Nº de hijos:

Aadad al-ijua	Nº de hermanos:
At-tamín - Aumumiy - Jass	Asistencia médica: - Pública - Privada
Ism al-wálid / Al-láqab al ism ash-shajsiy li-l-wálid	Nombre y apellidos del padre o de la madre (si no es mayor de edad):
Ainda ad-darura yurya al-ittisal bi:	En caso de urgencia avisar a:
Aiyu luga tafham? - Al-almaniya - Al-aarabiya - Al-faransiya - Al-inyilisiya - Al-italiya - Al-burtugaliya - Ar-rusiya - Lugat ujra	¿Qué idiomas habla? - Alemán - Árabe - Francés - Inglés - Italiano - Portugués - Ruso - Otros
MAALUMAT ASASIYA	**DATOS CRÍTICOS**
1. Aindi hassasiya a) Li-hadihi al-adwiya - Aaqqar as-ssulfá ☐ - Al-asbirín ☐ - Al-binisilín ☐ - Al-muddaddat ☐ - Adwiya ujra (uktubha) b) Laqah c) Gubar d) Hayawanat e) Aindi hassasiya li-hadihi al-ataima - Muntayat labniya - Ful sudaní - As-sadaf - Glutin (máddat al-yubub) - Araima ujra	1. Soy alérgico a: a) Medicamentos: - La sulfamida ☐ - La aspirina ☐ - La penicilina ☐ - Antibióticos ☐ - Otros (especificar) b) Polen c) Polvo d) Animales e) Alergias alimenticias: - Productos lácteos - Cacahuetes - Marisco - Gluten - Otros

2. Ana hámil: NAAM ☐ LA ☐ -Hada al-haml huwa al-haml raqm______ -Hal sabaqa laka isqat al-yanín min qabl? NAAM ☐ LA ☐	2. Estoy embarazada: SÍ ☐ NO ☐ -Embarazo número______ -¿Abortos? SÍ ☐ NO ☐
2. Fi aiyu waqt kánat ájir aada shahriya aindaka? - Tarij - La aarif	3. ¿Cuándo tuvo la última regla?: - Fecha________________________ - No lo sé
AARAD	**SÍNTOMAS**
Aina aindaka al-wayaa wa mundu aiyu waqt: 1. Fir-ras - Fil-yánib al-aiman - Fil-yánib al-aisar - Fil-yabha - Fil-qafá (ájir ar-ras) - Shaqiqa Mundu_______saat/ayam/asabía 2. Aindi wayaa: - fil-aain al-yumna - fil-aain al-yusra Mundu_______saat/ayam/asabía 3. Aindi shay fil-aain: - al-yumna - al-yusra Mundu_______saat/ayam/asabía 4. La ará yayidan - Ahyanan la ará - Ahyanan ará dauán - Ará nuqatán - Ará ash-shay shayayín Mundu_______saat/ayam/asabía 5. Aindi wayaa fil-anf - La ashummu shaiyan Mundu_______saat/ayam/asabía	Señale su dolencia e indique desde cuándo: 1. Me duele la cabeza: - Lado derecho - Lado izquierdo - En la frente - En la nuca - Migraña Desde hace _______ horas/días/semanas 2. Me duele el ojo: - Derecho - Izquierdo Desde hace _______ horas/días/semanas 3. Tengo algo en el ojo: - Derecho - Izquierdo Desde hace _______ horas/días/semanas 4. No veo normal - Se me nubla la vista - Veo luces - Veo manchas - Veo doble Desde hace _______ horas/días/semanas 5. Me duele la nariz - No huelo Desde hace _______ horas/días/semanas

-Aindi ruaaf	-Tengo hemorragia nasal.
-Hal hiya al-marra al-ula?	-¿Es la primera vez?
NAAM ☐ LA ☐	SÍ ☐ NO ☐
6. Aindi wayaa fil-fam:	6. Me duele la boca
- Fid-durs	- las muelas
- Fil-asnán	- los dientes
- Fil-lizá	- las encías
- Fil-lisán	- la lengua
Mundu_______saat/ayam/asabía	Desde hace_______ horas/días/semanas
7. Aindi wayaa fil-udún	7. Me duele el oído
-Al-yumna	- Derecho
-Al-yusra	- Izquierdo
- La asmaau yayidan	- No oigo bien
- Asmaau saut as-saffara	- Oigo pitidos
- Asmaau taninan	- Oigo zumbidos
Mundu_______saat/ayam/asabía	Desde hace _______ horas/días/semanas
8. Aindi wayaa fil aunuq	8. Me duele el cuello
Mundu_______saat/ayam/asabía	Desde hace _______ horas/días/semanas
9. Aindi wayaa fil-yanyara	9. Me duele la garganta
-Aindi al-ibtilaa	-Al tragar
-Aindi as-suaal	-Al toser
-Aindi at-tanaffas	-Al respirar
-Uhissu bi-shay garib fil-yanyara	-Me noto un cuerpo extraño en la garganta
Mundu_______saat/ayam/asabía	Desde hace _______ horas/días/semanas
10. Aindi wayaa fil-kátif	10. Me duele el hombro
- Al-yumna	-Derecho
- Al-yusra	-Izquierdo
- Fil-amam	-Anterior
- Fil-wará	-Posterior
Mundu_______saat/ayam/asabía	Desde hace _______ horas/días/semanas
11. Aindi wayaa fid-dahr	11. Me duele la espalda
Mundu_______saat/ayam/asabía	Desde hace _______ horas/días/semanas
12. Aindi wayaa fid-diraa	12. Me duele el brazo
- Al-yumna	-Derecho
- Al-yusra	-Izquierdo

Mundu_______saat/ayam/asabía	Desde hace _______ horas/días/semanas
13. Aindi wayaa fil-mirfaq	13. Me duele el codo
- Al-yumna	-Derecho
- Al-yusra	-Izquierdo
Mundu_______saat/ayam/asabía	Desde hace _______ horas/días/semanas
14. Aindi wayaa fis-sáaid	14. Me duele el antebrazo
- Al-yumna	- Derecho
- Al-yusra	- Izquierdo
Mundu_______saat/ayam/asabía	Desde hace _______ horas/días/semanas
15. Aindi wayaa fil-kuaa	15. Me duele la muñeca
- Al-yumna	-Derecha
- Al-yusra	-Izquierda
Mundu_______saat/ayam/asabía	Desde hace _______ horas/días/semanas
16. Aindi wayaa fil-yad	16. Me duele la mano
- Al-yumna	-Derecha
- Al-yusra	-Izquierda
- Fir-raha	-Palma
- Fid-dahr	-Dorso
Mundu_______saat/ayam/asabía	Desde hace _______ horas/días/semanas
17. Aindi wayaa fil-isbia	17. Me duele el dedo
-Al-yad	-de la mano
-Al-yumna	-derecha
-Al-yusra	-izquierda
-Al-qadam	-del pie
-Al-yumna	-derecho
-Al-yusra	-izquierdo)
Mundu_______saat/ayam/asabía	Desde hace _______ horas/días/semanas
18. Aindi wayaa fis-sadr	18. Me duele el pecho
19. Aindi wayaa fil-batn	19. Me duele el abdomen
Mundu_______saat/ayam/asabía	Desde hace _______ horas/días/semanas
20. Aindi ijtililash	20. Tengo palpitaciones
Mundu_______saat/ayam/asabía	Desde hace _______ horas/días/semanas
21. Aindi wayaa fil-adlaa	21. Me duelen las costillas
- Al-yumna	-Derecha
- Al-yusra	-Izquierda
Mundu_______saat/ayam/asabía	Desde hace _______ horas/días/semanas
22. Aindi wayaa fil-maaida	22. Me duele el estómago

Mundu_______saat/ayam/asabía	Desde hace _______ horas/días/semanas
23. Aindi wayaa fil-kuliyatáin	23. Me duelen los riñones
- Al-yumna	-Derecho
- Al-yusra	-Izquierdo
Mundu_______saat/ayam/asabía	Desde hace _______ horas/días/semanas
24. Aindi wayaa fil-warak	24. Me duele la cadera
- Al-yumna	-Derecha
- Al-yusra	-Izquierda
Mundu_______saat/ayam/asabía	Desde hace _______ horas/días/semanas
25. Aindi wayaa fil-mabid (al-farsh)	25. Me duelen los ovarios
- Al-yumna	-Derecho
- Al-yusra	-Izquierdo
Mundu_______saat/ayam/asabía	Desde hace _______ horas/días/semanas
26. Aindi wayaa fil-aadá at-tanasuliya	26. Me duelen los genitales
-Fir-ráyul -Fil-mará	-En el hombre -En la mujer
▪ Ad-dakar Al-badr	• Pene Clítoris
▪ Haud al-baul Ash-shafatain	• Uretra Labios Mayores/menores
▪ Al-juddiyatain Haud al-baul	• Testículos Uretra
▪ Al-mahbil	• Vagina
Mundu_______saat/ayam/asabía	Desde hace _______ horas/días/semanas
27. Aindi wayaa fir-rashl	27. Me duele la pierna
- Al-yumna	- Derecha
- Al-yusra	- Izquierda
28. Aindi wayaa fil-fajd	28. Me duele el muslo
- Al-yumna	- Derecho
- Al-yusra	- Izquierdo
Mundu_______saat/ayam/asabía	Desde hace _______ horas/días/semanas
29. Aindi wayaa fir-rukba	29. Me duele la rodilla
- Al-yumna	- Derecha
- Al-yusra	- Izquierda
Mundu_______saat/ayam/asabía	Desde hace _______ horas/días/semanas
30. Aindi wayaa fil-kaab	30. Me duele el tobillo
- Al-yumna	- Derecho
- Al-yusra	- Izquierdo
- Fid-dájil	- Interno
- Fil-jádish	- Externo

Mundu_______saat/ayam/asabía	Desde hace _______ horas/días/semanas
31. Aindi wayaa fil-qadam	31. Me duele el pie
- Al-yumna	- Derecho
- Al-yusra	- Izquierdo
- Fauq	- Dorso
- Tahta	- Planta
Mundu_______saat/ayam/asabía	Desde hace _______ horas/días/semanas
32. Ana dáij	32. Estoy mareado
Mundu_______saat/ayam/asabía	Desde hace _______ horas/días/semanas
33. Aindi suauba fit-tanaffasu	33. Respiro con dificultad
34. Aindi wayaa fil-instinshaq	34. Me duele al inspirar
35. Aindi wayaa fil-instinzar	35. Me duele al espirar
Mundu_______saat/ayam/asabía	Desde hace _______ horas/días/semanas
36. Ajtániqu	36. Me atraganto
Mundu_______saat/ayam/asabía	Desde hace _______ horas/días/semanas
37. Aindi suaal shadid	37. Tengo mucha tos
Mundu_______saat/ayam/asabía	Desde hace _______ horas/días/semanas
38. Uhissu bil-gazayán	38. Tengo náuseas
39. Uhissu bit-taqaiyú	39. Tengo vómitos
Mundu_______saat/ayam/asabía	Desde hace _______ horas/días/semanas
Kam marra?	Número de veces__________
40. Yarahtu nafsí	40. Me he cortado
41. Ahraqtu nafsí	41. Me he quemado
42. Aindi ishal	42. Tengo diarrea
Mundu_______saat/ayam/asabía	Desde hace _______ horas/días/semanas
Kam marra dahabta ila al-hammam? ____	Número de veces__________
Laun al-birás	Color:
-Damawiy	-Sanguinolenta
-Máil ila al-ábiad	-Blanquecina
-Asfar	-Amarilla
Samaka al-birás	Consistencia
-Sáil	-Líquida
-Layin	-Blanda
43. Aindi imsak	43. Estoy estreñido
Mundu_______saat/ayam/asabía	Desde hace _______ horas/días/semanas
44. Aindi suaubat al-baul	44. No puedo orinar
45. Uhissu bil-ihraq ainda al-baul	45. Tengo quemazón al orinar

46. Ubauwil marrat kazira	46. Orino muchas veces
47. Ubawuil kaziran min al-baul	47. Orino mucha cantidad
	-Con olor
-Bi-dun laun/laun ábiad	-Color claro
-Laun ásuad	-Color oscuro
-Laun damawiy	-Sanguinolento
Mundu_______saat/ayam/asabía	Desde hace _______ horas/días/semanas
48. Aindi intifaj al-batn	48. Tengo flatulencia
Mundu_______saat/ayam/asabía	Desde hace _______ horas/días/semanas
49. Aindi humuda fil-maaida	49. Tengo acidez estomacal
50. La ahdam hayidán	50. Hago mal la digestión
Mundu_______saat/ayam/asabía	Desde hace _______ horas/días/semanas
51. Aindi sukam	51. Estoy resfriado
Mundu_______saat/ayam/asabía	Desde hace _______ horas/días/semanas
52. Ana mashlul	52. No puedo moverme
53. Ana mashlul fi hada al-yánib	53. No puedo mover esta parte de mi cuerpo
54. La uhissu bi-hada al-yánib (Aqulaha bil-ishara)	54. No me siento esta parte de mi cuerpo (lo indico visualmente)
Mundu_______saat/ayam/asabía	Desde hace _______ horas/días/semanas
55. La aqdir aala al-mashí	55. No puedo andar
Mundu_______saat/ayam/asabía	Desde hace _______ horas/días/semanas
56. Ana damin	56. Estoy sangrando
Mundu_______saat/ayam/asabía	Desde hace _______ horas/días/semanas
57. Aindi hikka	57. Tengo picores
58. Aindi hikka fil-aadá at-tanasuliya	58. Tengo picores en los genitales
Mundu_______saat/ayam/asabía	Desde hace _______ horas/días/semanas
59. Aindi intifaj	59. Tengo un bulto
60. Aindi iltihab (aqúluha bil-ishara)	60. Tengo una inflamación (lo indico visualmente)
Mundu_______saat/ayam/asabía	Desde hace _______ horas/días/semanas
61. Aindi hummá shadida	61. Tengo fiebre alta
Mundu_______saat/ayam/asabía	Desde hace _______ horas/días/semanas
AL-MILAFF AT-TIBBÍ	**HISTORIAL MÉDICO**
1. Fásilat ad-dam	1. Grupo sanguíneo:
-A+, A-, B+, B-, 0+, 0-, AB+, AB-	-A+, A-, B+, B-, 0+, 0-, AB+, AB-
Sauwaduni bid-dam al-tadid	Me han hecho una transfusión

NAAMÍ □ LA □	SÍ □ NO □
2. Aindi marad as-sukkar	2. Soy diabético
Mundu__________	Desde que tenía _______ años
	(Desde hace _______ años)
3. Aindi da as-saraa	3. Soy epiléptico
Mundu__________	Desde que tenía _______ años
	(Desde hace _______ años)
4. Aindi da ar-rubú	4. Soy asmático
Mundu________	Desde que tenía _______ años
	(Desde hace _______ años)
5. Ana asammu fil-udún	5. Soy sordo del oído:
- Al-yusra	- Izquierdo
- Al-yumna	- Derecho
Mundu__________	Desde que tenía _______ años
	(Desde hace _______ años)
6. Ana abkam	6. Soy mudo
Mundu__________	Desde que tenía _______ años
	(Desde hace _______ años)
7. Ana labis al-aadasat al-lasiqa	7. Llevo lentillas
8. Ana qasir al-basar	8. Tengo miopía
9. Ana ahwal al-basar	9. Tengo astigmatismo
Mundu__________	Desde que tenía _______ años
	(Desde hace _______ años)
10. Aindi qurha fil-maaí	10. Tengo una úlcera de duodeno
Mundu_________	Desde que tenía _______ años
	(Desde hace _______ años)
11. Aindi da "Bárkinson" (Al-irtiaash ar-ráim)	11. Padezco la enfermedad de Parkinson
	Desde que tenía _______ años
Mundu__________	(Desde hace _______ años)
12. Aindi shaqiqa	12. Tengo migraña
Mundu__________	Desde que tenía _______ años
	(Desde hace _______ años)
13. Usibtu bil-ilhab fil-kábid: A, B, C, D	13. He tenido hepatitis: A, B, C, D
Tarij________	Fecha________
14 Aindi iltihab bil-kábid: A, B, C, D	14. Tengo hepatitis: A, B, C, D
15. Aamilu li aamaliya yirahiya fil-qalb	15. Me han operado del corazón
Tarij__________	Fecha _______

16. Usibtu bi-nabua qalbiya	16. He tenido un infarto
Tarij________	Fecha______
17. Usibtu bi-dabha sadriya	17. He tenido una angina de pecho
Tarij_________	Fecha ______
18. Usibtu bi-nasija fil-mujj	18. He tenido una hemorragia cerebral
Tarij	Fecha______
19. Usibtu bi-jazar	19. He tenido una trombosis
Tariji_________	Fecha______
20. Usibtu bi-waram damawiy	20. He tenido una embolia
Tarij_________	Fecha ______
21. Aindi dagt ad-dam aalin	21. Tengo la tensión alta
22. Aindi dagt ad-dam munjáfid	22. Tengo la tensión baja
23. Aamilu li aamaliya yirahiya min qabl	23. Me he sometido alguna vez a una intervención quirúrgica
NAAM ☐ LA ☐	SÍ ☐ NO ☐
- Iltihab ad-duda As-saída	-Apendicitis
- Iltihab al-lausatain	-Amigdalitis
- Itlam aadasa al-aain	-Cataratas
- Bawásir	-Hemorroides
- Waram fi aadulat ar-ráhim	-Mioma
- Waram fi-aadulat ar-ráhim	-Matriz
- Waram fi-aadulat al-mabid	-Ovarios
- Aamaliyat yarahiya ujra (aquluhu bil-ishara)	-Otros (especificar visualmente)
24. Usibtu/aindi saratán fi:	24. He padecido/padezco cáncer de:
- Al-fam	- Boca
- Ájir al-maaí	- Colon
- Al-maaida	- Estómago
- Al-hanyara	- Garganta
- Al-hábid	- Hígado
- Az-zadí	- Mama
- Al-mauza	- Próstata
- Ar-ría	- Pulmón
- Al-kuliyatáin	- Riñón
- Al-jussiya	- Testículo
- Waram fil-mujj	- Tumor cerebral
- Ar-ráhim	- Útero
- Al-mazana	- Vejiga

25.Usibtu bi /aindi saratán ad-dam	25. He padecido/padezco leucemia
26. Usibtu bi /aindi marad damawiy	26. He padecido/ padezco una Enfermedad hematológica
27. Atanáwal hadihi al-adwiya - Muddaddat hayawiya - Mujaffif al-wayaa - Didda al-iltihab - Li-tausía shuaab ar-riatáin - Li-tajfif ad-dagt ad-damawiy al-aali - Madda al-gudda ad-daraqiya - Insulín (badil as-sukar) - Musakkin - Dawá li-l-qalb - Didda al-iktiab - Adwiya ujra Mundu___________saat/ayam/sanawat	27. Tomo estos medicamentos: - Antibióticos - Analgésicos - Antiinflamatorios - Broncodilatadores - Antihipertensivos - Hormonas tiroides - Insulina - Tranquilizantes - Medicación para el corazón - Antidepresivos - Otros Desde hace _______ horas/días/años
Atanawalu hadihi al-adwiya - Aan tariq al-fam - Aan tariq ad-dubur - Aan tariq al-mahbil - Aan tariq al-wadaa fi makán al-wayaa - Aan tariq al-fam	Tomo estos medicamentos: -Vía oral -Vía rectal -Vía vaginal -Vía tópica -Por inhalación
28. Aindi da as-sida Mundu______ shuhur/sanawat	28. Tengo SIDA Desde hace______meses/años
29. Aindi da as-sida Mundu______ shuhur/sanawat	29. Soy seropositivo Desde hace______meses/años
AS-SIRAT AD-DATIYA LI-L-AULAD	**BIOGRAFÍA VACUNAL (NIÑOS)**
Daa ishara fil-yawab as-sahía NAAM LA LA AARIF Didda shalal al-atfal Didda al-junaq Didda al-kusas Didda as-suaal ad-dik Didda al-hasba Didda al-humairá	Señale con una cruz: SÍ NO NO SÉ Polio Difteria Tétanos Tos ferina Sarampión Rubeola

Didda an-nukaf Didda as-sul (B. C. G.) Tataimat ujra	Parotiditis (paperas) B. C. G (tuberculosis) OTRAS
AS-SIRATA AD-DATIYA LI-L-BALIGUÍN	**BIOGRAFÍA VACUNAL (ADULTOS)**
1. Ma hiya ájir marra ajatta tataimán didda al-kusas? __________ shuhur/ayam/la aarif 2. Ma hiya ájir marra ajatta tataimán didda al-iltihab al-kábid nawa B? __________shuhur/ayam/la aarif 3. Ma hiya ájir marra ajatta tataimán didda at-tifus? __________shuhur/ayam/sanawat 4. Ma hiya ájir marra ajatta tataimán didda al-hummá as-safrá? __________shuhur/ayam/sanawat	1. ¿Cuándo fue la última vez que se vacunó de tétanos? __________meses/años/no sé 2. ¿Cuándo fue la última vez que se vacunó de hepatitis B? __________meses/años/no sé 3. ¿Y de tifus? __________meses/años/no sé 4. ¿Y de fiebre amarilla? __________meses/años/no sé
FIL-MUSTASHFA	**EN EL HOSPITAL**
1. Fi aiyu waqat yaatí at-tabib? - Qariban - Fis-sabbah - Fil-masá - Fil-lail - Gadan 2. Nadi at-tabib 3. Nadi al-ijsaí 4. Nadi al-mutáryim 5. Nadi ash-shurta 6. Nadi al-mumárrid 7. Nadi al-imam 8. Nadi al-jurí 9. Tusaíyuni ibrat al-másal 10. La áqdir aala an-naum 11. Uhissu bi-nuaás shadid 12. Ana mudtárib 13. Ana qáliq 14. Ana muktáib 15. Ana ákulu bi-suaúba	1. ¿Cuándo viene el médico? - Pronto - Por la mañana - Por la tarde - Por la noche - Mañana 2. Llame al médico de guardia 3. Llame al especialista 4. Llame al intérprete 5. Llame a la policía 6. Llame al enfermero 7. Llame al imam 8. Llame al sacerdote 9. Me molesta el cateter del suero 10. No puedo dormir 11. Tengo mucho sueño 12. Estoy nervioso 13. Tengo ansiedad 14. Tengo depresión 15. Me cuesta trabajo comer

16. Ma aindi ragba fil-akl	16. No tengo apetito
17. Ana bardán	17. Tengo frío
18. Uhissu bi-harara	18. Tengo calor
19. Ana atshán	19. Tengo sed
20. Ana yawaán	20. Tengo hambre
21. Uridu:	21. Quisiera tomar:
- Maá	- Agua
- Halib	- Leche
- Qahwa	- Café
- Shay	- Té
- Aasir	- Zumo
- Hasá	- Sopa
- Biskuit	- Galletas
- Taam	- Comida sólida
- Laham	- Carne
- Samak	- Pescado
- Fawákih	- Fruta
- Bárid	- Frío
- Salin	- Caliente
- Muaatádil	- templado
22. Ana fi-haya ila:	22. Necesito:
- Bataniya	- Una manta
- Majadda	- Una almohada
- Manshafa	- Una toalla
- Futa sihiya	- Una compresa
- Kamad	- Gasas
- Waraq al-hammam	- Papel higiénico
- Mukálama:	- Llamar por teléfono:
- As-sigara	- a la Embajada
- al-aaila	- a mi familia
23. As-sarir mubállal	23. La cama está mojada
24. As-sarir wasij	24. La cama está sucia
25. Ana fi-haya ila al-mibwala	25. Necesito la cuña
26. Rafa as-sarir qalilan	26. Necesito que suba un poco la cama
27. Jagd as-sarir qalilan	27. Necesito que baje un poco la cama
28. Ad-damad mushaddad	28. La venda está demasiado apretada

29. Ad-damad mutarajin	29. La venda está demasiado floja
MADA TAAMAL?	**¿QUÉ HACE USTED?**
1. Adaa laka miqyás al-harara	1. Le pongo el termómetro
2. Naamal laka tahlilan damawiyan	2. Le hacemos un análisis de sangre
3. Naamal laka tahlilan fil-baul	3. Le hacemos un análisis de orina
4. Naamal laka tahlilan fis-sukr	4. Le hacemos un análisis de azúcar
5. Nadaa laka huqna	5. Le ponemos una inyección
6. Nuatik hububan lil-naum	6. Le doy pastillas para dormir
7. Nuatik hububan litajfif al-wayaa	7. Le doy pastillas para el dolor
8. Nuatik hububan litajfif al-humma	8. Le doy pastillas para la fiebre
9. Nuatik hububan litajfif al-iltihab	9. Le doy pastillas para la inflamación
10. Naamal laka fahsán kahrabaiyan	10. Le hacemos un electrocardiograma
11. Naamal laka sura bil-ashiaa	11. Le hacemos una radiografía
12. Nadaa laka al-yibs	12. Le ponemos una escayola
13. Nadaa laka unbubatan lil-baul	13. Le pongo una sonda
14. Nadaa laka unbubatan lil-masal	14. Le pongo suero
15. Nadaa laka qaliban	15. Le ponemos un supositorio
16. Naamal laka gaslán lil-maaida	16. Le hacemos un lavado de estómago
17. Naamal laka sura bis-saut	17. Le hacemos una ecografía
18. Naamal laka fahsan fil-jalaya	18. Le hacemos una citología
19. Atahasasuka	19. Voy a auscultarle:
- Isaal bi-quwa	-Tosa fuerte
- Tanaffas aala mil ar-riatáin	-Respire hondo
20. Atahasasuka fin-nabda	20. Le voy a tomar el pulso
21. Afahsu laka ad-daat ad-damawiy	21. Le voy a tomar la tensión
22. Adau laka huqna sharayiya	22. Le voy a poner un enema
23. La tataharraka lau sámahat	23. Por favor, no se mueva ahora
24. Ibsat al-audu ad-day ushiru ilaihi	24. Extienda o flexione la parte del cuerpo que le indico
25. Qam	25. Póngase de pie
26. Urqud	26. Túmbese
27. Urqud aala al-yánib al-aisar	27. Póngase del lado izquierdo
28. Urqud aala al-yánib al-aiman	28. Póngase del lado derecho
29. Taamal laka fahsan batiniyan	29. Le hacemos una endoscopia
ILA AINA NAHNU DÁHIBUN?	**¿ADÓNDE ME LLEVAN?**
1. Ila ashiaat iks	1. A rayos X
2. Ila gurfat al-aamaliyat	2. A la sala de operaciones

3. Ila gurfat al-ainaya al-mukazzafa 4. Ila gurfat ujra 5. Ila gurfat al-wilada 6. Ila gurfat al-isaaf 7. Ila aiyadat at-tabib	3. A la unidad de vigilancia intensiva 4. A otra habitación 5. Al paritorio 6. A la sala de curas 7. A la consulta del médico
FIL-HAML / FIL-WILADA	**DURANTE EL EMBARAZO/PARTO**
1. Tabib an-nisá 2. Qábila 3. Ana dámiya 4. Aindi wayaa ainda al-baul 5. Aindi wayaa fil-farc h 6. Aindi wayaa fiz-zadiyáin 7. Aindi wayaa fil-batn 8. Ataqayyaú kaziran 9. Aindi hummá 10. La uhissu bil-yanín Mundu _____ saat/ayam/asabiaa 11. Tamat muddat al-haml 12. Ana fi halat al-wadaa 13. Aindi taqal-lusat Kul-lu ______________ daqáiq 14. Ana aala washk al-wilada Anadaa laka at-tajdín? Naam □ La □ Únduru fi qism al-aarad	1. El ginecólogo 2. La matrona 3. Estoy sangrando 4. Tengo escozor al orinar 5. Tengo escozor en los genitales 6. Me duelen los pechos 7. Tengo dolor abdominal 8. Tengo muchos vómitos 9. Tengo fiebre 10. No noto el bebé Desde hace_____ horas/días/semanas 11. Estoy cumplida 12. He roto aguas 13. Tengo contracciones y me dan cada _______________minutos 14. Estoy de parto 15. Epidural Sí □ No □ Ver también apartado SÍNTOMAS
TAABIR AL-MUYÁMALA	**FÓRMULAS DE CORTESÍA**
1. Shukran 2. Min fadlik 3. Sabah al-jair 4. Masá al-jair 5. Masá a-jair 6. Laila saaida	1. Gracias 2. Por favor 3. Buenos días 4. Buenas tardes 5. Buenas noches 6. Buenas noches (cuando vas a dormir)
TAABIR UJRA	**OTROS**
1. Aindi wayaa huná 2. La aarif 3. Ayú lim hada?	1. Me duele aquí 2. No sé 3. ¿Me va a doler?

ÁRABE

INTRODUCCIÓN

El propósito de este manual es facilitar la comunicación entre el médico y el paciente extranjero que no habla español.

El paciente señalará las frases en su idioma y el médico leerá el equivalente que está al lado. Puede que el médico o el personal sanitario fotocopie esta información para que el paciente la rellene.

DATOS PERSONALES:

Apellidos:

Nombre:

Dirección:

- Fija:
- Temporal:

Teléfono:

¿ Cuánto tiempo va a estar aquí?

.......días/semanas/meses/años.

No sé.

Fecha y lugar de nacimiento

Nacionalidad

Profesión

Número de pasaporte

Estado civil:

- Soltero/a
- Casado/a
- Viudo/a
- Divorciado/a

Número de hijos

Núnero de hermanos

Asistencia médica:

العربية

المقدمة

يستهدف هذا المنشور التفاهم بسهولة بين الطبيب والمريض الأجنبي الغير فاهم للإسبانية.

فطريقة الإستعمال هي أن يشير المريض إلى العبارة العربية التي تعبر عن مقصوده فيقرأ الطبيب ما يقابلها باللغة الإسبانية ويتم التفاهم بينهما.

المعلومات الشخصية:

الإسم العائلي / اللقب

الإسم الشخصي / الإسم

العنوان

المنزل

الإقامة

الهاتف

كم من الزمن ستبقى هنا ؟

.....أيام/ أسابيع/ شهر/ سنوات

لا أعرف

تاريخ الولادة ومسقط الرأس

الجنسية

المهنة

جواز السفر

الحالة المدنية

أعزب / عازب

متزوج / متزوجة

أرمل / أرملة

مطلق / مطلقة

عدد الأولاد

عدد الإخوة

التأمين:

pública	عمومي
Privada	خاص
Nombre y apellidos del padre o de la	إسم الوالد
madre (si no es mayor de edad).	اللقب/الإسم الشخصي للوالد
En caso de urgencia avisar a:	عند الضرورة يرجى الإتصال ب:
¿ Qué idiomas habla?	أي لغة تفهم؟
Alemán	الألمانية
Árabe	العربية
Francés	الفرنسية
Inglés	الإنجليزية
Italiano	الإطالية
Portugués	البرتغالية
Ruso	الروسية
Otros	لغات أخرى

DATOS CRÍTICOS:	**معلومات أساسية:**
1) Soy alérgico a:	1) عندي حساسية
a) Medicamentos:	لهذه الأدوية:
La sulfamida	عقّار السُّلْفا
La aspirina	الأسبيرين
La penicilina	البنِيزِيلِين
Antibióticos	المُضادات الحيوية
Otros (especificar)......	أدوية أخرى (أكتبها)
b) Polen	لقاح
c) Polvo	غبار
d) Animales	حيوانات
e) Alergias alimenticias:	عندي حساسية لهذه الأطعمة:
Productos lácteos	منتجات لبنية
Cacahuetes	فول سوداني
Marisco	الصدف
Gluten	غلُوتين (مادة الحبوب)
Otros	أطعمة أخرى
2) Estoy embrazada	2) أنا حامل
SÍ.........NO.......	نعم .... لا .....
Embrazo número.........	هذا الحمل هو الحمل رقم ....

¿ Abortos?	هل سبق لك إسقاط الجنين من قبل؟
SÍ............. NO............	نعم ..... لا .....
3) Cuándo tuvo la última regla?	في أي وقت كانت آخر عادة شهرية عندك؟
Fecha................	تاريخ
No sé	لا أعرف
SÍNTOMAS:	**الأغـــراض**
Señale su dolencia e indique desde cuándo:	أين عندك الوجع ومنذ أي وقت:
1) Me duele la cabeza	1) في الرأس
Lado derecho	في الجانب الأيمن
Lado izquierdo	في الجانب الأيسر
En la frente	في الجبهة
En la nuca	في القفا (آخر الرأس)
Migraña	شقيقة
Desde hace.....horas/días/semanas.	منذ ساعات/ أيام/ أسابيع
2) Me duele el ojo:	2) عندي وجع في العين:
Derecho	اليمنى
Izquierdo	اليسرى
Desde hace.....horas/días/semanas.	منذ ......ساعات/أيام/أسابيع
3) Tengo algo en el ojo:	3) عند شيء في العين:
Derecho	اليمنى
Izquierdo	اليسرى
Desde hace.....horas/días/semanas.	منذ .... ساعات/ايام/اسابيع
4) No veo normal	4ـ لا أرى جيدا
Se me nubla la vista	أحيانا لا أرى
Veo luces	أحيانا أرى ضوءا
Veo manchas	أرى نقطا
Veo doble	أرى الشيء شيئين
Desde hace.....horas/días/semanas.	منذ .... ساعات/أيام/اسابيع
5) Me duele la nariz	5ـ عند وجع في الأنف
No huelo	لا أشم شيأ
Desde hace.....horas/días/semanas.	منذ .... ساعات/أيام/أسابيع
Tengo hemorragia nasal	عندي رعاف
¿ Es la primera vez?	هل هي المرة الأولى؟

SÍ............. NO...........	نعم ..... لا......
6) Me duele la boca	6- عندي وجع في الفم
Las muelas	في الأضراس
Los dientes	في الأسنان
Las encías	في اللثة
La lengua	في اللسان
Desde hace......horas/días/semanas.	منذ ..... ساعات/أيام/أسابيع
7) Me duele el oído	7- عندي وجع في الأذن
Derecho	اليمنى
Izquierdo	اليسرى
No oigo bien	لا اسمع جيدا
Oigo pitidos	أسمع صوت الصفارة
Oigo zumbidos	أسمع طنينا
Desde hace......horas/días/semanas.	منذ .... ساعات/أيام/أسابيع
8) Me duele el cuello	8- عندي وجع في العنق
Desde hace......horas/días/semanas.	منذ .... ساعات/ايام/اسابيع
9) Me duele la garganta	9- عندي وجع في الحنجرة
Al tragar	عند الإبتلاع
Al toser	عند السعال
Al respirar	عند التنفس
Me noto un cuerpo extraño en la garganta.	احس بشيء غريب في الحنجرة
Desde hace......horas/días/semanas.	منذ .... ساعات/ايام/اسابيع
10) Me duele el hombro	10- عندي وجع في الكتف
Derecho	اليمنى
Izquierdo	اليسرى
Anterior	في الأمام
Posterior	في الوراء
Desde hace.....horas/días/semanas.	منذ .... ساعات/ايام/أسابيع
11) Me duele la espalda	11- عند وجع في الظهر
Desde hace......horas/días/semanas.	منذ .... ساعات/ايام/اسابيع
12) Me duele el brazo	12- عندي وجع في الذراع
Derecho	اليمنى
Izquierdo	اليسرى
Desde hace.....horas/días/semanas.	منذ ..... ساعات/ايام/اسابيع

13) Me duele el codo	13- عندي وجع في المرفق
Derecho	اليمنى
Izquierdo	اليسرى
Desde hace.......horas/días/semanas.	منذ .... ساعات/ايام/اسابيع
14) Me duele el antebrazo	14- عندي وجع في الساعد
Derecho	اليمنى
Izquierdo	اليسرى
Desde hace......horas/días/semanas.	منذ .... ساعات/ايام/اسابيع
15) Me duele la muñeca	15- عندي وجع في الكوع
Derecha	اليمنى
Izquierda	اليسرى
Desde hace......horas/días/semanas.	منذ..... ساعات/أيام/اسابيع
16) Me duele la mano	16- عندي وجع في اليد
Derecha	اليمنى
Izquierda	اليسرى
Palma	في الراحة
Dorso	في الظهر
Desde hace......horas/días/semanas.	منذ ....ساعات/ايام/اسابيع
17) Me duele el dedo	17- عندي وجع في الاصبع
de la mano	اليد
derecha	اليمنى
izquierda	اليسرى
del pie	القدم
derecho	اليمنى
izquierdo	اليسرى
Desde hace......horas/días/semanas.	منذ ..... ساعات/ايام/اسابيع
18) Me duele el pecho	18- عندي وجع في الصدر
19) Me duele el abdomen	19- عندي وجع في البطن
Desde hace......horas/días/semanas.	منذ ...ساعات/ايام/اسابيع
20) Tengo palpitaciones	20- عندي اختلاج
Desde hace......horas/días/semanas.	منذ ...ساعات/ايام/اسابيع
21) Me duelen las costillas	21- عندي وجع في الاضلاع
Derecha	اليمنى
Izquierda	اليسرى

Desde hace.......horas/días/semanas.	منذ ...ساعات/ايام/اسابيع
22) Me duele el estómago	22ـ عندي وجع في المعدة
Desde hace.......horas/días/semanas.	منذ .... ساعات/ايام/اسابيع
23) Me duelen los riñones	23ـ عند وجع في الكليتين
Derecho	اليمنى
Izquierdo	اليسرى
Desde hace.......horas/días/semanas.	منذ ....ساعات/ايام/اسابيع
24) Me duele la cadera	24ـ عندي وجع في الورك
Derecha	اليمنى
Izquierda	اليسرى
Desde hace......horas/días/semanas.	منذ ....ساعات/ايام/اسابيع
25) Me duelen los ovarios	25ـ عندي وجع في المبيض(الفرج)
Derecho	اليمنى
Izquierdo	اليسرى
Desde hace......horas/días/semanas.	منذ ....ساعات/ايام/اسابيع
26) Me duelen los genitales	26ـ عندي وجع في الاعضاء التناسلية

En el hombre:	En la mujer:	hombre في الرجل	mujer في المرأة
Pene	Clítoris	الذكر	البَظْر
Uretra	Labios	حوض البول	الشفتين
Testículos	Uretra	الخصيتين	حوض البول
	Vagina		المهبل

Desde hace......horas/días/semanas.	منذ .... ساعات/ايام/اسابيع
27) Me duele la pierna	27ـ عندي وجع في الرجل
Derecha	اليمنى
Izquierda	اليسرى
28) Me duele el muslo	28ـ عندي وجع في الفخذ
Derecho	اليمنى
Izquierdo	اليسرى
Desde hace......horas/días/semanas.	منذ....ساعات/ايام/اسابيع
29) Me duele la rodilla	29ـ عندي وجع في الركبة
Derecha	اليمنى
Izquierda	اليسرى
Desde hace......horas/días/semanas.	منذ ....ساعات/ايام/اسابيع

30) Me duele el tobillo	30- عندي وجع في الكعب
Derecho	اليمنى
Izquierdo	اليسرى
Interno	في الداخل
Externo	في الخارج
Desde hace.......horas/días/semanas.	منذ .... ساعات/ايام/اسابيع
31) Me duele el pie	31- عندي وجع في القدم
Derecho	اليمنى
Izquierdo	اليسرى
Dorso	فوق
Planta	تحت
Desde hace......horas/días/semanas.	منذ ...ساعات/ايام/اسابيع
32) Estoy mareado	32- انا دائخ
Desde hace.......horas/días/semanas.	منذ .....ساعات/ايام/اسابيع
33) Respiro con dificultad	33- عندي صعوبة في التنفس
34) Me duele al inspirar	34- عندي وجع في الإستنشاق
35) Me duele al espirar	35- عندي وجع في الإستنثار
Desde hace......horas/días/semanas.	منذ ....ساعات/ايام/اسابيع
36) Me atraganto	36- أختنق
Desde hace.....horas/días/semanas.	منذ ..... ساعات/ايام/اسابيع
37) Tengo mucha tos	37- عندي سعال شديد
Desde hace......horas/días/semanas.	منذ ....ساعات/ايام/اسابيع
38) Tengo náuseas	38- احس بِالغَثَيان
39) Tengo vómitos	39- احس بالتَّقَيُّؤ
Desde hace......horas/días/semanas.	منذ ...ساعات/ايام/اسابيع
Número de veces	كم مرة؟
40) Me he cortado	40- جرحت نفسي
41) Me he quemado	41- أحرقت نفسي
42) Tengo diarrea	42- عندي إسهال
Desde hace.....horas/días/semanas.	منذ .... ساعات/ايام/اسابيع
Número de veces	كم مرة ذهبت الى الحمام؟
Color:	لون البراز:
Sanguinolenta	دَمَوي
Blanquecina	مائل الى الأبيض
Amarilla	أصفر

Consistencia:

Líquida

Blanda

43) Estoy estreñido

Desde hace.....horas/días/semanas.

44) No puedo orinar

45) Tengo quemazón al orinar

46) Orino muchas veces

47) Orino mucha cantidad

Con color

Color claro

Color oscuro

Sanguinolento

Desde hace.......horas/días/semanas.

48) Tengo flatulencia

Desde hace......horas/días/semanas.

49) Tengo acidez estomacal

50) Hago mal la digestión

Desde hace.......horas/días/semanas.

51) Estoy resfriado

Desde hace.......horas/días/semanas.

52) No puedo moverme

53) No puedo mover esta parte de mi cuerpo.

54) No siento esta parte de mi cuerpo (lo indico visualmente)

Desde hace......horas/días/semanas.

55) No puedo andar

Desde hace......horas/días/semanas.

56) Estoy sangrando

Desde hace.......horas/días/semanas.

57) Tengo picores

58) Tengo picores en los genitales

Desde hace.......horas/días/semanas.

سماكة البراز:

سائل

لين

43- عندي إمساك

منذ ....ساعات/ايام/اسابيع

44- عندي صعوبة عند البول

45- احس بالإحراق عند البول

46- ابول مرات كثيرة

47- ابول كثيرا من البول

بدون لون/لون ابيض

لون اسود

لون دموي

منذ ...ساعات/ايام/اسابيع

48- عندي انتفاخ في البطن

منذ ....ساعات/ايام/اسابيع

49- عندي حُموضَة في المعدة

50- لا أهضم جيدا

منذ ....ساعات/ايام/اسابيع

51- عندي زكام

منذ .... ساعات/ايام/اسابيع

52- انا مشلول

53- انا مشلول في هذا الجانب

54- لا احس بهذا الجانب

(اقوله بالإشارة)

منذ .... ساعات/ايام/اسابيع

55- لا أقدر على المشي

منذ .... ساعات/ايام/اسابيع

56- أنا دَامٍ

منذ .... ساعات/ايام/اسابيع

57- عندي حكّة

58- عندي حكة في الأعضاء التناسلية.

منذ .... ساعات/ايام/اسابيع

59) Tengo un bulto

60) Tengo una inflamación (lo indico visualmente).

Desde hace.......horas/días/semanas.

61) Tengo fiebre alta

Desde hace.....horas/días/semanas.

59- عندي انتفاخ

60- عندي إلتهاب

(اقوله بالإشارة)

منذ .... ساعات/ايام/اسابيع

61- عندي حُمّى شديدة

منذ .... ساعات/ايام/اسابيع

<u>HISTORIAL MÉDICO:</u>

1) Grupo sanguíneo:

A+,A-,B+,B-,O+O-,AB+,AB-

Me han hecho una transfusión

SÍ...........NO...........

2) Soy diabético

Desde que tenía..........años

(Desde hace................años)

3) Soy epiléptico

Desde que tenía..........años

(Desde hace................años)

4) Soy asmático

Desde que tenía..........años

(Desde hace................años)

5) Soy sordo del oído

Izquierdo

Derecho

Desde que tenía..........años

(Desde hace................años)

6) Soy mudo

Desde que tenía..........años

(Desde hace ....años)

7) Llevo lentillas

8) Tengo miopía

9) Tengo astigmatismo

Desde que tenía..........años

(Desde hace...............años)

<u>الملف الطبي</u>

1- فصيلة الدم

A+,A-,B+,B-,O+,O-,AB+,AB-

زوّدوني بالدم الجديد

نعم ..... لا .....

2- عندي مرض السكر

منذ ......

3- عندي داء الصّرع

منذ .....

4- عندي داء الرّبو

منذ ......

5- أنا اصم في الأذن

اليسرى

اليمنى

منذ ......

6- أنا أبكم

منذ ......

7- أنا لابس العَدَسات اللاصقة

8- أنا قصير البصر

9- أنا أحْول البصر

منذ ....

10) Tengo una úlcera Desde que tenía...........años (Desde hace................años)	10- عندي قُرحة في المَعِي منذ ......
11) Padezco la enfermedad de parkinson Desde que tenía.........años (Desde hace.............años)	11- عندي داء بَرْكِنْسُون الدائم منذ ......
12) Tengo migraña Desde que tenía.........años (Desde hace................años)	12- عندي شقيقة منذ......
13) He tenido hepatitis: A, B, C, D Fecha...........	13- أُصِبتُ بالإلتهاب في الكبد: A, B, C, D تاريخ ....
14) Tengo hepatitis: A, B, C, D	14- عندي إلتهاب في الكبد: A, B, C, D
15) Me han operado del corazón Fecha.........	15- عملوا لي عملية جراحية في القلب تاريخ ......
16) He tenido un infarto Fecha...........	16- أُصِبتُ بنوبة قلبية تاريخ ......
17) He tenido una angina de pecho Fecha..........	17- أُصِبتُ بذَبْحة صدرية تاريخ .....
18) He tenido una hemorragia cerebral Fecha..........	18 - أُصِبْتُ بنزيف في المخ تاريخ ......
19) He tenido una trombosis Fecha............	19- أُصِبتُ بخُثَار تاريخ .....
20) He tenido una embolia Fecha........	20- أُصِبتُ بتَوَرُّم دموي في المخ تاريخ ....
21) Tengo la tensión alta	21- عندي ضغط الدم عال
22) Tengo La tensión baja	22- عندي ضغط الدم مُنْخَفِض
23) Me he sometido alguna vez a una intervención quirúrgica SÍ...........NO........... Apendicitis	23- عملوا لي عملية جراحية من قبل نعم ..... لا ...... إلتهاب الدُّودة الزائدة

Amigdalitis	إلتهاب اللوزتين
Cataratas	إظلام عدَسَة العين
Hemorroides	بواسير
Mioma	ورم في عضُلات الرحم
Matriz	ورم في عضُلات الرحم
Ovarios	ورم في عضُلات المبيض
Otros(especificar visualmente)	عمليات جراحية أخرى (اقوله بالإشارة)
24) He padecido/padezco cáncer de:	24ـ أصِبت بـ / عندي سرطان في
a) Boca	a) الفم
b) Colon	b) آخر المعي
c) Estómago	c) المعدة
d) Garganta	d) الحنجرة
e) Hígado	e) الكبد
f) Mama	f) الثدي
g) Próstata	g) المَوثَة
h) Pulmón	h) الرئة
i) Riñón	i) الكليتن
j) Testículo	j) الخِصية
k) Tumor cerebral	k) ورم في المخ
l) Útero	l) الرحم
m) Vejiga	m) المثانة
25) He padecido/padezco leucemia.	25ـ أصبت ب/عندي سرطان الدم
26) He padecido/padezco una enfermedad hematológica	26ـ أصبت ب/ عندي مرض دموي أصبت ب/ عندي مرض الدم
27) Tomo estos medacamentos:	27ـ أتناول هذه الأدوية
Antibióticos	مضادات حيوية
Analgésicos	مخفف الوجع
Antiiflamatorios	ضد الإلتهاب
Broncodilatadores	لتوسيع شُعَب الرئتَيْن
Antihipertensivos	لتخفيف الضغط الدموي العالي
Hormonas tiroides	مادة الغُدّة الدّرَقيّة
Insulina	إنْسولين (بديل السكر)
Tranquilizantes	مُسَكّن

Medicación para el corazón	دواء للقلب
Antidepresivos	ضد الإكتئاب
Otros	أدوية أخرى
Desde hace......horas/días/semanas.	منذ ......ساعات/أيام/أسابيع
Tomo estos medicamentos:	أتناول أدوية:
Vía oral	عن طريق الفم
Vía rectal	عن طريق الدبر
Vía vaginal	عن طريق الفرج
Vía tópica	عن طريق الوضع في مكان الوجع
Por inhalación	عن طريق الأنف
28) Tengo SIDA	28ـ عندي داء السيدا
Desde hace.........meses/años	منذ ..... شهر/ سنوات
29) Soy seropositivo	29ـ عندي داء السيدا
Desde hace.......meses/años	منذ .... شهر/ سنوات

BIOGRAFÍA VACUNAL (NIÑOS)	**السيرة الذاتية للأولاد**
Señale con una cruz:	ضع إشارة في الجواب الصحيح
SÍ........NO.......NO SÉ.......	نعم ...... لا .....لا أعرف......
Polio	ضد شلل الأطفال
Difteria	ضد الخُناق
Tétanos	ضد الكُزاز
Tos ferina	ضد سُعال الديك
Sarampión	ضد الحُمَيْراء
Rubeola	ضد الحَصْبَة
Parotiditis (paperas)	ضد النُكَاف
B.C.G.(tuberculosis)	ضد السُل (ب ث ج)
Otras	تطعيمات أخرى
BIOGRAFÍA VACUNAL (ADULTOS)	**السيرة الذاتية للبالغين**
1) ¿ Cuándo fue la última vez que se vacunó de tétanos?	1ـ ما هي آخر مرة اخذت تطعيما ضد الكُزاز؟
........meses/años/no sé	..... شهر/ سنوات/ لا أعرف
2) ¿Cuándo fue la última vez que se vacunó de hepatitis B?	2ـ ما هي آخر مره أخذت تطعيما ضد التهاب الكبد نوع ب؟

........meses/años/no sé	..... شهر/ سنوات/ لا أعرف
3) ¿Y de tifus?	3- ما هي آخر مرة أخذت تطعيما ضد التِّيفُوس؟
.........meses/años/no sé	......شهر/سنوات/لا أعرف
4) ¿Y de fiebre amarilla?	4- ما هي آخر مرة اخذت تطعيما ضد الحمى الصفراء
...........meses/años/no sé	...... شهر/ سنوات/ لا اعرف
(Valorar la vacunación dependiendo de la procedencia del paciente)	

<u>EN EL HOSPITAL</u>	<u>في المستشفى</u>
1) ¿Cuándo viene el médico?	1- في أي وقت ياتي الطبيب؟
Pronto	قريبا
Por la mañana	في الصباح
Por la tarde	في المساء
Por la noche	في اليل
Mañana	غدا
2) Llame al médico	2- نادِ الطبيب
3) Llame al especialista	3- نادِ الإخْصَائي
4) Llame al intérprete	4- نادِ المُترجم
5) Llame a la policía	5- نادِ الشرطة
6) Llame al enfermo	6- نادِ المُمرض
7) Llame al imán	7- نادِ الإمام
8) Llame al sacerdote	8- نادِ الخُورِي
9) Me molesta el catéter del suero	9- تزعجني إبْرَة المصَل
10) No puedo dormir	10- لا أقدر على النوم
11) Tengo mucho sueño	11- أُحِسُّ بنعاسٍ شديد
12) Estoy nervioso	12- أنا مُضطَرِب
13) Tengo ansiedad	13- أنا قَلِق
14) Tengo depresión	14- أنا مُكتئِب
15) Me cuesta	15- أنا آكل بصعوبة
16) Me cuesta trabajo comer	16- ما عندي رغبة في الأكل
17) Tengo frío	17- أنا بَرْدان
18) Tengo calor	18- أحس بحرارة
19) Tengo sed	19- أنا عطشان

20) Tengo hambre	20ـ أنا جوعان
21) Quiero tomar:	21ـ أريد
Agua	ماء
Leche	حليب
Café	قهوة
Té	شاي
Zumo	عصير
Sopa	حساء/شربة
Galletas	بشكويت
Comida sólida Carne	لحم
Pescado	سمك
Fruta	فواكه
Frío	بارد
Caliente	ساخن
Templado	مُعتدل
22) Necesito:	22ـ أنا في حاجة إلى
Una manta	بطّانية
Una almohada	مخدّة
Una toalla	منشفة
Una compresa	فوطة صحية
Gasas	كَمَاد
Papel higiénico	ورق الحمّام
Llamar por teléfono:	مكالمة:
a la embajada	السفارة
a mi familia	العائلة
23) La cama está mojada	23ـ السرير مُبَلّل
24) La cama está sucia	24ـ السرير وَسِخ
25) Necesito la cuña	25ـ أنا في حاجة إلى المِبوَلة
26) Necesito que suba un poco la cama.	26ـ رفع السرير قليلا
27) Necesito que baje un poco la cama	27ـ خفض السرير قليلا
28) La venda está demasiado apretada	28ـ الضّماد مُشدّد
29) La venda está demasiado floja	29ـ الضّماد مُتَراخٍ

¿QUÉ HACE USTED?	**ماذا تعمل؟**
1) Le pongo el termómetro	1- أضع لك مقياس الحرارة
2) Le hacemos un análisis de sangre	2- نعمل لك تحليلا دمويا
3) Le hacemos un análisis de orina	3- نعمل لك تحليلا للبول
4) Le hacemos un análisis de azúcar	4- نعمل لك تحليلا للسكر
5) Le ponemos una inyección	5- نضع لك حُقنة
6) Le doy pastillas para el dolor	6- نُعطيك حبوبا للنوم
	7- نعطيك حبوبا لتخفيف الوجع
7) Le doy pastillas para el dolor	8- نعطيك حبوبا لتخفيف الحُمّى
8) Le doy pastillas para la fiebre	9- نعطيك حبوبا لتخفيف الإلتهاب
9) Le doy pastillas para la inflamación	10- نعمل لك فَحْصا كهربائيا للقلب
10) Le hago un electrocardiograma	11- نعمل لك صورة بالأشِعّة
11) Le hacemos una radiografía	12- نضع لك الجِبْص
12) Le ponemos una escayola	13- نضع لك أنبُوبة للبول
13) Le pongo una sonda	14- نضع لك أنبُوبة للمَصَل
14) Le pongo suero	15- نضع لك قالبا
15) Le ponemos un supositorio	16- نعمل لك غَسْلاً للمعدة
16) Le hago un lavado de estómago	17- نعمل لك صورة بالصوت
17) Le hacemos una ecografía	18- نعمل لك فحصا في الخَلايَا
18) Le hacemos una citología	19- أتحَسّسُكَ
19) Voy a auscultarte:	إسْعَل بقوة
tosa fuerte	تنفّس على ملء الرّئتَيـن
respire hondo	20- أتحَسّسُكَ في النّبضَة
20) Le voy a tomar el pulso	21- أفحَصُ لك الضغط الدموي
21) Le voy a tomar la tensión	22- أضَعُ لك حُقنة شَرَجيّة
22) Le voy a poner un enema	23- لا تتحرك لو سامحت
23) Por favor; no se mueva ahora	24- إبْسَط العُضو الذي أُشير إليه
24) Extienda o flexione la parte del cuerpo	ثَنِّ العُضو الذي اشير إليه
25) Póngase de pie	25- قُم
26) Túmbese	26- أُرقُد
27) Póngase del lado izquierdo	27- أُرقُد على الجانب الأيسر
28) Póngase del lado derecho	28- أُرقُد على الجانب الأيمن
29) Le hacemos una endoscopia	29- نعمل لك فَحْصا بَاطِنياً

¿ ADONDE ME LLEVAN?

1) A rayos X
2) A la sala de operaciones
3) A la unidad de vigilancia intensiva
4) A otra habitación
5) Al paritorio
6) A la sala de curas
7) A la consulta del médico

إلى أين نحن ذاهبون؟

1- إلى أشعة إكس
2- إلى غرفة العمليات
3- إلى غرفة العناية المُكثّفة
4- إلى غرفة أخرى
5- إلى غرفة الولادة
6- إلى غرفة الإسعاف
7- إلى عيادة الطبيب

DURANTE EL EMBARAZO/PARTO

1) El ginecólogo
2) La matrona
3) Estoy sangrando
4) Tengo escozor al orinar
5) Tengo escozor en los genitales
6) Me duelen los pechos
7) Tengo dolor abdominal
8) Tengo muchos vómitos
9) Tengo fiebre
10) No noto el bebé
Desde hace.......horas/días/semanas.
11) Estoy cumplida
12) He roto aguas
13) Tengo contracciones y me dan cada..........minutos
14) Estoy de parto
15) Epidural
SÍ..........NO.......

في الحمل / في الولادة

1- طبيب النساء
2- القابلة
3- أنا دامِية
4- عندي وجع عند البول
5- عندي وجع في الفرج
6- عندي وجع في الثّديين
7- عندي وجع في البطن
8- أتَقَيّؤُ كثيرا
9- عندي حُمّى
10- لا أُحِسُّ بالجَنين
منذ .... ساعات/ايام/اسابيع
11- تَمّت مُدّة الحمل
12- أنا في حالة الوَضْع
13- عندي تَقَلُّصات
كُلّ .... دقائق
14- أنا على وشك الولادة
15- أنَضَعُ لك التَّخْدير؟
نعم ..... لا ......

VER TAMBIÉN APARTADO SÍNTOMAS.

أُنظُرو في قسم الأغراض.

FÓRMULAS DE CORTESIA:

1) Gracias
2) Por favor

تَعابير المُجاملة:

1- شكرا
2- من فضلك

3) Buenos días

4) Buenas tardes

5) Buenas noches

6) Buenas noches (cuando vas a dormir)

3ـ صباح الخير

4ـ مساء الخير

5ـ مساء الخير

6ـ ليلة سعيدة

<u>OTROS</u>

1) Me duele aquí

2) No sé

3) ¿Me va a doler?

<u>تعابير أُخرى</u>

1ـ عندي وجع هنا

2ـ لا أعرف

3ـ أيُؤلِمُ هذا؟

- Nota aclaratoria:

  SI نعم

  NO لا

  No sé لا أعرف

  Horas ساعات

  Días أيام

  Semanas أسابيع

  Meses شهر

  Años سنوات

4. Chino / 中文

中文。 / Chino

索引/ Índice

中文。/ ESPAÑOL

這本參考手冊的目的在於使醫生和不通曉西班牙語的外國病患者之間的溝通更容易。病患者需指明症狀，醫生將參考同類的解釋。醫生或醫療助手可複印這 資料給病人填寫

Introducción

El propósito de este manual es facilitar la comunicación entre el médico y el paciente extranjero que no habla español.

El paciente señalará la frase en su idioma y el médico leerá el equivalente que está al lado. Puede que el médico o el personal sanitario fotocopie esta información para que el paciente la rellene.

個人資料	DATOS PERSONALES
姓:	Apellido:
名:	Nombre:
地址:	Dirección:
-永久性的	- Fija:
-臨時性的	- Temporal:
電話:	Teléfono:
停留時間	¿Por cuánto tiempo va a estar aquí?
城市/鎮:	Ciudad:
出生地點和日期:	Fecha y lugar de nacimiento:
國籍:	Nacionalidad
職業:	Profesión:
護照號碼:	Número de pasaporte:
婚姻狀況:	Estado civil:
-未婚	- Soltero/a
-已婚	- Casado/a
-喪偶	- Viudo/a
-子女人數	Número de hijos:
-兄弟姐妹人數	Número de hermanos:
健康保險:	Asistencia médica:
-國家保險	- Pública
-個人保險	- Privada
父親姓名(如您未滿18歲):	Nombre del padre (para menores de 18 años)
緊急情況請致電:	En caso de urgencia avisar a:
您使用何種語言？	¿Qué idiomas habla?
(德語，阿拉伯語，法語，英語，意大利語，葡萄牙語，俄語，其他語言)	Aleman, arabe, frances, inglés, italiano, portugués, ruso, otros

資料：	DATOS CRÍTICOS
1 過敏 a)藥物： -磺銨 -阿斯匹靈 -青黴素 -抗生素 -其他(詳細列出) b) 食物過敏症 2 懷孕 是 否 -懷孕次數 -是否墮胎 是 否 3 上次月經時間： 日期	1. Soy alérgico a: a) Medicamentos: - La sulfamida □ - La aspirina □ - La penicilina □ - Antibióticos □ - Otros (especificar) b) Alérgico a alimentos 2. Estoy embarazada SÍ □ NO □ - Embarazo número________ - ¿Abortos? SÍ □ NO □ 3. ¿Cuándo tuvo la última regla? Fecha____________________
症狀	SÍNTOMAS
請標出您的症狀和開始時間： 1 頭痛 -右側 -左側 -前額 -後頸 -週期性偏頭痛 ___小時/天/星期前 2 眼痛 -右眼 -左眼 ___小時/天/星期前 3 內有異物：	Señale su dolencia e indique desde cuándo: 1. Me duele la cabeza - Lado derecho - Lado izquierdo - En la frente - En la nuca - Migraña Desde hace _______horas/días/semanas 2. Me duele el ojo: - Derecho - Izquierdo Desde hace _______horas/días/semanas 3. Tengo algo en el ojo:

-右眼	- Derecho
-左眼	- Izquierdo
___小時/天/星期前	Desde hace _______horas/días/semanas
4 視線模糊影	4. Se me nubla la vista
___小時/天/星期前	Desde hace _______horas/días/semanas
5 使用隱形眼鏡/近視/遠視	5. Uso lentillas/Tengo
___小時/天/星期前	miopía/Astigmatismo
	Desde hace _______horas/días/semanas
6 嗅覺失靈	6. No huelo
___小時/天/星期前	Desde hace _______horas/días/semanas
--鼻出血。是否第一次?	Tengo hemorragia nasal¿Es la primera
	vez?
7 牙齒受傷/牙床/上顎	7. Me he hecho daño en los dientes/
	Encías/Maxilar superior
___小時/天/星期前	Desde hace _______horas/días/semanas
8 耳部 受傷/聽不清/	8. Me he hecho daño en el oído/No oigo
	bien
-右耳	- Derecho
-左耳	- Izquierdo
___小時/天/星期前	Desde hace _______horas/días/semanas
9 頸痛	9. Me duele el cuello
___小時/天/星期前	Desde hace _______horas/días/semanas
10 咽喉痛:	10. Me duele la garganta
-吞咽時	- Al tragar
-咳嗽時	- Al toser
-呼吸時	- Al respirar
___小時/天/星期前	Desde hace _______horas/días/semanas
11 肩膀痛:	11. Me duele el hombro
-右側	- Derecho
-左側	- Izquierdo
-向前	- Anterior
-向後	- Posterior
___小時/天/星期前	Desde hace _______horas/días/semanas
12 背痛:	12. Me duele la espalda
___小時/天/星期前	Desde hace _______horas/días/semanas

13 手臂	13. Me duele el brazo
-右手	- Derecho
-左手	- Izquierdo
___小時/天/星期前	Desde hace _______horas/días/semanas
14 肘部	14. Me duele el codo
___小時/天/星期前	Desde hace_______horas/días/semanas
15 前臂受傷	15. Me he hecho daño en el antebrazo
-右	- Derecho
-左	- Izquierdo
___小時/天/星期前	Desde hace _______horas/días/semanas
17 手痛	17. Me duele la mano
-右	- Derecha
-左	- Izquierda
-手掌	- Palma
-手背	- Dorso
___小時/天/星期前	Desde hace _______horas/días/semanas
18 a) 手指(右手/左手)	18. A) dedos de las manos (derecha/ izquierda
b) 腳趾 *(右腳/左腳)*	*b) dedos de los pies (derecho/izquierdo)*
___小時/天/星期前	Desde hace _______horas/días/semanas
19 胸部/下腹受傷	19. Me duele el pecho/el abdomen
___小時/天/星期前	Desde hace _______horas/días/semanas
20 嚴重心悸	20. Tengo palpitaciones
___小時/天/星期前	Desde hace _______horas/días/semanas
21 肋骨受傷	21. Me duelen las costillas
-右	- Derecha
-左	- izquierda
___小時/天/星期前	Desde hace _______horas/días/semanas
22 胃痛:	22. Me duele el estómago
___小時/天/星期前	Desde hace _______horas/días/semanas
23 腰痛:	23. Me duelen los riñones
___小時/天/星期前	Desde hace _______horas/días/semanas
24 垮骨痛:	24. Me duele la cadera
-右	- Derecha
-左	- Izquierda

___小時/天/星期前	Desde hace _______horas/días/semanas
25 卵巢痛	25. Me duelen los ovarios
___小時/天/星期前	Desde hace _______horas/días/semanas
26 外陰部：	26. Me duelen los genitales
男性	(hombre)
-陰莖	- Pene
-尿道	- Uretra
-睪丸	- Testículos
女性	(Mujer)
-陰核	- Clítoris
-陰唇	- Labios
-尿道	- Uretra
-陰道	- Vagina
___小時/天/星期前	Desde hace _______horas/días/semanas
27. 腿部/受傷(大腿)	27. Me he hecho daño en la pierna/muslo
-右	- Derecha
-左	- Izquierda
___小時/天/星期前	Desde hace _______horas/días/semanas
28. 膝蓋痛	28. Me duele la rodilla
-右膝	- Derecha
-左膝	- Izquierda
___小時/天/星期前	Desde hace _______horas/días/semanas
29. 踝骨受傷：	29. Me duele el tobillo
-右	- Derecho
-左	- Izquierdo
-內部	- Interno
-外部	- Externo
___小時/天/星期前	Desde hace _______horas/días/semanas
30. 腳部受傷：	30. Me duele el pie
-右腳	- Derecho
-左腳	- Izquierdo
-腳背	- Empeine
-腳底	- Planta
___小時/天/星期前	Desde hace _______horas/días/semanas
31. 頭暈目眩：	31. Estoy mareado
___小時/天/星期前	Desde hace _____horas/días/semanas

32. 不能呼吸/呼吸困難/呼吸時感到疼痛	32. No puedo respirar/Respiro con dificultad/Me duele al inspirar/ Expirar Desde hace _______horas/días/semanas
33. 不能吞咽： ___小時/天/星期前	33. Me atraganto Desde hace _______horas/días/semanas
34. 咳嗽： ___小時/天/星期前	34. Tengo mucha tos Desde hace _______horas/días/semanas
35. 噁心/嘔吐： ___小時/天/星期前 次數	35. Tengo náuseas/Vómitos Desde hace _______horas/días/semanas Número de veces______________
36. 割傷：	36. Me he cortado
37. 燙傷：	37. Me he quemado
38. 腹瀉： ___小時/天/星期前 -次數 -顏色： 帶血 白色 微黃色 -硬度 稀狀 柔軟	38. Tengo diarrea Desde hace_______horas/días/semanas Número de veces______________ Color: - Sanguinolenta - Blanquecina - Amarilla *Consistencia:* - Líquida - Blanda
39. 便秘： ___小時/天/星期前	39. Estoy estreñido Desde hace _______horas/días/semanas
40. 不能排尿/尿急/尿頻/多尿 -氣味重 -色淺 -色深 -帶血 ___小時/天/星期前	40. No puedo orinar/Incontinencia/Orino muchas veces/Orino mucha cantidad - Con olor - Color claro - Color oscuro - Sanguinolento Desde hace _______horas/días/semanas
41. 腸胃脹氣： ___小時/天/星期前	41. Tengo flatulencia Desde hace _______horas/días/semanas
42. 胃灼熱/消化不良 ___小時/天/星期前	42. Tengo ardor estomacal/Hago mal la digestión Desde hace _______horas/días/semanas

43. 感冒： ___小時/天/星期前	43. Estoy resfriado Desde hace _______horas/días/semanas
44. 不能移動 部份麻木 ___小時/天/星期前	44. No puedo moverme/No siento nada Desde hace _______horas/días/semanas
45. 不能行走： ___小時/天/星期前	45. No puedo andar Desde hace _______horas/días/semanas
46. 流血： ___小時/天/星期前	46. Estoy sangrando Desde hace _______horas/días/semanas
47. 皮膚 外陰部搔癢 ___小時/天/星期前	47. Tengo picores/En los genitales Desde hace _______horas/días/semanas
48 瘤狀物/發炎 ___小時/天/星期前	48. Tengo un bulto/Una inflamación Desde hace _______horas/días/semanas
49. 發高燒： ___小時/天/星期前	49. Tengo fiebre alta Desde hace _______horas/días/semanas
病史	HISTORIAL MÉDICO
1 血型： A+，A-，B+，B-，O+，O-，AB+，AB- 我曾輸血 是 否	1. Grupo sanguíneo A+,A-,B+,B-,0+,0-,AB+,AB- Me han hecho una transfusión SÍ ☐ NO ☐
2糖尿病患者 從 歲開始 (年前)	2. Soy diabético Desde que tenía_________años (Desde hace __________años)
3 癲癇病人 從 歲開始 (年前)	3. Soy epiléptico Desde que tenía_________años (Desde hace __________años)
4 哮喘病患者 從 歲開始 (年前)	4. Soy asmático Desde que tenía_________años (Desde hace __________años)
5 聾 -右耳 -左耳 從 歲開始 (年前)	5. Soy sordo del oído - Derecho - Izquierdo Desde que tenía_________años (Desde hace __________años)
6 啞	6. Soy mudo

從　歲開始	Desde que tenía_________años
(　　年前)	(Desde hace __________años)
7 配戴隱形眼鏡	7. Llevo lentillas
從　歲開始	Desde que tenía_________años
(　　年前)	(Desde hace __________años)
8 曾患十二指腸潰瘍	8. Tengo una úlcera de duodeno
從　歲開始	Desde que tenía_________años
(　　年前)	(Desde hace __________años)
9 曾患老人痴獃症	9. He padecido de Alzheimer
10 曾患偏頭痛	10. Tengo migraña
11 曾患肝炎：患A，B，C，D	11. He tenido hepatitis: A,B,C,D
日期	Fecha____________
12 曾動過 心臟手術	12. Me han operado del corazón
日期	Fecha____________
13 曾有心臟病突發/心絞痛	13. He tenido un infarto/Angina de pecho
日期	Fecha____________
14 曾中風/血栓症	14. Trombosis/Embolia
日期	Fecha____________
15 患高 低血壓	15. Tengo la tensión alta/Baja
16 以前曾動過手術：	*16. Me han operado*
是　　　　否	SÍ ☐　　　　NO ☐
-割闌尾	- Apendicitis
-割扁桃腺	- Amigdalitis
-白內障	- Cataratas
-痔瘡	- Hemorroides
-肌瘤/子宮/卵巢	- Mioma/Matriz/Ovario
17曾患癌症：	17. He padecido cáncer de:
-口腔	- Boca
-結腸	- Colon
-胃	- Estómago
-咽喉	- Garganta
-肝臟	- Hígado
-乳房	- Mama
-前列腺	- Próstata
-肺部	- Pulmón

-睾丸	- Testículo
-腦腫瘤	- Tumor cerebral
-子宫	- Útero
-膀胱	- Vejiga
18患有白血病	18. Padezco leucemia
19服用藥物:	19. Tomo estos medicamentos:
-抗生素	- Antibióticos
-止痛藥	- Analgésicos
-消炎藥	- Antiinflamatorios
-支氣管藥物	- Broncodilatadores
-高血壓的藥物	- Antihipertensivos
-甲狀腺劑	- Hormonas tiroides
-胰島素	- Insulina
-鎮定劑	- Tranquilizantes
-心臟藥	- Medicación para el corazón
-抗抑鬱劑	- Antidepresivos
-其他	- Otros
___小時/天/星期前	Desde hace _______horas/días/semanas
-我服藥:	Tomo estos medicamentos
-口服	- Vía *oral*
-栓劑	- Vía rectal
-從陰道插入	- Vía vaginal
-局部的	- Vía tópica
-吸入劑	- Por inhalación
20我患有愛滋/陽性	20. Tengo el SIDA/Soy sero positivo
疫苗 / 孩子	**BIIOGRAFÍA VACUNAL (NIÑOS)**
請選擇:	**SEÑALE**
是 否 不知道	SÍ NO NO SÉ
小兒麻痺症	Polio
白喉症	Difterina
破傷風	Tétanos
百日咳	Tos ferina
麻疹	Sarampión
風疹	Rubeola
流行性腮腺炎	Parotiditis (paperas)
卡介苗	BCG (tuberculosis)

其他	Otras
成人疫苗	**BIOGRAFÍA VACUNAL (ADULTOS)**
1 最近何時注射破傷風疫苗? 月/ 年前/不知道 2 最近何時注射乙肝疫苗? 月/ 年前/不知道 3 最近何時注射傷寒症疫苗 ? 月/ 年前/不知道 4 最近何時注射黃熱病疫苗? 月/ 年前/不知道	1. ¿Cuándo fue la última vez que se vacunó de tétanos? ____________meses/años/no sé 2. ¿Cuándo fue la última vez que se vacunó de hepatitis B? ____________meses/años/no sé 3. ¿Cuándo fue la última vez que se vacunó de tifus? ____________meses/años/no sé 4. ¿Cuándo fue la última vez que se vacunó de fiebre amarilla? ____________meses/años/no sé
在醫院	**EN EL HOSPITAL**
1 醫生何時來? -不久 -早上 -下午/傍晚 -晚上 -明天 2 請致電醫生/顧問/翻譯/警察/護士/神父 3 輸液管弄傷 我 4 失眠/睏倦 5 緊張/焦慮/沮喪 6 進食困難/不思飲食 7 寒冷 8 熱 9 口渴 10 飢餓	1. ¿Cuándo viene el médico? - Pronto - Por la mañana - Por la tarde - Por la noche - Mañana 2. Llame al médico de guardia/Especialista/ Intérprete/La policía/Enfermero/Sacerdote 3. Me molesta el catéter del suero 4. No puedo dormir/Tengo mucho sueño 5. Estoy nervioso/Tengo ansiedad/Tengo depresión 6. Me cuesta trabajo comer/No tengo apetito 7. Tengo frío 8. Tengo calor 9. Tengo sed 10. Tengo hambre

11 我需要： -水 -牛奶 -咖啡 -茶 -果汁 -湯 -固體食物 -肉 -魚 -水果 -冷的 -熱的 -溫的 12 我需要： -一張毯子 -一個枕頭 -毛巾 衛生棉 -紗布 -衛生紙 -電話 -使館人員/家人 13 床褥潮濕不乾淨 14 我需要便壺 15 請問可以把床架昇高一點嗎？ 16 請問可以把床架 降低一點嗎? 17 繃帶太緊 18 繃帶太鬆	11. Quisiera tomar: - Agua - Leche - Café - Té - Zumo - Sopa - Comida sólida - Carne - Pescado - Fruta - Frío - Caliente - Templado 12. Necesito: - Una manta - Una almohada - Una toalla - Una compresa - *Gasas* - Papel higiénico - Llamar por teléfono: la embajada/Mi familia 13. La cama está mojada/Sucia 14. Necesito la cuña 15. Necesito que suba un poco la cama 16. Necesito que baje un poco la cama 17. La venda está demasiado apretada 18. La venda está demasiado floja
你們正在幹什麼?	**¿QUÉ HACE USTED?**
1 幫您量體溫 2 幫您驗血 尿測試 3 幫您測血糖値 4 幫您注射 5 給您服用安眠藥/止痛藥/退燒藥/消炎藥	1. Le pongo el termómetro 2. Le hacemos un análisis de sangre/Orina 3. Le hacemos un análisis de azúcar 4. Le ponemos una inyección 5. Le doy pastillas para dormir/Para el

	dolor/ Para la fiebre/Para la inflamación
6 給您做心電圖	6. Le hacemos un electrocardiograma
7 X光透視	7. Le hacemos una radiografía
8 給您上石膏	8. Le ponemos una escayola
9 給您插輸液管	9. Le pongo una sonda/Suero
10 給您栓劑	10. Le ponemos un supositorio
11 給您灌腸劑	11. Le hacemos un lavado de estómago
12給您做超音波檢查	12. Le hacemos una ecografía
13 皮試	13. Le hacemos una citología
14 用聽症器深入檢查	14. Voy a auscultarle
15 測脈搏	15. Le voy a tomar el pulso
16 量血壓	16. Le voy a tomar la tensión
17 灌腸	17. Le voy a poner un enema
18 請別動	18. Por favor, no se mueva ahora
19 舒展身體	19. Extienda o flexione la parte del cuerpo que le indico
20 站起/躺下/側身:	20. Póngase de pie/Túmbese/Póngase de lado:
-右側	- Lado derecho
-左側	- Lado izquierdo
21給您作内窺鏡檢查	21. Le hacemos una endoscopia
你們帶我去哪裡	**¿ADÓNDE ME LLEVAN?**
1 X光室	1. A rayos X
2 手術室	2. A la sala de operaciones
3 加護病房	3. A la unidad de vigilancia intensiva
4 另一個房間	4. A otra habitación
5 產房	5. Al paritorio
6 治療室	6. A la sala de curas
7 咨詢室	7. A la consulta del médico
懷孕期間	**DURANTE EL EMBARAZO**
1 助產士	1. La matrona
2 我在出血	2. Estoy sangrando
3 尿道發炎/陰道發炎	3. Infección de uretra/Tengo escozor en los genitales

4 胸部脹痛 5 下腹疼痛 6 嘔吐 7 發熱 8 從　　開始我感覺不到嬰兒 9產期到了 10 羊水破了 11 攣縮 -每___分鐘 12 我正在分娩 13 無痛分娩 是　　　　否	4. Me duelen los pechos 5. Tengo dolor abdominal 6. Tengo muchos vómitos 7. Tengo fiebre 8. No me noto el bebé desde hace________ 9. Estoy cumplida 10. He roto aguas 11. Tengo contracciones Cada __________minutos 12. Estoy de parto 13. Epidural SÍ □　　　　NO □
禮貌用語	**FÓRMULAS DE CORTESÍA**
謝謝 請 早上好 下午好 晚上好 晚安	Gracias Por favor Buenas días Buenas tardes Buenas noches Buenas noches, que duermas bien
其他	**OTROS**
-我這裡痛 -不知道 -會痛嗎？	1. Me duele aquí 2. No sé 3. ¿Me va a doler?

5. Danés / Dansk

Dansk / Danés

Indeks / Índice

DANSK / ESPAÑOL

Forord

Meningen med denne håndbog er at forbedre komunikationen mellem lægen og den udelanske patient som ikke taler spansk.

Patienten vælger setningen på sit eget sprog og lægen kan så ved siden af læse hvad det betyr på spansk. Sygeplejeren kan også fotocopiere informationen så patienten kan fylde den ud.

Introducción

El propósito de este manual es facilitar la comunicación entre el médico y el paciente extranjero que no habla español.

El paciente señalará la frase en su idioma y el médico leerá el equivalente que está al lado. Puede que el médico o el personal sanitario fotocopie esta información para que el paciente la rellene.

PERSONLIGE DATA	DATOS PERSONALES
Efternavn:	Apellido:
Fornavn:	Nombre:
	Dirección:
Fast adresse:	-Fija:
Oppholds adresse i udelandet:	-Temporal:
Telefon Nr:	Teléfono:
Hvor langt tid skal du være her? _______ uger/måneder/år/ved ikke	¿Por cuánto tiempo va a estar aquí? _______ semanas/meses/años/no lo sé
Fødselsdato og fødested:	Fecha y lugar de nacimiento:
Nationalitet:	Nacionalidad:
Arbejd:	Profesión:
Pas nummer:	Número de pasaporte:
Ægteskabelig status:	Estado civil:
- Enlig	- Soltero/a
- Gift	- Casado/a
- Enke	- Viudo/a
Børn:	Número de hijos:

Brødre: Sygeforsikring: - Offentlig - Privat Faders eller moders fornavn og efternavn (hvis under 18 år): I tilfælde af ulykke kontakt: ¿Hvilket sprog taler du? - Tysk - Arabisk - Fransk - Engelsk - Italiensk - Portugesisk - Rusisk - Andre	Número de hermanos: Asistencia médica: - Pública - Privada Nombre y apellidos del padre o de la madre (si no es mayor de edad): En caso de urgencia avisar a: ¿Qué idiomas habla? - Alemán - Árabe - Francés - Inglés - Italiano - Portugués - Ruso - Otros
KRITISK DATA	**DATOS CRÍTICOS**
1. Jeg er alergisk overfor: a) Medicin: - Sulfat ☐ - Aspirin ☐ - Penicilin ☐ - Antibiotika ☐ - Andet (Hvilket?) b) Polen /Støv/Dyr c) Mad alergi - Melke produkter - Jordnøder - Muslinger - Gluten - Andre	1. Soy alérgico a: a) Medicamentos: - La sulfamida ☐ - La aspirina ☐ - La penicilina ☐ - Antibióticos ☐ - Otros (especificar) b) Polen/Polvo/Animales c) Alergias alimenticias - Productos lácteos - Cacahuetes - Marisco - Gluten - Otros

2. Jeg er gravid: JA ☐ NEJ ☐ -Fødsel nummer_______ -Aborter JA ☐ NEJ ☐ 3. Hvor langt tid siden siste menstruation? Dato__________ Ved ikke	2. Estoy embarazada: SÍ ☐ NO ☐ -Embarazo número_______ -¿Abortos? SÍ ☐ NO ☐ 3. ¿Cuándo tuvo la última regla? Fecha__________ No sé
SYMPTOMER	**SÍNTOMAS**
Anvis hvor der er smerter og skriv hvor langt tid siden det ha gjort ondt: 1. Jeg har hovedpine: - Højre side - Venstre side - På panden - I nakken - Migræne Siden_______ timer/dage/uger 2. Jeg har ondt i øjet: -Højre -Venstre Siden_______ timer/dage/uger 3. Jeg har noget i øjet: -Højre -Venstre Siden_______ timer/dage/uger 4.Mit syn er tåget/Jeg ser lys og pletter/Jeg ser ikke normalt/Jeg ser dobelt Siden_______ timer/dage/uger 5. Jeg har ondt i næsen/Jek kan ikke lugte Siden_______ timer/dage/uger - Jeg har næseblod. Er det første gang? JA ☐ NEJ ☐ 6. Jeg har tandpine. Jeg har ondt i tandkødet, i tungen.	Señale su dolencia e indique desde cuándo: 1. Me duele la cabeza: - Lado derecho - Lado izquierdo - En la frente - En la nuca - Migraña Desde hace_______ horas/días/semanas 2. Me duele el ojo: - Derecho - Izquierdo Desde hace_______ horas/días/semanas 3. Tengo algo en el ojo: - Derecho - Izquierdo Desde hace_______ horas/días/semanas 4. Se me nubla la vista/Veo luces o manchas/No veo normal/Veo doble Desde hace_______ horas/días/semanas 5. Me duele la nariz/No huelo Desde hace_______ horas/días/semanas - Tengo hemorragia nasal. ¿Es la primera vez? SÍ ☐ NO ☐ 6. Me duelen las muelas/Los dientes/Las encías/La lengua

Siden______ timer/dage/uger	Desde hace______ horas/días/semanas
7. Jeg har ondt i øret/Jeg hører ikke godt/Jeg hører summen, fløyte lyde:	7. Me duele el oído/No oigo bien/Oigo pitidos, zumbidos:
- Højre	- Derecho
- Venstre	- Izquierdo
Siden______ timer/dage/uger	Desde hace______ horas/días/semanas
8. Jeg har ondt i nakken	8. Me duele el cuello
Siden______ timer/dage/uger	Desde hace______ horas/días/semanas
9. Jeg har ondt i halsen	9. Me duele la garganta:
- Når jeg svelger	- Al tragar
- Når jeg hoster	- Al toser
- Når jeg ånder	- Al respirar
- Jeg føler jeg har noget i halsen.	- Me noto un cuerpo extraño en la garganta
Siden______ timer/dage/uger	Desde hace______ horas/días/semanas
10. Jeg har ondt i skulderen:	10. Me duele el hombro:
- Højre	- Derecho
- Venstre	- Izquierdo
- Foran	- Anterior
- Bagved	- Posterior
Siden______ timer/dage/uger	Desde hace______ horas/días/semanas
11. Jeg har ondt i ryggen	11.Me duele la espalda
Siden______ timer/dage/uger	Desde hace______ horas/días/semanas
12. Jeg har ondt i armen:	12. Me duele el brazo:
- Højre	- Derecho
- Venstre	- Izquierdo
Siden______ timer/dage/uger	Desde hace______ horas/días/semanas
13. Jeg har ondt i albuen:	13. Me duele el codo:
- Højre	- Derecho
- Venstre	- Izquierdo
Siden______ timer/dage/uger	Desde hace______ horas/días/semana
14. Jeg har smerter i underarmen:	14. Me duele el antebrazo:
- Højre	- Derecho
- Venstre	- Izquierdo
15. Jeg har ondt i håndledet:	15. Me duele la muñeca:
- Højre	- Derecha
- Venstre	- Izquierda

Siden______ timer/dage/uger	Desde hace_______ horas/días/semanas
16. Jeg har ondt i hånden:	16. Me duele la mano:
- Højre	- Derecha
- Venstre	- Izquierda
- Håndfladen	- Palma
- Baghånden	- Dorso
Siden______ timer/dage/uger	Desde hace_______ horas/días/semanas
17. Jeg har ondt i:	17. Me duele el dedo:
- Fingeren: højre/venstre	- De la mano (derecha/izquierda)
- Tåen: højre/venstre	- Del pie (derecho/izquierdo)
Siden______ timer/dage/uger	Desde hace_______ horas/días/semanas
18.Jeg har ondt i brystet/underlivet:	18. Me duele el pecho/Abdomen:
Siden______ timer/dage/uger	Desde hace_______ horas/días/semanas
19. Jeg har hjertebanken	19. Tengo palpitaciones
Siden______ timer/dage/uger	Desde hace_______ horas/días/semanas
20. Jeg har ondt i ribbenene:	20. Me duelen las costillas:
- Højre	- Derechas
- Venstre	- Izquierdas
Siden______ timer/dage/uger	Desde hace_______ horas/días/semanas
21. Jeg har ondt i maven	21. Me duele el estómago
Siden______ timer/dager/uger	Desde hace_______ horas/días/semanas
22. Jeg har ondt i nyrene:	22. Me duelen los riñones:
- Højre	-Derecho
- Venstre	-Izquierdo
Siden______ timer/dage/uger	Desde hace_______ horas/días/semanas
23. Jeg har ondt i hoften:	23. Me duele la cadera:
- Højre	- Derecha
- Venstre	- Izquierda
Siden______ timer/dage/uger	Desde hace_______ horas/días/semanas
24. Jeg har ondt i æggestokkene	24. Me duelen los ovarios
- Højre	- Derecho
- Venstre	- Izquierdo
Siden______ timer/dage/uger	Desde hace_______ horas/días/semanas
25. Jeg har ondt i kønsorganerne:	25. Me duelen los genitales:
- Mand Kvinde	-En el hombre -En la mujer
• Penis Klitoris	• Pene Clítoris
• Urinrør Læber	• Uretra Labios

• Ytre/indre kønsdeler	• mayores/menores
• Testiklerne Urinrør	• Testículos Uretra
• Skeden	• Vagina
Siden_____ timer/dage/uger	Desde hace_______ horas/días/semanas
26. Jeg har ondt i benet/låret:	26. Me duele la pierna/Muslo:
- Højre	- Derecho
- Venstre	- Izquierdo
Siden_____ timer/dage/uger	Desde hace_______ horas/días/semanas
27. Jeg har ondt i knæet:	27. Me duele la rodilla:
- Højre	- Derecha
- Venstre	- Izquierda
Siden_____ timer/dage/uger	Desde hace_______ horas/días/semanas
28. Jeg har ondt i ankelen:	28. Me duele el tobillo:
- Højre	- Derecho
- Venstre	- Izquierdo
- Indre	- Interno
- Ydre	- Externo
Siden_____ timer/dage/uger	Desde hace_______ horas/días/semanas
29. Jeg har ondt i foden:	29.Me duele el pie:
- Højre	- Derecho
- Venstre	- Izquierdo
- Overfoden	- Dorso
- Fodsålen	- Planta
Siden_____ timer/dage/uger	Desde hace_______ horas/días/semanas
30. Jeg er svimmel	30. Estoy mareado
Siden_____ timer/dage/uger	Desde hace_______ horas/días/semanas
31. Jeg har åndedræts problemer/Det gør ondt når jeg ånder ind/ud	31. Respiro con dificultad/Me duele al inspirar/Expirar
Siden_____ timer/dage/uger	Desde hace_______ horas/días/semanas
32. Jeg har synkebesvær	32. Me atraganto
Siden_____ timer/dage/uger	Desde hace_______ horas/días/semanas
33. Jeg hoster meget	33. Tengo mucha tos
Siden_____ timer/dage/uger	Desde hace_______ horas/días/semanas
34. Jeg har kvalme/opkast	34. Tengo náuseas/Vómitos
Siden_____ timer/dage/uger	Desde hace_______ horas/días/semanas
Hvor mange gange?_______	Número de veces_______
35. Jeg har skåret mig	35. Me he cortado

36. Jeg har brændt mig	36. Me he quemado
37.Jeg har diaré	37. Tengo diarrea
Siden______ timer/dage/uger	Desde hace_______ horas/días/semanas
Hvor mange gange?_______	Número de veces_______
Farve:	Color:
- Blodig	- Sanguinolenta
- Hvid	- Blanquecina
- Gul	- Amarilla
Konsistens:	Consistencia:
- Rendene	- Líquida
- Blød	- Blanda
38. Jeg har forstoppelse	38. Estoy estreñido
Siden______ timer/dage/uger	Desde hace_______ horas/días/semanas
39. Jeg har uriner besvær/Det svir når jeg urinerer/ Jeg urinerer mange gange/ meget	39. No puedo orinar/Tengo quemazón al orinar/Orino muchas veces/Orino mucha cantidad
- Sterk lugt	- Con olor
- Klar farve	- Color claro
- Mørk farve	-Color oscuro
- Blodig	-Sanguinolento
Siden______ timer/dage/uger	Desde hace_______ horas/días/semanas
40. Jeg har luft i maven	40. Tengo flatulencia
Siden______ timer/dage/uger	Desde hace_______ horas/días/semanas
41. Jeg har mavesyre/Jeg har dårlig fordøjelse	41. Tengo acidez estomacal/Hago mal la digestión
Siden______ timer/dage/uger	Desde hace_______ horas/días/semanas
42. Jeg er forkølet	42. Estoy resfriado
Siden______ timer/dage/uger	Desde hace_______ horas/días/semanas
43. Jeg har bevægelses besvær/Jeg har besvær med at bevæge denne kropsdel/Jeg kan ikke føle denne kropsdel (Jeg viser hvor)	43. No puedo moverme/No puedo mover esta parte de mi cuerpo/No me siento esta parte de mi cuerpo (lo indico visualmente)
Siden______ timer/dage/uger	Desde hace_______ horas/días/semanas
44. Jeg kan ikke gå	44. No puedo andar
Siden______ timer/dage/uger	Desde hace_______ horas/días/semanas
45. Jeg bløder	45. Estoy sangrando
Siden______ timer/dage/uger	Desde hace_______ horas/días/semanas

46. Jeg klør/ i kønsorganerne Siden______ timer/dage/uger 47. Jeg har en klump/Jeg har en betændelse Siden______ timer/dage/uger 48. Jeg har høj feber Siden______ timer/dage/uger	46. Tengo picores/En los genitales Desde hace_______ horas/días/semanas 47. Tengo un bulto/Tengo una inflamación (lo indico visualmente) Desde hace_______ horas/días/semanas 48. Tengo fiebre alta Desde hace_______ horas/días/semanas
TIDLIGERE BEHANDLINGER	**HISTORIAL MÉDICO**
1. Blod gruppe -A+, A-, B+, B-, 0+, 0-, AB+,AB- Jeg har fået blodoverføring JA ☐ NEI ☐ 2. Jeg er diabetiker Siden jeg var_______ år gammel (Siden_______ år) 3. Jeg er epileptiker Siden jeg var_______ år gammel (Siden_______ år) 4. Jeg har astma Siden jeg var_______ år gammel (Siden_______ år) 5. Jeg er stum i: - Venstre øre - Højre øre Siden jeg var_______ år gammel (Siden_______ år) 6. Jeg er døv Siden jeg var_______ år gammel (Siden_______ år) 7. Jeg har kontaktlinser/Jeg er nærsynet/Langsynet Siden jeg var_______ år gammel (Siden_______ år) 8. Jeg har sår i tolvfingertarmen Siden jeg var_______ år gammel (Siden_______ år)	1. Grupo sanguíneo: -A+, A-, B+, B-, 0+, 0-, AB+, AB- Me han hecho una transfusión SÍ ☐ NO ☐ 2. Soy diabético Desde que tenía_______ años (Desde hace_______ años) 3. Soy epiléptico Desde que tenía_______ años (Desde hace_______ años) 4. Soy asmático Desde que tenía_______ años (Desde hace_______ años) 5. Soy sordo del oído: - Izquierdo - Derecho Desde que tenía_______ años (Desde hace_______ años) 6. Soy mudo Desde que tenía_______ años (Desde hace_______ años) 7. Llevo lentes correctoras/Tengo miopía/Astigmatismo Desde que tenía_______ años (Desde hace_______ años) 8. Tengo una úlcera de duodeno Desde que tenía_______ años (Desde hace_______ años)

9. Jeg har Parkinson`s syge	9. Padezco la enfermedad de Parkinson
Siden jeg var______ år gammel	Desde que tenía______ años
(Siden______ år)	(Desde hace______ años)
10. Jeg har migræne	10. Tengo migraña
Siden jeg var______ år gammel	Desde que tenía______ años
(Siden______ år)	(Desde hace______ años)
11. Jeg har haft/Har hepatit: A,B,C,D	11. He tenido/Tengo hepatitis: A,B,C,D
Dato__________	Fecha__________
(Siden______ år)	(Desde hace______ años)
12. Jeg har fået foretaget hjerte operation	12. Me han operado del corazón
Dato__________________	Fecha__________________
13. Jeg har haft hjerte anfald/hjertekrampe	13. He tenido un infarto/Angina de pecho
Dato__________________	Fecha__________________
14. Jeg har haft slagtilfælde:	14. He tenido una hemorragia cerebral:
Thrombose/Blodprop	Trombosis/Embolia
Dato__________	Fecha__________
15. Jeg har højt/lavt blodtryk	15. Tengo la tensión alta/baja
16. Jeg har fået foretaget et kirurgisk indgreb	16. Me he sometido alguna vez a una intervención quirúrgica
JA ☐ NEJ ☐	SÍ ☐ NO ☐
- Blindtarmsbetændelse	- Apendicitis
- Amygdalit	- Amigdalitis
- Katarakt	- Cataratas
- Hemorroider	- Hemorroides
- Klump i livmoderen/æggestokene	- Mioma/Matriz/Ovarios
- Andre (anvis hvor)	- Otros (especificar visualmente)
17. Jeg har haft/Har kræft i:	17. He padecido/Padezco cáncer de:
- Munnen	- Boca
- Tyktarmen	- Colon
- Maven	- Estómago
- Halsen	- Garganta
- Leveren	- Hígado
- Brystet	- Mama
- Prostataen	- Próstata
- Lungerne	- Pulmón
- Nyrene	- Riñón
- Testiklen	- Testículo

- Hjernesvulst - Livmoderen - Blæren 18.Jeg har haft/Har blodkræft /Hematologisk sygdom 19. Jeg tager følgende medicin: - Antibiotika - Smertestilende - Mod betændelse - Bronkodilatatører - Mod forhøjet blodtryk - For skjoldbruskirtlen - Insulin - Beroligende - Hjertemedicin - For depression - Andre Siden_______ timer/dage/år Jeg tager medicinen: - Via munden - Stikpiller (endetarmen) - Stikpiller (skeden) - Via huden - Via inhalering 20. Jeg har AIDS/Jeg er HIV smittet Siden_______ måneder/år	- Tumor cerebral - Útero - Vejiga 18. He padecido/Padezco leucemia /Enfermedad hematológica 19. Tomo estos medicamentos: - Antibióticos - Analgésicos - Antiinflamatorios - Broncodilatadores - Antihipertensivos - Hormonas tiroides - Insulina - Tranquilizantes - Medicación para el corazón - Antidepresivos - Otros Desde hace_______ horas/días/años Tomo estos medicamentos: - Vía oral - Vía rectal - Vía vagina - Vía tópica - Por inhalación 20.Tengo el SIDA/Soy seropositivo Desde hace_______ meses/años
VACCINATION (BØRN)	**BIOGRAFÍA VACUNAL (NIÑOS)**
Anvis med et kryds: JA NEJ VED IKKE Polio Difteri Stivkrampe Kighoste Mæslinger Røde hunde Fåresyge	Señale con una cruz: SÍ NO NO SÉ Polio Difteria Tétanos Tos ferina Sarampión Rubeola Parotiditis (paperas)

Tuberkulose ANDRE	B. C. G (tuberculosis) OTRAS
VACCINATION (VOKSNE)	**BIOGRAFÍA VACUNAL (ADULTOS)**
1. Hvornår var det siste gang de blev vaccineret mod stivkrampe? _______ måneder/år/ved ikke 2. Hvornår var det siste gang de blev vaccineret mod hepetit B? _______ måneder/år/ved ikke 3. Og tyfus? _______ måneder/år/ved ikke 4. Og gulfeber? _______ måneder/år/ved ikke (Vaccinen vurderes i betrakting af hvilket land patienten kommer fra)	1. ¿Cuándo fue la última vez que se vacunó de tétanos? _______ meses/años/no sé 2. ¿Cuándo fue la última vez que se vacunó de hepatitis B? _______ meses/años/no sé 3. ¿Y de tifus? _______ meses/años/no sé 4. ¿Y de fiebre amarilla? _______ meses/años/no sé (Valorar la vacunación dependiendo de la procedencia)
PÅ HOSPITALET	**EN EL HOSPITAL**
1. Hvornår kommer lægen? - Snart - Om formiddagen - Om middagen - Om aftenen - I morgen 2. Vær venlig at ringe til lægen /på vakt/specialisten/translatøren/politiet/sygepleiren/præsten 3. Sonden gør ondt 4. Jeg kan ikke sove/Jeg er meget søvnig 5. Jeg er nervøs/Jeg har angst/jeg har nedtrykthed 6. Jeg har vanskeligheder med at spise/Jeg har ingen apetit 7. Jeg fryser 8. Jeg har det varmt 9. Jeg er tørstig 10. Jeg er sulten	1. ¿Cuándo viene el médico? - Pronto - Por la mañana - Por la tarde - Por la noche - Mañana 2. Llame al médico de guardia/ Especialista/Intérprete/La policía/Enfermero/Sacerdote 3. Me duele el catéter del suero 4. No puedo dormir/Tengo mucho sueño 5. Estoy nervioso/Tengo ansiedad/tengo depresión 6. Me cuesta trabajo comer/No tengo apetito 7. Tengo frío 8. Tengo calor 9. Tengo sed 10. Tengo hambre

11. Jeg vil gjerne be om: - Vand - Mælk - Kaffe - The - Juice - Suppe - Kiks - Solid mad - Kød - Fisk - Frugt - **Koldt** - **Varmt** - **Lunkent** 12. Jeg har brug for: - Et tæppe - En pude - Et håndklæde - Et bind - Gaze - Toalet papir - Ring på telefon: til ambassaden/til familien 13. Sengen er våd/Snavset 14. Jeg har brug for bækkenet 15. Vær venlig at forhøje sengen lit 16. Vær venlig at gjøre sengen lit lavere 17. Bandagen er for stram 18. Bandagen er for løs	11. Quisiera tomar: - Agua - Leche - Café - Té - Zumo - Sopa - Galletas - Comida sólida - Carne - Pescado - Fruta - **Frío** - **Caliente** - **Templado** 12. Necesito: - Una manta - Una almohada - Una toalla - Una compresa - Gasas - Papel higiénico - Llamar por teléfono: a la Embajada/A mi familia 13. La cama está mojada/Sucia 14. Necesito la cuña 15. Necesito que suba un poco la cama 16. Necesito que baje un poco la cama 17. La venda está demasiado apretada 18. La venda está demasiado floja
HVAD LAVER DU?	**¿QUÉ HACE USTED?**
1. Jeg tager kropstemperaturen 2. Vi tager en blodprøve/urin prøve 3. Vi tager en sukkerprøve 4. Vi giver en indsprøjte	1. Le pongo el termómetro 2. Le hacemos un análisis de sangre/Orina 3. Le hacemos un análisis de azúcar 4. Le ponemos una inyección

5. Du får sovepille/Smertestillende/Pille mod feber/Mod betændelse 6. Vi tager et hjertecardiagram 7. Vi tager røntgenbilleder 8. Du får gips på 9. Vi indsætter en sonde/Serum 10. Vi giver en stikpille 11. Du får renset maven 12. Du får foretaget et ekografi 13. Vi foretager en celleprøve 14. Jeg skal lyte pá hjertet/Host sterkt/ ånd ind 15. Jeg tager pulsen 16. Jeg tager blodtrykket 17. Du får klyster på 18. Vær venlig at ikke røre dig nu 19. Udstræk eller bøj kropsdelen som jeg anviser 20.Vær venlig at stå op/ lægge dig ned/ til venstre/højre side 21.Vi tar et endoscopi	5. Le doy pastillas para dormir/Para el dolor/Para la fiebre/Para la inflamación 6. Le hacemos un electrocardiograma 7. Le hacemos una radiografía 8. Le ponemos una escayola 9. Le pongo una sonda/Suero 10. Le ponemos un supositorio 11. Le hacemos un lavado de estómago 12. Le hacemos una ecografía 13. Le hacemos una citología 14. Voy a auscultarle/Tosa fuerte/Respire hondo 15. Le voy a tomar el pulso 16. Le voy a tomar la tensión 17. Le voy a poner un enema 18. Por favor, no se mueva ahora 19. Extienda o flexione la parte del cuerpo que le indico 20. Póngase de pie/túmbese/póngase de lado izquierdo, derecho 21. Le hacemos una endoscopia
HVOR BLIVER JEG TAGET HEN?	**¿ADÓNDE ME LLEVAN?**
1. Til Røntgen 2. Til operations-stuen 3. Til intensiv afdeling 4. Til et andet værelse 5. Til fødestuen 6. Til syge stuen 7. Til lægen	1. A rayos X 2. A la sala de operaciones 3. A la unidad de vigilancia intensiva 4. A otra habitación 5. Al paritorio 6. A la sala de curas 7. A la consulta del médico
SVANGERSKAB/FØDSEL	**DURANTE EL EMBARAZO/PARTO**
1. Gynækolog/Jordemoder 2. Jeg blør 3. Det bræner når jeg urinerer/Det svir i genitialerne 4. Mine bryster gor ondt	1. El ginecólogo/La matrona 2. Estoy sangrando 3. Tengo escozor al orinar/Tengo escozor en los genitales 4. Me duelen los pechos

5. Jeg har ondt i abdominalerne 6. Jeg kaster ofte opp 7. Jeg har feber 8. Ungen har ikke bevæget sig siden_______ 9. Jeg er over tiden 10. Vandet er gået 11. Jeg har veer hvert_______ minut 12. Jeg er ved at føde 13. Smertestillende til fødselen JA ☐ NEJ ☐ (Se også afsnit under symptomer)	5. Tengo dolor abdominal 6. Tengo muchos vómitos 7. Tengo fiebre 8. No noto el bebé desde hace_______ 9. Estoy cumplida 10. He roto aguas 11. Tengo contracciones y me dan cada _______ minutos 12. Estoy de parto 13.Epidural SÍ ☐ NO ☐ (Ver también apartado de síntomas)
GODE MANERER	**FÓRMULAS DE CORTESÍA**
Tak Vær venlig Godmorgen Godeftermiddag Godaften Godnat	Gracias Por favor Buenos días Buenas tardes Buenas noches Buenas noches (cuando vas a dormir)
ANDET	**OTROS**
1. Det gør ondt her 2. Jeg ved ikke 3. Kommer det til at gøre ondt?	1. Me duele aquí 2. No sé 3. ¿Me va a doler?

6. Finlandés / Suomeksi

Suomeksi / Finlandés

Sisällysluettelo / Índice

SUOMEKSI / ESPAÑOL

Johdanto

Tämän käsikirjan tarkoitus on helpottaa lääkärin ja espanjaa puhumattoman potilaan kanssakäymistä.

Potilas osoittaa oman kielistä lausetta ja lääkäri lukee vieressä olevan espanjan-kielisen tekstin. On myös mahdollista, että lääkäri tai hoitohenkilökunta monistaa tämän tiedotteen jotta potilas voi sen täyttää.

Introducción

El propósito de este manual es facilitar la comunicación entre el médico y el paciente extranjero que no habla español.

El paciente señalará la frase en su idioma y el médico leerá el equivalente que está al lado. Puede que el médico o el personal sanitario fotocopie esta información para que el paciente la rellene.

HENKILÖTIEDOT	DATOS PERSONALES
Sukunimi:	Apellido:
Etunimi:	Nombre:
Osoite:	Dirección:
-Vakituinen:	-Fija:
-Tilapäinen:	-Temporal:
Puhelinnumero:	Teléfono:
Kuinka kauan aikaa aiotte olla täällä?	¿Por cuánto tiempo va a estar aquí?
_______ viikkoa/ kuukautta/ vuotta/en tiedä	_______ semanas/ meses/ años/ no sé
Syntymäpaikka ja -aika:	Fecha y lugar de nacimiento:
Kansalaisuus:	Nacionalidad:
Ammatti:	Profesión:
Passin numero:	Número de pasaporte:
Siviilisääty:	Estado civil:
- Naimaton	- Soltero/a
- Naimisissa	- Casado/a
- Leski	- Viudo/a
Lasten lukumäärä:	Número de hijos:
Sisarrusten lukumäärä:	Número de hermanos:

Vakuutus: - Julkinen - Yksityinen Isän tai äidin etu- ja sukunimi (jos on alaikäinen): Hätätapauksessa tiedotetaan: Mitä kieliä puhutte? - Saksaa - Arabiaa - Ranskaa - Englantia - Italiaa - Portugalia - Venäjää - Muita	Asistencia médica: - Pública - Privada Nombre y apellidos del padre o de la madre (si no es mayor de edad): En caso de urgencia avisar a: ¿Qué idiomas habla? - Alemán - Árabe - Francés - Inglés - Italiano - Portugués - Ruso - Otros
TÄRKEITÄ TIETOJA	**DATOS CRÍTICOS**
1. Olen allerginen a) seuraaville lääkkeille: - sulfalle ☐ - aspiriinille ☐ - penisiliinille ☐ - antibiooteille ☐ - Muille (merkitkää mille) b) Pölylle/Siitepöly/Eläimille c) Ruoka-aineille: - Maitotuotteille - Pähkinöille - Äyriäisille - Gluteinille - Muita	1. Soy alérgico a: a) Medicamentos: - La sulfamida ☐ - La aspirina ☐ - La penicilina ☐ - Antibióticos ☐ - Otros (especificar) b) Polvo/Polvo/Animales c) Alergias alimenticias: - Productos lácteos - Cacahuete - Marisco - Gluten - Otros

2. Olen raskaana: KYLLÄ □ EI □ - Aikaisempien raskauksien lukumäärä _______ - Keskenmenoja? KYLLÄ □ EI □ 3. Milloin teillä oli viimeiset kuukautiset? Päivämäärä_________ En tiedä	2. Estoy embarazada: SÍ □ NO □ -Embarazo número_______ -¿Abortos? SÍ □ NO □ 3. ¿Cuándo tuvo la última regla? Fecha_________ No sé
OIREET	**SÍNTOMAS**
Ilmoittakaa vaivanne ja kuinka kauan se on jo ollut teillä: 1. Minulla on pää kipeä: - Oikealta puolelta - Vasemmalta puolelta - Otsasta - Niskasta - Migreeni Kipu on kestänyt______ tuntia/ päivää/ viikkoa 2. Minulla särkee silmää: - Oikeaa - Vasenta Kipu on kestänyt______ tuntia/ päivää/ viikkoa 3.Minulla on jotakin silmässä: - Oikeassa - Vasemmassa Se on kestänyt______ tuntia/ päivää/ viikkoa 4. Näköni on sumentunut/ Näen valopilkkuja/ En näe kunnolla/ Näen kahtena Se on kestänyt______ tuntia/ päivää/ viikkoa 5. Nenäni on kipeä/ En haista mitään	Señale su dolencia e indique desde cuándo: 1. Me duele la cabeza: - Lado derecho - Lado izquierdo - En la frente - En la nuca - Migraña Desde hace______ horas/días/semanas 2. Me duele el ojo: - Derecho - Izquierdo Desde hace______ horas/días/semanas 3. Tengo algo en el ojo: - Derecho - Izquierdo Desde hace______ horas/días/semanas 4. Se me nubla la vista/Veo luces o manchas/No veo normal/Veo doble Desde hace______ horas/días/semanas 5. Me duele la nariz/No huelo

Se on kestänyt______ tuntia/ päivää/ viikkoa	Desde hace______ horas/días/semanas
-Nenästäni vuotaa verta. Onko se ensimmäinen kerta?	- Tengo hemorragia nasal. ¿Es la primera vez?
KYLLÄ □ EI □	SÍ □ NO □
6. Minulla särkee hampaita/ ikeniä/ kieltä	6. Me duelen los dientes/Las encías/La lengua
Se on kestänyt______ tuntia/ päivää/ viikkoa	Desde hace______ horas/días/semanas
7. Korvani on kipeä/ En kuule kunnolla/ Kuulen vihellystä, pumputusta:	7. Me duele el oído/No oigo bien/Oigo pitidos, zumbidos:
- Oikeassa korvassa	- Derecho
- Vasemmassa korvassa	- Izquierdo
Se on kestänyt______ tuntia/ päivää/ viikkoa	Desde hace______ horas/días/semanas
8. Niskani on kipeä	8. Me duele el cuello
Se on kestänyt______ tuntia/ päivää/ viikkoa	Desde hace______ horas/días/semanas
9. Kurkkuni on kipeä:	9. Me duele la garganta:
- Nielessäni	- Al tragar
- Yskiessäni	- Al toser
- Hengittäessäni	- Al respirar
- Tunnen jotakin olevan kurkussani	- Me noto un cuerpo extraño en la garganta
Se on kestänyt______ tuntia/ päivää/ viikkoa	Desde hace ______ horas/días/semanas
10. Olkapääni on kipeä:	10. Me duele el hombro:
- Oikea	- Derecho
- Vasen	- Izquierdo
- Edestä	- Anterior
- Takaa	- Posterior
Se on kestänyt______ tuntia/ päivää/ viikkoa	Desde hace______ horas/días/semanas
11. Selkäni on kipeä	11. Me duele la espalda
Se on kestänyt______ tuntia/ päivää/ viikkoa	Desde hace______ horas/días/semanas
12. Käsivarteni on kipeä:	12. Me duele el brazo:

- Oikea - Vasen Se on kestänyt______ tuntia/ päivää/ viikkoa	- Derecho - Izquierdo Desde hace______ horas/días/semanas
13. Kyynärpääni on kipeä - Oikea - Vasen Se on kestänyt_____ tuntia/ päivää/ viikkoa	13. Me duele el codo: - Derecho - Izquierdo Desde hace ______ horas/días/semanas
14. Kyynärvarteni on kipeä: - Oikea - Vasen Se on kestänyt______ tuntia/ päivää/ viikkoa	14. Me duele el antebrazo: - Derecho - Izquierdo Desde hace______ horas/días/semanas
15. Ranteeni on kipeä: - Oikea - Vasen Se on kestänyt______ tuntia/ päivää/ viikkoa	15. Me duele la muñeca: - Derecha - Izquierda Desde hace______ horas/días/semanas
16. Käteni on kipeä: - Oikea - Vasen - Kämmenestä - Kämmenselästä Se on kestänyt______ tuntia/ päivää/ viikkoa	16. Me duele la mano: - Derecha - Izquierda - Palma - Dorso Desde hace______ horas/días/semanas
17. Sormeni on kipeä: - (oikea/ vasen) - varpaani on kipeä (oikea/ vasen) Se on kestänyt___ tuntia/ päivää/ viikkoa	17. Me duele el dedo: - De la mano (derecha/izquierda) - Del pie (derecho/izquierdo) Desde hace ______ horas/días/semanas
18. Rintakehäni/ Vatsani on kipeä Se on kestänyt______ tuntia/ päivää/ viikkoa	18. Me duele el pecho/Abdomen Desde hace______ horas/días/semanas
19. Minulla on sydämentykytystä Se on kestänyt______ tuntia/ päivää/ viikkoa	19. Tengo palpitaciones Desde hace______ horas/días/semanas
20. Kylkiluuni ovat kipeät:	20. Me duelen las costillas:

- Oikealta	- Derechas
- Vasemmalta	- Izquierdas
Se on kestänyt______ tuntia/ päivää/ viikkoa	Desde hace______ horas/días/semanas
21. Vatsani on kipeä	21. Me duele el estómago
Se on kestänyt______ tuntia/ päivää/ viikkoa	Desde hace______ horas/días/semanas
22. Munuaiseni ovat kipeät:	22. Me duelen los riñones:
- Oikea	- Derecho
- Vasen	- Izquierdo
Se on kestänyt______ tuntia/ päivää/ viikkoa	Desde hace______ horas/días/semanas
23. Lonkkani on kipeä:	23. Me duele la cadera:
- Oikea	- Derecha
- Vasen	- Izquierda
Se on kestänyt______ tuntia/ päivää/ viikkoa	Desde hace______ horas/días/semanas
24. Munasarjani ovat kipeät:	24. Me duelen los ovarios:
- Oikea	- Derecho
- Vasen	- Izquierdo
Se on kestänyt______ tuntia/ päivää/ viikkoa	Desde hace______ horas/días/semanas
25. Sukupuolielimeni ovat kipeät	25. Me duelen los genitales
-Miehellä -Naisella	-En el hombre -En la mujer
• Siitin Klitoris	• Pene Clítoris
• Virtsaputki Häpyhuulet	• Uretra Labios
• Isot/ pienet	• mayores/menores
• Kivekset Virtsaputki	• Testículos Uretra
• Emätin	• Vagina
Se on kestänyt______ tuntia/ päivää/ viikkoa	Desde hace______ horas/días/semanas
26. Reiteni on kipeä:	26. Me duele la pierna/Muslo:
- Oikea	- Derecho
- Vasen	- Izquierdo
Se on kestänyt______ tuntia/ päivää/ viikkoa	Desde hace______ horas/días/semanas
27. Polveni on kipeä:	27. Me duele la rodilla:

- Oikea	- Derecha
- Vasen	- Izquierda
Se on kestänyt______ tuntia/ päivää/ viikkoa	Desde hace______ horas/días/semanas
28. Nilkkani on kipeä:	28. Me duele el tobillo:
- Oikea	- Derecho
- Vasen	- Izquierdo
- Sisäpuolelta	- Interno
- Ulkopuolelta	- Externo
Se on kestänyt______ tuntia/ päivää/ viikkoa	Desde hace______ horas/días/semanas
29. Jalkani on kipeä:	29. Me duele el pie:
- Oikea	- Derecha
- Vasen	- Izquierda
- Jalanselkä	- Dorso
- Jalkapohja	- Planta
Se on kestänyt______ tuntia/ päivää/ viikkoa	Desde hace______ horas/días/semanas
30. Minua pyörryttää	30. Estoy mareado
Se on kestänyt______ tuntia/ päivää/ viikkoa	Desde hace______ horas/días/semanas
31. Minulla on vaikea hengittää/ Minulla on kipuja hengittäessäni sisään/ ulos	31. Respiro con dificultad/Me duele al inspirar/Expirar
Se on kestänyt______ tuntia/ päivää/ viikkoa	Desde hace______ horas/días/semanas
32. Tukehduttaa	32. Me atraganto
Se on kestänyt______ tuntia/ päivää/ viikkoa	Desde hace______ horas/días/semanas
33. Minulla on paha yskä	33. Tengo mucha tos
Se on kestänyt______ tuntia/ päivää/ viikkoa	Desde hace______ horas/días/semanas
34. Minulla on paha olo/ Olen oksentanut	34. Tengo náuseas/vómitos
Siitä on kulunut______ tuntia/ päivää/ viikkoa	Desde hace______ horas/días/semanas
Montako kertaa______	Número de veces______
35. Olen leikannut itseäni	35. Me he cortado
36. Olen polttanut itseäni	36. Me he quemado

37. Minulla on ripulia Se on kestänyt______ tuntia/ päivää/ viikkoa Kuinka usein______ Väri: - Verinen - Valkoinen - Keltainen Kiinteys: - Nestemäinen - Pehmyt	37. Tengo diarrea Desde hace______ horas/días/semanas Número de veces______ Color: - Sanguinolenta - Blanquecina - Amarilla Consistencia: - Líquida - Blanda
38. Minulla on ummetusta Se on kestänyt______ tuntia/ päivää/ viikkoa	38. Estoy estreñido Desde hace______ horas/días/semanas
39. En pysty virtsaamaan/ Minulla on polton tunne virtsatessani/ Virtsaan usein/ Virtsaan paljon - Virtsa on pahan hajuinen - Virtsa on kirkasta - Virtsa on tummaa - Virtsa on veristä Se on kestänyt______ tuntia/ päivää/ viikkoa	39. No puedo orinar/Tengo quemazón al orinar/Orino muchas veces/Orino mucha cantidad - Con olor - Color claro - Color oscuro - Sanguinolento Desde hace______ horas/días/semanas
40. Minulla on ilmavaivoja Se on kestänyt______ tuntia/ päivää/ viikkoa	40. Tengo flatulencia Desde hace______ horas/días/semanas
41. Minulla on liikahappoisuutta/ Minulla on ruuansulatusvaikeuksia Se on kestänyt______ tuntia/ päivää/ viikkoa	41. Tengo acidez estomacal/ Hago mal la digestión Desde hace______ horas/días/semanas
42. Olen vilustunut Se on kestänyt______ tuntia/ päivää/ viikkoa	42. Estoy resfriado Desde hace______ horas/días/semanas
43. En pysty liikkumaan/ En pysty liikuttamaan tätä kehoni osaa/ En tunne tätä kehoni osaa (Näytän sen) Se on kestänyt______ tuntia/ päivää/	43. No puedo moverme/No puedo mover esta parte de mi cuerpo/No me siento esta parte de mi cuerpo (lo indico visualmente) Desde hace______ horas/días/semanas

viikkoa	
44. En pysty kävelemään Se on kestänyt______ tuntia/ päivää/ viikkoa	44. No puedo andar Desde hace______ horas/días/semanas
45. Vuodan verta Se on kestänyt______ tuntia/ päivää/ viikkoa	45. Estoy sangrando Desde hace______ horas/días/semanas
46. Minua kutittaa/ Sukupuolielimistä Se on kestänyt______ tuntia/ päivää/ viikkoa	46. Tengo picores/En los genitales Desde hace______ horas/días/semanas
47. Minulla on patti/ Minulla on tulehdus (näytän sen) Se on kestänyt______ tuntia/ päivää/ viikkoa	47. Tengo un bulto/Tengo una inflamación (lo indico visualmente) Desde hace______ horas/días/semanas
48. Minulla on korkea kuume Se on kestänyt______ tuntia/ päivää/ viikkoa	48. Tengo fiebre alta Desde hace______ horas/días/semanas
TIETOJA AIKAISEMMISTA SAIRAUKSISTA	**HISTORIAL MÉDICO**
1. Veriryhmä: -A+, A-, B+,B-,0+, 0-, AB+, AB- Minulle on tehty verensiirto KYLLÄ ☐ EI ☐ 2. Minulla on sokeritauti ______ ikävuodesta alkaen (Se on ollut minulla______ vuotta) 3. Minulla on epilepsia ______ ikävuodesta alkaen (Se on ollut minulla______ vuotta) 4. Minulla on astma ______ ikävuodesta alkaen (Se on ollut minulla______ vuotta) 5. Olen kuuro: - Oikea korva - Vasen korva ______ ikävuodesta alkaen	1. Grupo sanguíneo: -A+, A-, B+, B-, 0+, 0-, AB+,AB- Me han hecho una transfusión SÍ ☐ NO ☐ 2. Soy diabético Desde que tenía______ años (Desde hace______ años) 3. Soy epiléptico Desde que tenía______ años (Desde hace______ años) 4. Soy asmático Desde que tenía______ años (Desde hace______ años) 5. Soy sordo del oído: - Izquierdo - Derecho Desde que tenía______ años

(Se on ollut minulla______ vuotta)	(Desde hace______ años)
6. Olen mykkä	6. Soy mudo
______ ikävuodesta alkaen	Desde que tenía__________años
(Se on ollut minulla______ vuotta)	(Desde hace______ años)
7. Minulla on piilolinssit/ minulla on likinäköisyys/ minulla on hajataittoisuus	7. Uso lentes correctoras/Tengo miopía/ Astigmatismo
______ ikävuodesta alkaen	Desde que tenía______ años
(Se on ollut minulla______ vuotta)	(Desde hace______ años)
8. Minulla on duodenaaliulkus	8. Tengo una úlcera de duodeno
______ ikävuodesta alkaen	Desde que tenía______ años
(Se on ollut minulla______ vuotta)	(Desde hace______ años)
9. Minulla on Parkinsonin tauti	9. Padezco la enfermedad de Parkinson
______ ikävuodesta alkaen	Desde que tenía__________años
(Se on ollut minulla______ vuotta)	(Desde hace______ años)
10. Minulla on migreeni	10. Tengo migraña
______ ikävuodesta alkaen	Desde que tenía______ años
(Se on ollut minulla ______ vuotta)	(Desde hace______ años)
11. Minulla on ollut hepatitis: A,B,C,D	11. He tenido hepatitis: A,B,C,D
Päivämäärä________	Fecha________
12. Minulle on tehty sydänleikkaus	12. Me han operado del corazón
Päivämäärä________	Fecha________
13. Minulla on ollut sydänveritulppa/ sepelvaltimotauti	13. He tenido un infarto/Angina de pecho
Päivämäärä________	Fecha________
14. Minulla on ollut aivoverenvuoto: aivoveritulppa/ aivoembolia	14. He tenido una hemorragia cerebral: Trombosis/Embolia
Päivämäärä________	Fecha________
15. Verenpaineeni on korkea/ matala	15. Tengo la tensión alta/ baja
16. Minulta on leikattu jo aiemmin	16. Me he sometido alguna vez a una intervención quirúrgica
KYLLÄ □ EI □	SÍ □ NO □
- Umpisuoli	- Apendicitis
- Nielurisat	- Amigdalitis
- Harmaakaihi	- Cataratas
- Peräpukamat	- Hemorroides
- Myömä/Kohtu/Munasarjat	- Mioma/Matriz/Ovarios
- Muuta (näyttää)	- Otros (especificar visualmente)

17. Minulla on ollut/ minulla on:	17. He padecido/Padezco cáncer de:
- Suusyöpä	- Boca
- Paksunsuolensyöpä	- Colon
- Vatsasyöpä	- Estómago
- Kurkkusyöpä	- Garganta
- Maksasyöpä	- Hígado
- Rintasyöpä	- Mama
- Eturauhassyöpä	- Próstata
- Keuhkosyöpä	- Pulmón
- Munuaissyöpä	- Riñón
- Kivessyöpä	- Testículo
- Aivokasvain	- Tumor cerebral
- Kohtusyöpä	- Útero
- Virtsarakkosyöpä	- Vejiga
18. Olen sairastanut leukemian/ veritaudin	18. He padecido leucemia/Enfermedad hematológica
19. Käytän näitä lääkkeitä:	19. Tomo estos medicamentos:
- Antibiootteja	- Antibióticos
- Kipulääkkeitä	- Analgésicos
- Tulehduslääkkeitä	- Antiinflamatorios
- Keuhkoputkia laajentavia lääkkeitä	- Broncodilatadores
- Verenpainelääkkeitä	- Antihipertensivos
- Tyroksiinia	- Hormonas tiroides
- Insuliinia	- Insulina
- Rauhoittavia lääkkeitä	- Tranquilizantes
- Sydänlääkkeitä	- Medicación para el corazón
- Muita	- Otros
Olen käyttänyt niitä______ tuntia/ päivää/ viikkoa	Desde hace_______ horas/días/años
Otan nämä lääkkeet:	Tomo estos medicamentos:
- Suun kautta	- Vía oral
- Peräpuikkoina	- Vía rectal
- Vaginaalisesti	- Vía vaginal
- Paikallisesti	- Vía tópica
- Inhalaationa	- Por inhalación
20. Minulla on AIDS/ Olen seropositiivinen	20. Tengo el SIDA/Soy seropositivo

ROKOTUKSET (vain lasten)	BIOGRAFÍA VACUNAL (NIÑOS)
Merkitkää ristillä: KYLLÄ EI EN TIEDÄ Polio Kurkkumätä Tetanus Hinkuyskä Tuhkarokko Vihurirokko Sikotauti B.C.G. MUITA	Señale con una cruz: SÍ NO NO SÉ Polio Difteria Tétanos Tos ferina Sarampión Rubeola Parotiditis (paperas) B. C. G (tuberculosis) OTRAS
AIKUISTEN ROKOTUKSET	**BIOGRAFÍA VACUNAL PARA ADULTOS**
1. Milloin saitte viimeksi jäykkäkouristusrokotuksen? ______ kuukautta/vuotta/en tiedä 2. Milloin saitte viimeeksi hepatitis B-rokotuksen? ______ kuukautta/vuotta/en tiedä 3. Lavantautirokotuksen? ______ kuukautta/vuotta/en tiedä 4. Entä keltakuumerokotuksen? ______ kuukautta/vuotta/en tiedä (Rokotustarve arvioitava potilaan lähtömaan perusteella)	1. ¿Cuándo fue la última vez que se vacunó de tétanos? ______ meses/años/no sé 2. ¿Cuándo fue la última vez que se vacunó de hepatitis B? ______ meses/años/no sé 3. ¿Y de tifus? ______ meses/años/no sé 4. ¿Y de fiebre amarilla? ______ meses/años/no sé (Valorar la vacunación dependiendo de la procedencia del paciente)
SAIRAALASSA	**EN EL HOSPITAL**
1. Millon lääkäri saapuu? - Pian - Aamupäivällä - Iltapäivällä - Illalla - Huomenna 2. Olkaa hyvä ja soittakaa päivystävälle lääkärille/ erikoislääkärille/ tulkille/ poliisille/ sairaanhoitajalle/ papille	1. ¿Cuándo viene el médico? - Pronto - Por la mañana - Por la tarde - Por la noche - Mañana 2. Llame al médico de guardia/Especialista/Intérprete/La policía/Enfermero/Sacerdote

3. Nesteensiirtokatetri tekee kipeää	3. Me duele el catéter del suero
4. En pysty nukkumaan/ Olen hyvin väsynyt	4. No puedo dormir/ Tengo mucho sueño
5. Olen hermostunut/ Minulla on ahdistusta/ Olen masentunut	5. Estoy nervioso/Tengo ansiedad/ Tengo depresión
6. En pysty syömään/ Minulla ei ole nälkä	6. Me cuesta trabajo comer/No tengo apetito
7. Minulla on kylmä	7. Tengo frío
8. Minulla on kuuma	8. Tengo calor
9. Minulla on jano	9. Tengo sed
10. Minulla on nälkä	10. Tengo hambre
11. Haluaisin:	11. Quisiera tomar:
- Vettä, olkaa hyvä	- Agua
- Maitoa, olkaa hyvä	- Leche
- Kahvia, olkaa hyvä	- Café
- Teetä, olkaa hyvä	- Té
- Mehua, olkaa hyvä	- Zumo
- Keittoa, olkaa hyvä	- Sopa
- Keksejä, olkaa hyvä	- Galletas
- Kiinteää ruokaa, olkaa hyvä	- Comida sólida
- Lihaa, olkaa hyvä	- Carne
- Kalaa, olkaa hyvä	- Pescado
- Hedelmiä, olkaa hyvä	- Fruta
- Kylmää	**- Frío**
- Kuumaa	**- Caliente**
- Haaleaa	**- Templado**
12. Tarvitsen:	12. Necesito:
- Peiton	- Una manta
- Tyynyn	- Una almohada
- Pyyheliinan	- Una toalla
- Siteen	- Una compresa
- Haavalappuja	- Gasas
- Vessapaperia	- Papel higiénico
- Soittaa puhelimella: suurlähetystöön/ perheelleni	- Llamar por teléfono: a la Embajada/A mi familia
13. Vuoteeni on märkä/likainen	13. La cama está mojada/Sucia
14. Tarvitsen yöastian	14. Necesito la cuña

15. Voisitteko nostaa hiukan sänkyäni 16. Voisitteko laskea hiukan sänkyäni 17. Side on liian tiukalla 18. Side on liian löysällä	15. Necesito que suba un poco la cama 16. Necesito que baje un poco la cama 17. La venda está demasiado apretada 18. La venda está demasiado floja
MITÄ TEETTE?	**¿QUÉ HACE USTED?**
1. Panen teille kuumemittarin	1. Le pongo el termómetro
2. Otan verinäytteen, virtsanäytteen	2. Le hacemos un análisis de sangre/Orina
3. Mittaamme verensokerin	3. Le hacemos un análisis de azúcar
4. Annamme pistoksen	4. Le ponemos una inyección
5. Annan teille uniläākettä/ särkylääkettä/ kuumelääkettä/ tulehduslääkettä	5. Le doy pastillas para dormir/Para el dolor/Para la fiebre/Para la inflamación
6. Otamme sydänfilmin	6. Le hacemos un electrocardiograma
7. Otamme röntgenkuvan	7. Le hacemos una radiografía
8. Laitamme kipsin	8. Le ponemos una escayola
9. Laitan katetrin virtsarakkoon/ laitan teille nestettä	9. Le pongo una sonda/Suero
10. Panemme teille peräpuikon	10. Le ponemos un supositorio
11. Teemme teille vatsan huuhtelun	11. Le hacemos un lavado de estómago
12. Teemme teille ultraäänitutkimuksen	12. Le hacemos una ecografía
13. Otamme teistä solunäutteen	13. Le hacemos una citología
14. Kuuntelen keuhkonne/ Yskikää voimakkaasti/ Hengittäkää syvään	14. Voy a auscultarle/Tosa fuerte/Respire hondo
15. Mittaan pulssinne	15. Le voy a tomar el pulso
16. Mittaan verenpaineenne	16. Le voy a tomar la tensión
17. Panemme teille peräruiskeen	17. Le voy a poner un enema
18. Olkaa hyvä, älkää liikkuko nyt	18. Por favor, no se mueva ahora
19. Ojentakaa tai koukistakaa sitä ruuminosaa jonka näytän	19. Extienda o flexione la parte del cuerpo que le indico
20. Nouskaa seisomaan/ Asettukaa makuulle/ Menkää vasemmalle kyljelle, oikealle kyljelle	20. Póngase de pie/Túmbese/Póngase de lado izquierdo, derecho
21. Teemme teille tähystyksen	21. Le hacemos una endoscopia

MINNE MINUT VIEDÄÄN?	¿ADÓNDE ME LLEVAN?
1. Röntgenkuvaukseen 2. Leikkaussaliin 3. Teho-osastolle 4. Toiseen huoneeseen 5. Synnytyssaliin 6. Hoitohuoneeseen 7. Lääkärin vastaanotolle	1. A rayos X 2. A la sala de operaciones 3. A la unidad de vigilancia intensiva 4. A otra habitación 5. Al paritorio 6. A la sala de curas 7. A la consulta del médico
RASKAANA OLLEESSA	**DURANTE EL EMBARAZO/PARTO**
1. Gynekologi/Kätilö 2. Vuodan verta 3. Minulla on kutinaa virtsatessa/ sukupuolielimissä 4. Rintani ovat kipeät 5. Minulla on maha kipeä 6. Oksennan paljon 7. Minulla on kuumetta 8. En ole havainnut lapsen liikkeitä _______ tuntiin/ päivään 9. Nyt on laskettu aika 10. Lapsivesi on mennyt 11. Supistukset tulevat: _______ minutin välein 12. Synnytys on käynnissä 13. Epiduraali KYLLÄ □ EI □ (Katsokaa myös oireiden kappaletta)	1. El ginecólogo/La matrona 2. Estoy sangrando 3. Tengo escozor al orinar/Tengo escozor en los genitales 4. Me duelen los pechos 5. Tengo dolor abdominal 6. Tengo muchos vómitos 7. Tengo fiebre 8. No noto el bebé desde hace_______ 9. Estoy cumplida 10. He roto aguas 11. Tengo contracciones y me dan cada _______ minutos 12. Estoy de parto 13. Epidural SÍ □ NO □ (Ver también apartado de síntomas)
KOHTELIAISUUSPUHUTTELUT	**FÓRMULAS DE CORTESÍA**
Kiitos Olkaa hyvä Hyvää huomenta Hyvää päivää Hyvää iltaa Hyvää yötä	Gracias Por favor Buenos días Buenas tardes Buenas noches Buenas noches (cuando vas a dormir)

MUITA	OTROS
1. Minua särkee täältä. 2. En tiedä. 3. Tekeekö se kipeää?	1. Me duele aquí 2. No sé 3. ¿Me va a doler?

7. Francés / Français

Français / Francés

Index / Índice

FRANÇAIS / ESPAÑOL

Introduction

Le but de ce manuel est de faciliter la communication entre le médecin et le patient étranger qui ne parle pas espagnol.

Le patient indiquera la phrase dans sa langue et le médecin lira la traduction à côté. Le médecin ou le personnel sanitaire pourra photocopier ce manuel afin que le patient le remplisse.

Introducción

El propósito de este manual es facilitar la comunicación entre el médico y el paciente extranjero que no habla español.

El paciente señalará la frase en su idioma y el médico leerá el equivalente que está al lado. Puede que el médico o el personal sanitario fotocopie esta información para que el paciente la rellene.

COORDONNÉES	DATOS PERSONALES
Nom:	Apellido:
Prénom:	Nombre:
Adresse:	Dirección:
-Permanente:	-Fija:
-Temporelle:	-Temporal:
Téléphone:	Teléfono:
Combien de temps vous resterez ici?	¿Por cuánto tiempo va a estar aquí?
_______ semaines/mois/ans/je ne sais pas	_______ semanas/meses/años/no sé
Date et lieu de naissance:	Fecha y lugar de nacimiento:
Nationalité:	Nacionalidad:
Profession:	Profesión:
Nº de passeport:	Número de pasaporte:
État civil:	Estado civil:
- Célibataire	- Soltero/a
- Marié/ée	- Casado/a
- Veuf/ veuve	- Viudo/a
Nombre de fils:	Número de hijos:
Nombre de frères:	Número de hermanos:

Assistance médicale: - Publique - Privée Nom et prénom du père ou de la mère (pour les mineurs): En cas d'urgence appeler: Quelles langues parlez-vous? - Allemand - Arabe - Français - Anglais - Italien - Portugais - Russe - Autres	Asistencia médica: - Pública - Privada Nombre y apellidos del padre o de la madre (si no es mayor de edad): En caso de urgencia avisar a: ¿Qué idiomas habla? - Alemán - Árabe - Francés - Inglés - Italiano - Portugués - Ruso - Otros
RENSEIGNEMENTS MÉDICAUX	**DATOS CRÍTICOS**
1. Je suis allergique au/aux: a) Médicaments: - La sulfamide ☐ - L'aspirine ☐ - La pénicilline ☐ - Les antibiotiques ☐ - Autres (précisez) b) Pollen/Poussière/Animaux c) Des allergies alimentaires - Des produits laitiers - Des cacahuètes - Des fruits de mer - Du gluten - Autres	1. Soy alérgico a: a) Medicamentos: - La sulfamida ☐ - La aspirina ☐ - La penicilina ☐ - Antibióticos ☐ - Otros (especificar) b) Polen/Polvo/Animales c) Alergias alimenticias - Productos lácteos - Cacahuetes - Marisco - Gluten - Otros

2. Je suis enceinte: OUI ☐ NON ☐ - Nombre de grossesse_______ -Des fausses couches? OUI ☐ NON ☐ 3. Quand avez vous eu vos dernières règles? Date___________ Je ne sais pas	2. Estoy embarazada: SÍ ☐ NO ☐ -Embarazo número_______ -¿Abortos? SÍ ☐ NO ☐ 3. ¿Cuándo tuvo la última regla? Fecha__________ No sé
SYMPTÔMES	**SÍNTOMAS**
Indiquez en-dessous la partie affectée et depuis combien de temps: 1. J'ai mal à la tête: - À droite - À gauche - Au front - Au crâne - Migraine Cela fait_______ heures/jours/semaines 2. J'ai mal à l'oeil: - L'oeil droit - L'oeil gauche Cela fait_______ heures/jours/semaines 3. J'ai quelque chose dans l'oeil: - Droit - Gauche Cela fait_______ heures/jours/semaines 4. Ma vue se brouille/Je vois des lumières/ Je ne vois pas comme d'habitude/ Je vois double Cela fait_______ heures/jours/semaines 5. J'ai mal au nez/Je ne sens rien Cela fait_______ heures/jours/semaines - Je saigne du nez. C'est la première fois? OUI ☐ NON ☐	Señale su dolencia e indique desde cuándo: 1. Me duele la cabeza: - Lado derecho - Lado izquierdo - En la frente - En la nuca - Migraña Desde hace_______ horas/días/semanas 2. Me duele el ojo: - Derecho - Izquierdo Desde hace_______ horas/días/semanas 3. Tengo algo en el ojo: - Derecho - Izquierdo Desde hace_______ horas/días/semanas 4. Se me nubla la vista/Veo luces o manchas/No veo normal/Veo doble Desde hace_______ horas/días/semanas 5. Me duele la nariz/No huelo Desde hace_______ horas/días/semanas - Tengo hemorragia nasal. ¿Es la primera vez? SÍ ☐ NO ☐

6. J'ai mal aux dents/Aux gencives/À la langue Cela fait______ heures/jours/semaines	6. Me duelen las muelas/Los dientes/las encías/La lengua Desde hace_______ horas/días/semanas
7. J'ai mal à l'oreille/Je n'entends pas bien/J'entends des sifflements/ J'ai des bourdonnements d'oreilles: - Droite - Gauche Cela fait_______ heures/jours/semaines	7. Me duele el oído/No oigo bien/Oigo pitidos,zumbidos: - Derecho - Izquierdo Desde hace_______ horas/días/semanas
8. J'ai mal au cou Cela fait_______ heures/jours/semaines	8. Me duele el cuello Desde hace_______ horas/días/semanas
9. J'ai mal à la gorge: - En avalant - En toussant - En respirant - J'ai quelque chose dans ma gorge Cela fait_______ heures/jours/semaines	9. Me duele la garganta: - Al tragar - Al toser - Al respirar - Me noto un cuerpo extraño en la garganta Desde hace _______ horas/días/semanas
10. J'ai mal à l'épaule: - Droite - Gauche - Antérieure - Postérieure Cela fait_______ heures/jours/semaines	10. Me duele el hombro: - Derecho - Izquierdo - Anterior - Posterior Desde hace_______ horas/días/semanas
11. J'ai mal au dos Cela fait_______ heures/jours/semaines	11. Me duele la espalda Desde hace_______ horas/días/semanas
12. J'ai mal au bras: - Droit - Gauche Cela fait_______ heures/jours/semaines	12. Me duele el brazo: - Derecho - Izquierdo Desde hace_______ horas/días/semanas
13. J'ai mal au coude: - Droit - Gauche Cela fait_______ heures/jours/semaines	13. Me duele el codo: - Derecho - Izquierdo Desde hace_______ horas/días/semanas
14. J'ai mal à l'avant-bras: - Droit - Gauche	14. Me duele el antebrazo: - Derecho - Izquierdo

Cela fait_______ heures/jours/semaines	Desde hace_______ horas/días/semanas
15. J'ai mal au poignet:	15. Me duele la muñeca:
- Droit	- Derecha
- Gauche	- Izquierda
Cela fait_______ heures/jours/semaines	Desde hace_______ horas/días/semanas
16. J'ai mal à la main:	16. Me duele la mano:
- Droite	- Derecha
- Gauche	- Izquierda
- Paume	- Palma
- Dos	- Dorso
Cela fait_______ heures/jours/semaines	Desde hace_______ horas/días/semanas
17. J'ai mal au doigt:	17. Me duele el dedo:
- De la main (droite/gauche)	- De la mano (derecha/izquierda)
- Du pied (droit/gauche)	- Del pie (derecho/izquierdo)
Cela fait_______ heures/jours/semaines	Desde hace_______ horas/días/semanas
18. J'ai mal à la poitrine/À l'abdomen	18.Me duele el pecho/Abdomen
Cela fait_______ heures/jours/semaines	Desde hace_______ horas/días/semanas
19. J'ai des palpitations	19. Tengo palpitaciones
Cela fait_______ heures/jours/semaines	Desde hace_______ horas/días/semanas
20. J'ai mal aux côtes:	20. Me duelen las costillas:
- Droites	- Derechas
- Gauches	- Izquierdas
Cela fait_______ heures/jours/semaines	Desde hace_______ horas/días/semanas
21. J'ai mal à l'estomac	21. Me duele el estómago
Cela fait_______ heures/jours/semaines	Desde hace_______ horas/días/semanas
22. J'ai mal aux reins	22. Me duelen los riñones
- Droit	- Derecho
- Gauche	- Izquierdo
Cela fait_______ heures/jours/semaines	Desde hace_______ horas/días/semanas
23. J'ai mal à la hanche:	23. Me duele la cadera:
- Droite	- Derecha
- Gauche	- Izquierda
Cela fait_______ heures/jours/semaines	Desde hace_______ horas/días/semanas
24. J'ai mal aux ovaires:	24. Me duelen los ovarios:
- Droit	- Derecho
- Gauche	- Izquierdo
Cela fait_______ heures/jours/semaines	Desde hace_______ horas/días/semanas

25. J'ai mal aux organes génitaux	25. Me duelen los genitales
-L'homme -La femme	-En el hombre -En la mujer
• Le pénis Le clitoris	• Pene Clítoris
• L'urètre Lèvres	• Uretra Labios
• Majeures/mineures	• mayores/menores
• Les testicules L'urètre	• Testículos Uretra
• Le vagin	• Vagina
Cela fait _______ heures/jours/semaines	Desde hace _______ horas/días/semanas
26. J'ai mal à la jambe/À la cuisse:	26. Me duele la pierna/Muslo:
- Droite	- Derecho
- Gauche	- Izquierdo
Cela fait_______ heures/jours/semaines	Desde hace_______ horas/días/semanas
27. J'ai mal au genou:	27. Me duele la rodilla:
- Droit	- Derecha
- Gauche	- Izquierda
Cela fait_______ heures/jours/semaines	Desde hace_______ horas/días/semanas
28. J'ai mal à la cheville:	28. Me duele el tobillo:
- Droite	- Derecho
- Gauche	- Izquierdo
- Interne	- Interno
- Extérieure	- Externo
Cela fait_______ heures/jours/semaines	Desde hace _______ horas/días/semanas
29. J'ai mal au pied:	29. Me duele el pie:
- Droit	- Derecho
- Gauche	- Izquierdo
- Dos	- Dorso
- Plante	- Planta
Cela fait_______ heures/jours/semaines	Desde hace_______ horas/días/semanas
30. J'ai des vertiges	30. Estoy mareado
Cela fait_______ heures/jours/semaines	Desde hace_______ horas/días/semanas
31. Je respire avec difficulté/J'ai du mal à inspirer/ à expirer	31. Respiro con dificultad/Me duele al inspirar/Expirar
Cela fait_______ heures/jours/semaines	Desde hace_______ horas/días/semanas
32. Je m'étrangle	32. Me atraganto
Cela fait_______ heures/jours/semaines	Desde hace_______ horas/días/semanas
33. J'ai une mauvaise toux	33. Tengo mucha tos
Cela fait_______ heures/jours/semaines	Desde hace_______ horas/días/semanas

34. J'ai des nausées/Des vomissements Cela fait_______ heures/jours/semaines Combien de fois__________	34. Tengo náuseas/Vómitos Desde hace_______ horas/días/semanas Número de veces__________
35. Je me suis coupé	35. Me he cortado
36. Je me suis brûlé	36. Me he quemado
37. J'ai la diarrhée Cela fait_______ heures/jours/semaines Combien de fois__________ Couleur: - Sanguinolente - Blanchâtre - Jaune Consistance: - Liquide - Molle Cela fait_______ heures/jours/semaines	37. Tengo diarrea Desde hace_______ horas/días/semanas Número de veces__________ Color: - Sanguinolenta - Blanquecina - Amarilla Consistencia: - Líquida - Blanda Desde hace_______ horas/días/semanas
38. Je suis constipé Cela fait_______ heures/jours/semaines	38. Estoy estreñido Desde hace_______ horas/días/semanas
39. Je ne peux pas uriner/J'ai des brûlures en urinant/J'urine plusieurs fois/J'urine beaucoup - Avec odeur - Couleur claire - Couleur obscure - Sanguinolent Cela fait_______ heures/jours/semaines	39. No puedo orinar/Tengo quemazón al orinar/Orino muchas veces/Orino mucha cantidad - Con olor - Color claro - Color oscuro - Sanguinolento Desde hace_______ horas/días/semanas
40. J'ai des gaz Cela fait_______ heures/jours/semaines	40. Tengo flatulencia Desde hace_______ horas/días/semanas
41. J'ai des brûlures "d'estomac"/J'ai du mal à digérer Cela fait_______ heures/jours/semaines	41. Tengo acidez estomacal/Hago mal la digestión Desde hace_______ horas/días/semanas
42. Je suis enrhumé Cela fait_______ heures/jours/semaines	42. Estoy resfriado Desde hace_______ horas/días/semanas
43. Je ne peux pas bouger/Je ne peux pas bouger cette partie du corps/Je ne sens pas cette partie du corps (je le montre) Cela fait_______ heures/jours/semaines	43. No puedo moverme/No puedo mover esta parte de mi cuerpo/No me siento esta parte de mi cuerpo (lo indico visualmente) Desde hace_______ horas/días/semanas

44. Je ne peux pas marcher	44. No puedo andar
Cela fait_______ heures/jours/semaines	Desde hace_______ horas/días/semanas
45. J'ai des saignements	45. Estoy sangrando
Cela fait_______ heures/jours/semaines	Desde hace_______ horas/días/semanas
46. J'ai des démangeaisons/Aux organes génitaux	46. Tengo picores/En los genitales
Cela fait_______ heures/jours/semaines	Desde hace_______ horas/días/semanas
47. J'ai une bosse/J'ai une inflammation (je le montre)	47. Tengo un bulto/Tengo una inflamación (lo indico visualmente)
Cela fait_______ heures/jours/semaines	Desde hace_______ horas/días/semanas
48. J'ai beaucoup de fièvre	48. Tengo fiebre alta
Cela fait_______ heures/jours/semaines	Desde hace_______ horas/días/semanas
DOSSIER MÉDICAL	**HISTORIAL MÉDICO**
1. Groupe sanguin:	1. Grupo sanguíneo:
-A+, A-, B+,B-,0+, 0-, AB+, AB-	-A+, A-, B+, B-, 0+, 0-,AB+,AB-
J'ai eu une transfusion sanguine	Me han hecho una transfusión
OUI □ NON □	SÍ □ NO □
2. Je suis diabétique	2. Soy diabético
Depuis l'âge de_______ ans	Desde que tenía_______ años
(Cela fait_______ ans)	(Desde hace_______ años)
3. Je suis épileptique	3. Soy epiléptico
Depuis l'âge de_______ ans	Desde que tenía_______ años
(Cela fait_______ ans)	(Desde hace_______ años)
4. Je suis asthmatique	4. Soy asmático
Depuis l'âge de_______ ans	Desde que tenía_______ años
(Cela fait_______ ans)	(Desde hace_______ años)
5. Je suis sourd de l'oreille:	5. Soy sordo del oído:
- Droite	- Izquierdo
- Gauche	- Derecho
Depuis l'âge de_______ ans	Desde que tenía_______ años
(Cela fait_______ ans)	(Desde hace_______ años)
6. Je suis muet	6. Soy mudo
Depuis l'âge de_______ ans	Desde que tenía_______ años
(Cela fait_______ ans)	(Desde hace_______ años)
7. J'ai des lentilles/J'ai de la myopie/De l'astigmatisme	7. Uso lentes correctoras/Tengo miopía/Astigmatismo

Depuis l'âge de_______ ans	Desde que tenía_______ años
(Cela fait_______ ans)	(Desde hace_______ años)
8. J'ai un ulcère duodénal	8. Tengo una úlcera de duodeno
Depuis l'âge de_______ ans	Desde que tenía_______ años
(Cela fait_______ ans)	(Desde hace_______ años)
9. J'ai la maladie de Parkinson	9. Padezco la enfermedad de Parkinson
Depuis l'âge de_______ ans	Desde que tenía_______ años
(Cela fait_______ ans)	(Desde hace_______ años)
10. Je souffre de migraine	10. Tengo migraña
Depuis l'âge de_______ ans	Desde que tenía_______ años
(Cela fait_______ ans)	(Desde hace_______ años)
11. J'ai eu/J'ai une hépatite: A,B,C,D	11. He tenido/Tengo hepatitis: A,B,C,D
Date__________	Fecha__________
12. J'ai été opéré du coeur	12. Me han operado del corazón
Date__________	Fecha__________
13. J'ai eu un infarctus/Une angine de poitrine	13. He tenido un infarto/Angina do pocho
Date__________	Fecha__________
14. J'ai eu une attaque cérébrale: une thrombose/Une embolie	14. He tenido una hemorragia cerebral:Trombosis/Embolia
Date__________	Fecha__________
15. J'ai de la tension haute/basse	15. Tengo la tensión alta/baja
16. J'ai déjà été opéré	16. Me he sometido alguna vez a una intervención quirúrgica
OUI ☐ NON ☐	SÍ ☐ NO ☐
- De l'appendicite	- Apendicitis
- D'amygdalite	- Amigdalitis
- De la cataracte	- Cataratas
- Des hémorroïdes	- Hemorroides
- Du myome/De la matrice/Des ovaires	- Mioma/Matriz/Ovarios
- Autres (précisez visuellement)	- Otros (especificar visualmente)
17. J'ai eu/J'ai un cancer de:	17. He padecido/Padezco cáncer de:
- Bouche	- Boca
- Colon	- Colon
- Estomac	- Estómago
- Gorge	- Garganta
- Foie	- Hígado

- Sein - Prostate - Poumon - Rein - Testicule - Cerveau - Uterus - Vessie 18. J'ai eu/J'ai la leucémie/Maladie hématologique 19. Médicaments que je prends: - Des antibiotiques - Des analgésiques - Des antiinflammatoires - Des broncho-dilatateurs - Des hypotenseurs - Des thyroïdes - De l'insuline - Des tranquillisants - Des médicaments pour le coeur - Des antidépresseurs - Autres Cela fait_______ heures/jours/ans Je prends ces médicaments: - Voie orale - Voie rectale - Voie vaginale - Voie topique - Par inhalation 20. J'ai le SIDA/ Je suis seropositif Cela fait_______ mois/ans	- Mama - Próstata - Pulmón - Riñón - Testículo - Tumor cerebral - Útero - Vejiga 18. He padecido/Padezco leucemia/Enfermedad hematológica 19. Tomo estos medicamentos: - Antibióticos - Analgésicos - Antiinflamatorios - Broncodilatadores - Antihipertensivos - Hormonas tiroides - Insulina - Tranquilizantes - Medicación para el corazón - Antidepresivos - Otros Desde hace_______ horas/días/años Tomo estos medicamentos: - Vía oral - Vía rectal - Vía vaginal - Vía tópica - Por inhalación 20. Tengo el SIDA/Soy seropositivo Desde hace_______ meses/años

VACCINATIONS (DES ENFANTS)	**BIOGRAFÍA VACUNAL (NIÑOS)**
Indiquez par une croix: OUI NON JE NE SAIS PAS Polio Dipthérie	Señale con una cruz: SÍ NO NO SÉ Polio Difteria

Tétanos Coqueluche Rougeole Rubéole Parotidite (oreillons) B.C.G (tuberculose) AUTRES	Tétanos Tos ferina Sarampión Rubeola Parotiditis (paperas) B. C. G (tuberculosis) OTRAS
VACCINATIONS (DES ADULTES)	**BIOGRAFÍA VACUNAL (ADULTOS)**
1. Quand est-ce que pour la dernière fois avez vous été vacciné du tétanos? _______ mois/ans/je ne sais pas 2. Quand est-ce que pour la dernière fois avez vous été vacciné de l'hépatite B? _______ mois/ans/je ne sais pas 3. Et du typhus? _______ mois/ans/je ne sais pas 4. Et de la fièvre jaune? _______ mois/ans/je ne sais pas (Étudiez la vaccination selon la provenance du pacient)	1. ¿Cuándo fue la última vez que se vacunó de tétanos? _______ meses/años/no sé 2. ¿Cuándo fue la última vez que se vacunó de hepatitis B? _______ meses/años/no sé 3. ¿Y de tifus? _______ meses/años/no sé 4. ¿Y de fiebre amarilla? _______ meses/años/no sé (Valorar la vacunación dependiendo de la procedencia del paciente)
À L'HÔPITAL	**EN EL HOSPITAL**
1. Quand vient le docteur? - Bientôt - Le matin - L'après-midi - Le soir - Demain 2. Appelez le docteur de garde/ Le spécialiste/L'interprète/La police/L'infirmière/ Le prêtre, s'il vous plaît 3. La cathéter me fait mal 4. Je ne peux pas dormir/J'ai sommeil 5. Je suis nerveux/J'ai de l'anxiété/J'ai une dépression 6. Je ne peux pas manger/Je n'ai pas	1. ¿Cuándo viene el médico? - Pronto - Por la mañana - Por la tarde - Por la noche - Mañana 2. Llame al médico de guardia/Especialista/Intérprete/La policía/Enfermero/Sacerdote 3. Me molesta el catéter del suero 4. No puedo dormir/Tengo mucho sueño 5. Estoy nervioso/Tengo ansiedad/Tengo depresión 6. Me cuesta trabajo comer/No tengo

faim	apetito
7. J'ai froid	7. Tengo frío
8. J'ai chaud	8. Tengo calor
9. J'ai soif	9. Tengo sed
10. J'ai faim	10. Tengo hambre
11. Je voudrais :	11. Quisiera tomar:
- De l'eau, s'il vous plaît	- Agua
- Du lait, s'il vous plaît	- Leche
- Du café, s'il vous plaît	- Café
- Du thé, s'il vous plaît	- Té
- Un jus de fruits, s'il vous plaît	- Zumo
- De la soupe, s'il vous plaît	- Sopa
- Des biscuits, s'il vous plaît	- Galletas
- De la nourriture solide, s'il vous plaît	- Comida sólida
- De la viande, s'il vous plaît	- Carne
- Du poisson, s'il vous plaît	- Pescado
- Des fruits, s'il vous plaît	- Fruta
- Froid	**- Frío**
- Chaud	**- Caliente**
- Tiède	**- Templado**
12. J'ai besoin:	12. Necesito:
- D'une couverture	- Una manta
- D'un oreiller	- Una almohada
- D'une serviette	- Una toalla
- D'une garniture	- Una compresa
- Des gazes	- Gasas
- Du papier hygiénique	- Papel higiénico
- De téléphoner: à l'ambassade/ À ma famille	- Llamar por teléfono: a la Embajada/A mi familia
13. Le lit est mouillé/Sale	13. La cama está mojada/Sucia
14. J'ai besoin du bassin pour uriner	14. Necesito la cuña
15. Montez le lit un peu, s'il vous plaît	15. Necesito que suba un poco la cama
16. Descendez le lit un peu, s'il vous plaît	16. Necesito que baje un poco la cama
17. Le bandage est trop serré	17. La venda está demasiado apretada
18. Le bandage n'est pas assez serré	18. La venda está demasiado floja
QUE FAITES-VOUS?	**¿QUÉ HACE USTED?**

1. Je vous prends la température	1. Le pongo el termómetro
2. Nous vous faisons une prise de sang/D'urine	2. Le hacemos un análisis de sangre/Orina
3. Nous analysons votre taux de diabète	3. Le hacemos un análisis de azúcar
4. Nous vous faisons une piqûre	4. Le ponemos una inyección
5. Je vous donne des cachets pour dormir/Pour la douleur/pour la fièvre/Pour l'inflammation	5. Le doy pastillas para dormir/Para el dolor/Para la fiebre/Para la inflamación
6. Nous vous faisons un électrocardiogramme	6. Le hacemos un electrocardiograma
7. Nous vous faisons une radiographie	7. Le hacemos una radiografía
8. Nous vous mettons un plâtre	8. Le ponemos una escayola
9. Nous vous introduisons une sonde/Le sérum	9. Le pongo una sonda/Suero
10. Nous vous mettons un suppositoire	10. Le ponemos un supositorio
11. Nous vous faisons un lavage d'estomac	11. Le hacemos un lavado de estómago
12. Nous vous faisons une échographie	12. Le hacemos una ecografía
13. Nous vous faisons une cytologie	13. Le hacemos una citología
14. Je vais vous ausculter/Toussez fort/Inspirez profond	14. Voy a auscultarle/Tosa fuerte/Respire hondo
15. Je vais vous tâter le pouls	15. Le voy a tomar el pulso
16. Je vais vous prendre la tension	16. Le voy a tomar la tensión
17. Nous vous faisons un lavement	17. Le voy a poner un enema
18. Ne bougez pas maintenant, s'il vous plaît	18. Por favor, no se mueva ahora
19. Étendez ou pliez la partie du corps que je vous indique	19. Extienda o flexione la parte del cuerpo que le indico
20. Levez-vous/Étendez-vous/Mettez-vous du côté gauche, droit	20. Póngase de pie/Túmbese/Póngase de lado izquierdo, derecho
21. Nous vous faisons une endoscopie	21. Le hacemos una endoscopia

OÙ M'EMMENEZ-VOUS?	¿ADÓNDE ME LLEVAN?
1. À la salle de rayons X	1. A rayos X
2. À la salle d'opération	2. A la sala de operaciones
3. Aux soins intensifs	3. A la unidad de vigilancia intensiva
4. Dans une autre chambre	4. A otra habitación

5. À la salle d'accouchement 6. À la salle de soins 7. Au cabinet de consultation	5. Al paritorio 6. A la sala de curas 7. A la consulta del médico
PENDANT LA GROSSESSE/ L'ACCOUCHEMENT	**DURANTE EL EMBARAZO/PARTO**
1. Le gynécologue/La sage-femme 2. Je saigne 3. J'ai des brûlures en urinant/J'ai des brûlures aux organes génitaux 4. J'ai mal aux seins 5. J'ai mal à l'abdomen 6. J'ai beaucoup de vomissements 7. J'ai de la fièvre 8. Je ne sens pas le bébé depuis_______ 9. La grossesse est à terme 10. Je perds les eaux 11. J'ai des contractions: - Toutes les_______ minutes 12. Je vais accoucher 13. L'épidural OUI ☐ NON ☐ (Voyez aussi la section de symptômes)	1. El ginecólogo/La matrona 2. Estoy sangrando 3. Tengo escozor al orinar/Tengo escozor en los genitales 4. Me duelen los pechos 5. Tengo dolor abdominal 6. Tengo muchos vómitos 7. Tengo fiebre 8. No noto el bebé desde hace_______ 9. Estoy cumplida 10. He roto aguas 11. Tengo contracciones y me dan cada _______ minutos 12. Estoy de parto 13. Epidural SÍ ☐ NO ☐ (Ver también apartado de síntomas)
FORMULES DE POLITESSE:	**FÓRMULAS DE CORTESÍA**
Merci S'il vous plaît Bonjour Bon après-midi Bonsoir Bonne nuit	Gracias Por favor Buenos días Buenas tardes Buenas noches Buenas noches (cuando va a dormir)
AUTRES	**OTROS**
1. J'ai mal ici 2. Je ne sais pas 3. Ça va être douloureux?	1. Me duele aquí 2. No sé 3. ¿Me va a doler?

8. Griego / Ελληνικα

Ελληνικά / Griego

Περιεχόμενα / Índice

ΕΛΛΗΝΙΚΑ / **ESPAÑOL**

Ελληνικα

Ο σκοπός αυτού του οδηγού είναι να διευκολύνει την επικοινωνία ανάμεσα στονιατρό και τον αλλοδαπό ασθενή που δεν μιλά Ισπανικά. Ο ασθενής θα δείχνει τηφράση στη γλώσσα του και ο ιατρός θα διαβάζει την αντίστοιχη που βρίσκεται δίπλα. Είναι δυνατόν ο ιατρός ή το νοσηλευτικό προσωπικό να φωτοτυπήσει το έντυπο για να το συμπληρώσει ο ασθενής.

Introducción

El propósito de este manual es facilitar la comunicación entre el médico y el paciente extranjero que no habla español.

El paciente señalará la frase en su idioma y el médico leerá el equivalente que está al lado. Puede que el médico o el personal sanitario fotocopie esta información para que el paciente la rellene.

ΑΤΟΜΙΚΑ ΣΤΟΙΧΕΙΑ	**DATOS PERSONALES**
Επώνυμο:	**Apellido:**
Ονομα:	**Nombre:**
Διεύθυνση:	**Dirección:**
- Μόνιμη:	**- Fija:**
- Προσωρινή:	**- Temporal:**
Τηλέφωνο:	**Teléfono:**
Για πόσον καιρό θα είστε εδώ;	**¿Por cuánto tiempo va a estar aquí?**
_______ εβδομάδες/μήνες/χρόνια/δεν ξέρω	**_______ semanas/meses/años/no sé**
Ημερομηνία και τόπος γεννήσεως:	**Fecha y lugar de nacimiento:**
Εθνικότητα:	**Nacionalidad:**
Επάγγελμα:	**Profesión:**
Αριθμός διαβατηρίου:	**Número de pasaporte:**
Οικογειακή κατάσταση:	**Estado civil:**
- Ανύπανδρος/η	**- Soltero/a**
- Παντρεμένος/η	**- Casado/a**
- Χήρος/α	**- Viudo/a**
Αριθμός τέκνων:	**Número de hijos:**

Αριθμός αδελφών: Ιατρική περίθαλψη: - Δημόσια - Ιδιωτική Ονομα και επώνυμο πατέρα ή μητέρας (αν πρόκειται για ανήλικο): Σε περίπτωση ανάγκης, να ειδοποιηθεί: Ποιές ξένες γλώσσες μιλάτε; - Γερμανικά - Αραβικά - Γαλλικά - Αγγλικά - Ιταλικά - Πορτογαλικά - Ρωσικά - Αλλες	Número de hermanos: Asistencia médica: - Pública - Privada Nombre y apellidos del padre o de la madre (si no es mayor de edad): En caso de urgencia avisar a: ¿Qué idiomas habla? - Alemán - Árabe - Francés - Inglés - Italiano - Portugués - Ruso - Otros
ΑΠΑΡΑΙΤΗΤΕΣ ΔΙΕΥΚΡΙΝΙΣΕΙΣ	**DATOS CRÍTICOS**
1. Είμαι αλλεργικός: *α) Σε φάρμακα:* - Στην σουλφαμίδα ☐ - Στην ασπιρίνη ☐ - Στην πενικιλίνη ☐ - Σε αντιβιοτικά ☐ - Σε άλλες ουσίες (σε ποιές) β) Στην γύρη/σκόνη/στα ζώα γ) Αλλεργίες σε τρόφιμα: - γαλακτοκομικά προιόντα - Φυστίκια - Θαλασσινά - Γλουτένη - Αλλα 2. Είμαι έγκυος: NAI ☐ OXI ☐	1. Soy alérgico a: *a) Medicamentos:* - La sulfamida ☐ - La aspirina ☐ - La penicilina ☐ - Antibióticos ☐ - Otros (especificar) b) Polen/Polvo/Animales c) Alergias alimenticias: - Productos lácteos - Cacahuetes - Marisco - Gluten - Otros 2. Estoy embarazada: SÍ ☐ NO ☐

- Εγκυμοσύνη νούμερο_______ - Αμβλώσεις; ΝΑΙ □ ΟΧΙ □	- Embarazo número_______ - ¿Abortos? SÍ □ NO □
3. Τελευταία φορά είχα περίοδο: Ημερομηνία__________ Δεν ξέρω	3. ¿Cuándo tuvo la última regla?: Fecha__________ No sé
ΣΥΜΠΤΩΜΑΤΑ	**SÍNTOMAS**
Σημειώστε τι πρόβλημα έχετε και από πότε: 1. Εχω πονοκέφαλο: - Στην δεξιά πλευρά - Στην αριστερή πλευρά - Στο μέτωπο - Στον αυχένα - Ημικρανία Εδώ και_______ώρες/ημέρες/εβδομάδες 2. Πονάει το μάτι μου: - Το δεξί - Το αριστερό Εδώ και_______ώρες/ημέρες/εβδομάδες 3. Εχω κάτι στο μάτι: - Στο δεξί - Στο αριστερό Εδώ και_______ώρες/ημέρες/εβδομάδες 4. Θολώνει η όρασή μου/Βλέπω λάμψεις ή στίγματα/Δεν βλέπω καλά/Τα βλέπω διπλά Εδώ και_______ώρες/ημέρες/εβδομάδες 5.Πονάει η μύτη μου/Δεν έχω όσφρηση Εδώ και_______ώρες/ημέρες/εβδομάδες - Εχω ρινική αιμορραγία. Είναι η πρώτη φορά; ΝΑΙ □ ΟΧΙ □ 6. Πονούν τα πίσω δόντια, τα μπροστινά δόντια, τα ούλα, η γλώσσα	Señale su dolencia e indique desde cuándo: 1. Me duele la cabeza: - Lado derecho - Lado izquierdo - En la frente - En la nuca - Migraña Desde hace_______ horas/días/semanas 2. Me duele el ojo: - Derecho - Izquierdo Desde hace_______ horas/días/semanas 3. Tengo algo en el ojo: - Derecho - Izquierdo Desde hace_______ horas/días/semanas 4. Se me nubla la vista/Veo luces o manchas/No veo normal/Veo doble Desde hace_______ horas/días/semanas 5. Me duele la nariz/No huelo Desde hace_______ horas/días/semanas - Tengo hemorragia nasal. ¿Es la primera vez? SÍ □ NO □ 6. Me duelen las muelas/Los dientes/Las encías/La lengua

Εδώ και_______ώρες/ημέρες/εβδομάδες	Desde hace_______ horas/días/semanas
7. Πονάει το αυτί μου/Δεν ακούω καλά/ Ακούω θορύβους, βουητό	7. Me duele el oído/No oigo bien/Oigo pitidos, zumbidos
- Το δεξί	- Derecho
- Το αριστερό	- Izquierdo
Εδώ και_______ώρες/ημέρες/εβδομάδες	Desde hace_______ horas/días/semanas
8. Είναι πιασμένος ο λαιμός μου	8. Me duele el cuello
Εδώ και_______ώρες/ημέρες/εβδομάδες	Desde hace_______ horas/días/semanas
9. Πονάει ο λαιμός μου	9. Me duele la garganta
- Οταν καταπίνω	- Al tragar
- Οταν βήχω	- Al toser
- Οταν αναπνέω	- Al respirar
- Νιώθω ένα ξένο σώμα στο λαιμό	- Me noto un cuerpo extraño en la garganta
Εδώ και_______ώρες/ημέρες/εβδομάδες	Desde hace_______ horas/días/semanas
10. Πονάει ο ώμος μου	10. Me duele el hombro:
- Ο δεξιός	- Derecho
- Ο αριστερός	- Izquierdo
- Ο μπροστινός	- Anterior
- Ο πίσω	- Posterior
Εδώ και_______ώρες/ημέρες/εβδομάδες	Desde hace_______ horas/días/semanas
11. Πονάει η πλάτη μου	11. Me duele la espalda
Εδώ και_______ώρες/ημέρες/εβδομάδες	Desde hace_______ horas/días/semanas
12. Πονάει ο βραχίονας μου	12. Me duele el brazo:
- Ο δεξιός	- Derecho
- Ο αριστερός	- Izquierdo
Εδώ και_______ώρες/ημέρες/εβδομάδες	Desde hace_______ horas/días/semanas
13. Πονάει ο αγκώνας μου:	13. Me duele el codo:
- Ο δεξιός	- Derecho
- Ο αριστερός	- Izquierdo
Εδώ και_______ώρες/ημέρες/εβδομάδες	Desde hace_______ horas/días/semanas
14. Πονάει ο πήχυς μου:	14. Me duele el antebrazo:
- Ο δεξιός	- Derecho
- Ο αριστερός	- Izquierdo
Εδώ και_______ώρες/ημέρες/εβδομάδες	Desde hace_______ horas/días/semanas
15. Πονάει ο καρπός μου:	15. Me duele la muñeca:
- Ο δεξιός	- Derecha

- Ο αριστερός	- Izquierda
Εδώ και_______ώρες/ημέρες/εβδομάδες	Desde hace_______ horas/días/semanas
16. Πονάει το χέρι μου:	16. Me duele la mano:
- Το δεξί	- Derecha
- Το αριστερό	- Izquierda
- Η παλάμη	- Palma
- Το μετακάρπιο	- Dorso
Εδώ και_______ώρες/ημέρες/εβδομάδες	Desde hace_______ horas/días/semanas
17. Πονάει το δαχτυλό μου:	17. Me duele el dedo:
- του χεριού (δεξιού/αριστερού)	- De la mano (derecha/izquierda)
- του ποδιού (δεξιού/αριστερού)	- Del pie (derecho/izquierdo)
Εδώ και_______ώρες/ημέρες/εβδομάδες	Desde hace_______ horas/días/semanas
18. Πονάει το στήθος μου/Υπογάστριο	18. Me duele el pecho/Abdomen
Εδώ και_______ώρες/ημέρες/εβδομάδες	Desde hace_______ horas/días/semanas
19. Εχω ταχυπαλμία	19. Tengo palpitaciones
Εδώ και_______ώρες/ημέρες/εβδομάδες	Desde hace_______ horas/días/semanas
20. Πονούν τα πλευρά μου:	20. Me duelen las costillas:
- Δεξιά	- Derechas
- Αριστερά	- Izquierdas
Εδώ και_______ώρες/ημέρες/εβδομάδες	Desde hace_______ horas/días/semanas
21. Πονάει το στομάχι μου	21. Me duele el estómago
Εδώ και_______ώρες/ημέρες/εβδομάδες	Desde hace_______ horas/días/semanas
22. Πονούν τα νεφρά μου:	22. Me duelen los riñones:
- Το δεξί	- Derecho
- Το αριστερό	- Izquierdo
Εδώ και_______ώρες/ημέρες/εβδομάδες	Desde hace_______ horas/días/semanas
23. Πονάει ο γοφός μου:	23. Me duele la cadera:
- Ο δεξιός	- Derecha
- Ο αριστερός	- Izquierda
Εδώ και_______ώρες/ημέρες/εβδομάδες	Desde hace_______ horas/días/semanas
24. Πονούν οι ωοθήκες μου:	24. Me duelen los ovarios:
- Η δεξιά	- Derecho
- Η αριστερή	- Izquierdo
Εδώ και_______ώρες/ημέρες/εβδομάδες	Desde hace_______ horas/días/semanas
25. Πονούν τα γεννητικά μου όργανα:	25. Me duelen los genitales:
-Στον άνδρα -Στην γυναίκα	-En el hombre -En la mujer
• Πέος Κλειτορίδα	• Pene Clítoris

• Ουρήθρα Χείλη	• Uretra Labios
• μεγάλα/μικρά	• mayores/menores
• Ορχεις Ουρήθρα	• Testículos Uretra
• Κόλπος	• Vagina
Εδώ και______ώρες/ημέρες/εβδομάδες	Desde hace______ horas/días/semanas
26. Πονάει το πόδι/Ο μηρός μου:	26. Me duele la pierna/Muslo:
- Το δεξί	- Derecho
- Το αριστερό	- Izquierdo
Εδώ και______ώρες/ημέρες/εβδομάδες	Desde hace______ horas/días/semanas
27. Πονάει το γόνατό μου:	27. Me duele la rodilla:
- Το δεξί	- Derecha
- Το αριστερό	- Izquierda
Εδώ και______ώρες/ημέρες/εβδομάδες	Desde hace______ horas/días/semanas
28. Πονάει ο αστράγαλός μου:	28. Me duele el tobillo:
- Ο δεξιός	- Derecho
- Ο αριστερός	- Izquierdo
- Ο μέσα	- Interno
- Ο έξω	- Externo
Εδώ και______ώρες/ημέρες/εβδομάδες	Desde hace______ horas/días/semanas
29. Πονάει το πόδι μου:	29. Me duele el pie:
- Το δεξί	- Derecho
- Το αριστερό	- Izquierdo
- Το μετατάρσιο	- Dorso
- Το πέλμα	- Planta
Εδώ και______ώρες/ημέρες/εβδομάδες	Desde hace ______ horas/días/semanas
30. Ζαλίζομαι	30. Estoy mareado
Εδώ και______ώρες/ημέρες/εβδομάδες	Desde hace______ horas/días/semanas
31. Αναπνέω με δυσκολία/Πονάω όταν εισπνέω/εκπνέω	31. Respiro con dificultad/Me duele al inspirar/expirar
Εδώ και______ώρες/ημέρες/εβδομάδες	Desde hace______ horas/días/semanas
32. Στραβοκατάπια	32. Me atraganto
Εδώ και______ώρες/ημέρες/εβδομάδες	Desde hace______ horas/días/semanas
33. Εχω επίμονο βήχα	33. Tengo mucha tos
Εδώ και______ώρες/ημέρες/εβδομάδες	Desde hace______ horas/días/semanas
34. Εχω τάση για εμετό/Ανακατεύομαι	34. Tengo náuseas/Vómitos
Εδώ και______ώρες/ημέρες/εβδομάδες	Desde hace______ horas/días/semanas
Πόσες φορές ________	Número de veces________

35. Κόπηκα	35. Me he cortado
36. Κάηκα	36. Me he quemado
37. Εχω διάρροια	37. Tengo diarrea
Εδώ και_______ώρες/ημέρες/εβδομάδες	Desde hace_______ horas/días/semanas
Πόσες φορές _________	Número de veces_________
Χρώμα:	Color:
- Αιματηρά	- Sanguinolenta
- Υπόλευκα	- Blanquecina
- Υποκίτρινα	- Amarilla
Υφή:	Consistencia:
- Υγρά	- Líquida
- Μαλακά	- Blanda
38. Εχω δυσκοιλιότητα	38. Estoy estreñido
Εδώ και_______ώρες/ημέρες/εβδομάδες	Desde hace_______ horas/días/semanas
39. Δεν μπορώ να ουρήσω/Αισθάνομαι ένα κάψιμο όταν ουρώ/Ουρώ πολλές φορές/Αποβάλλω μεγάλες ποσότητες	39. No puedo orinar/Tengo quemazón al orinar/Orino muchas veces/Orino mucha cantidad
- Με έντονη οσμή	- Con olor
- Με διαυγές χρώμα	- Color claro
- Με σκούρο χρώμα	- Color oscuro
- Με αίμα	- Sanguinolento
Εδώ και_______ώρες/ημέρες/εβδομάδες	Desde hace_______ horas/días/semanas
40. Εχω αέρια	40. Tengo flatulencia
Εδώ και_______ώρες/ημέρες/εβδομάδες	Desde hace_______ horas/días/semanas
41. Εχω ξινίλες στο στομάχι/Εχω δυσπεψία	41. Tengo acidez estomacal/Hago mal la digestión
Εδώ και_______ώρες/ημέρες/εβδομάδες	Desde hace_______ horas/días/semanas
42. Είμαι κρυωμένος	42. Estoy resfriado
Εδώ και_______ώρες/ημέρες/εβδομάδες	Desde hace_______ horas/días/semanas
43. Δεν μπορώ να κινηθώ/Δεν μπορώ να κινήσω αυτό το μέρος του σώματος/ Δεν αισθάνομαι αυτό το μέρος του σώματός μου (το δείχνω)	43. No puedo moverme/No puedo mover esta parte de mi cuerpo/No me siento esta parte de mi cuerpo (lo indico visualmente)
Εδώ και_______ώρες/ημέρες/εβδομάδες	Desde hace_______ horas/días/semanas
44. Δεν μπορώ να βαδίσω	44. No puedo andar
Εδώ και_______ώρες/ημέρες/εβδομάδες	Desde hace_______ horas/días/semanas
45. Αιμορραγώ	45. Estoy sangrando

Εδώ και______ώρες/ημέρες/εβδομάδες 46.Εχω φαγούρα/Στα γεννητικά όργανα Εδώ και______ώρες/ημέρες/εβδομάδες 47.Εχω ένα εξόγκωμα/Εχω μία φλεγμονή (το δείχνω) Εδώ και______ώρες/ημέρες/εβδομάδες 48. Εχω υψηλό πυρετό Εδώ και______ώρες/ημέρες/εβδομάδες	Desde hace______ horas/días/semanas 46. Tengo picores/En los genitales Desde hace______ horas/días/semanas 47. Tengo un bulto/Tengo una inflamación (lo indico visualmente) Desde hace______ horas/días/semanas 48. Tengo fiebre alta Desde hace______ horas/días/semanas
ΙΑΤΡΙΚΟ ΙΣΤΟΡΙΚΟ	**HISTORIAL MÉDICO**
1. Ομάδα αίματος: A+, A-, B+, B-, 0+, 0-, AB+, AB- Εχω κάνει κάποια μετάγγιση ΝΑΙ □ ΟΧΙ □ 2. Είμαι διαβητικός Από την ηλικία των______ ετών (Εδώ και______ χρόνια) 3. Είμαι επιληπτικός Από την ηλικία των______ ετών (Εδώ και______ χρόνια) 4. Πάσχω από άσθμα Από την ηλικία των______ ετών (Εδώ και______ χρόνια) 5. Δεν ακούω από το αυτί: - Το αριστερό - Το δεξί Από την ηλικία των______ετών (Εδώ και______ χρόνια) 6. Είμαι βουβός Από την ηλικία των______ ετών (Εδώ και______ χρόνια) 7. Φορώ φακούς επαφής/Εχω μυωπία/ Αστιγματισμό Από την ηλικία των______ ετών (Εδώ και______ χρόνια) 8. Εχω έλκος στο δωδεκαδάκτυλο Από την ηλικία των______ ετών	1. Grupo sanguíneo: A+, A-, B+, B-, 0+, 0-, AB+, AB- Me han hecho una transfusión SÍ □ NO □ 2. Soy diabético Desde que tenía______ años (Desde hace______ años) 3. Soy epiléptico Desde que tenía______ años (Desde hace______ años) 4. Soy asmático Desde que tenía______ años (Desde hace______ años) 5. Soy sordo del oído: - Izquierdo - Derecho Desde que tenía______ años (Desde hace______ años) 6. Soy mudo Desde que tenía______ años (Desde hace______ años) 7. Uso lentes correctoras/ Tengo miopía/ Astigmatismo Desde que tenía______ años (Desde hace______ años) 8. Tengo una úlcera de duodeno Desde que tenía______ años

(Εδώ και_______ χρόνια)	(Desde hace_______ años)
9. Πάσχω από τη νόσο του Πάρκινσον	9. Padezco la enfermedad de Parkinson
Από την ηλικία των_______ ετών	Desde que tenía_______ años
(Εδώ και_______ χρόνια)	(Desde hace_______ años)
10. Πάσχω από ημικρανία	10. Tengo migraña
Από την ηλικία των_______ ετών	Desde que tenía_______ años
(Εδώ και_______ χρόνια)	(Desde hace_______ años)
11. Εχω πάθει/Πάσχω από ηπατήτιδα: A,B,C,D	11. He tenido/Tengo hepatitis: A,B,C,D
Ημερομηνία__________	Fecha__________
12. Εχω κάνει εγχείριση καρδιάς	12. Me han operado del corazón
Ημερομηνία__________	Fecha__________
13. Εχω πάθει ανακοπή/Στηθάγχη	13. He tenido un infarto/Angina de pecho
Ημερομηνία__________	Fecha__________
14. Εχω πάθει εγκεφαλικό επεισόδιο: Θρόμβωση/Εμβολή	14. He tenido una hemorragia cerebral: Trombosis/Embolia
Ημερομηνία__________	Fecha__________
15. Εχω υπέρταση/υπόταση	15. Tengo la tensión alta/baja
16. Εχω υποβληθεί σε χειρουργική επέμβαση:	16. Me he sometido alguna vez a una *intervención quirúrgica*
NAI ☐ OXI ☐	SÍ ☐ NO ☐
- Σκωληκοειδίτιδα	- Apendicitis
- Αφαίρεση αμυγδαλών	- Amigdalitis
- Καταρράκτης	- Cataratas
- Αιμορροΐδες	- Hemorroides
- Μύωμα/μήτρα/ωοθήκες	- Mioma/Matriz/Ovarios
- Αλλα (το δείχνω)	- Otros (especificar visualmente)
17. Είχα/έχω καρκίνο:	17. He padecido/padezco cáncer de:
- Του στόματος	- Boca
- Του κόλονος	- Colon
- Του στομάχου	- Estómago
- Του λάρυγγα	- Garganta
- Του ήπατος	- Hígado
- Του στήθους	- Mama
- Του προστάτη	- Próstata
- Του πνεύμονα	- Pulmón
- Του νεφρού	- Riñón

- Των όρχεων	- Testículo
- Ογκο στον εγκέφαλο	- Tumor cerebral
- Της μήτρας	- Útero
- Της ουροδόχου κύστης	- Vejiga
18.Εχω πάθει/πάσχω από λευχαιμία/ ασθένεια του αίματος	18. He padecido/Padezco leucemia/ Enfermedad hematológica
19. Παίρνω τα εξής φάρμακα:	19. Tomo estos medicamentos:
- Αντιβιοτικά	- Antibióticos
- Αναλγητικά	- Analgésicos
- Αντιφλεγμονώδη	- Antiinflamatorios
- Βρογχοδιασταλτικά	- Broncodilatadores
- Αντιυπερτασικά	- Antihipertensivos
- Ορμόνες για τον θυρεοειδή αδένα	- Hormonas tiroides
- Ινσουλίνη	- Insulina
- Ηρεμιστικά	- Tranquilizantes
- Φάρμακα για την καρδιά	- Medicación para el corazón
- Αντικαταθλιπτικά	- Antidepresivos
- Αλλα	- Otros
Εδώ και_____ώρες/ημέρες/εβδομάδες	Desde hace______ horas/días/años
Παίρνω αυτά τα φάρμακα:	Tomo estos medicamentos:
- Από την στοματική οδό	- Vía oral
- Από την πρωκτική οδό	- Vía rectal
- Από την κολπική οδό	- Vía vaginal
- Με επίθεση	- Vía tópica
- Με εισπνοή	- Por inhalación
20. Πάσχω από AIDS/Είμαι οροθετικός	20. Tengo el SIDA/ Soy sero positivo
Εδώ και______ώρες/ημέρες/εβδομάδες	Desde hace______ horas/días/años
ΙΣΤΟΡΙΚΟ ΕΜΒΟΛΙΑΣΜΩΝ (ΠΑΙΔΙΑ)	**BIOGRAFÍA VACUNAL (NIÑOS)**
Σημειώστε με ένα σταυρό:	Señale con una cruz:
ΝΑΙ ΟΧΙ ΔΕΝ ΞΕΡΩ	SÍ NO NO SÉ
Πολυομυελίτιδα	Polio
Διφθερίτιδα	Difteria
Τέτανος	Tétanos
Κοκκύτης	Tos ferina
Ιλαρά	Sarampión

Ερυθρά Παρωτίτιδα Αντιφυματικό (Μαντού) ΑΛΛΑ	Rubeola Parotiditis (paperas) B. C. G (tuberculosis) OTRAS
ΙΣΤΟΡΙΚΟ ΕΜΒΟΛΙΑΣΜΩΝ (ΕΝΗΛΙΚΟΙ)	**BIOGRAFÍA VACUNAL (ADULTOS)**
1.Πότε εμβολιαστήκατε τελευταία φορά κατά του τετάνου; Πριν από_______μήνες/χρόνια/δεν γνωρίζω 2.Πότε εμβολιαστήκατε τελευταία φορά κατά της ηπατίτιδος Β; Πριν από______ μήνες/χρόνια/δεν γνωρίζω 3. Και για τύφο; Πριν από______ μήνες/χρόνια/δεν γνωρίζω 4. Και για κίτρινο πυρετό; Πριν από______ μήνες/χρόνια/δεν γνωρίζω (Αξιολόγηζη του εμβουλιασμού σύμφωνα με την προέλευση του ασθενή)	1. ¿Cuándo fue la última vez que se vacunó de tétanos? _______ meses/años/no sé 2. ¿Cuándo fue la última vez que se vacunó de hepatitis B? _______ meses/años/no sé 3. ¿Y de tifus? _______ meses/años/no sé 4. ¿Y de fiebre amarilla? _______ meses/años/no sé (Valorar la vacunación dependiendo de la procedencia del paciente)
ΣΤΟ ΝΟΣΟΚΟΜΕΙΟ	**EN EL HOSPITAL**
1. Πότε θα έρθει ο γιατρός; - Σύντομα - Το πρωί - Το απόγευμα - Το βράδυ - Αύριο 2.Καλέστε τον εφημερεύοντα ιατρό/τον ειδικό ιατρό/τον διερμηνέα/την αστυνομία/τον νοσοκόμο/τον ιερέα 3. Με ενοχλεί η βελόνα του ορού	1. ¿Cuándo viene el médico? - Pronto - Por la mañana - Por la tarde - Por la noche - Mañana 2. Llame al médico de guardia/ Especialista/Intérprete/ La policía/ Enfermero/ Sacerdote 3. Me molesta el catéter del suero

4. Δεν μπορώ να κοιμηθώ/νυστάζω πολύ	4. No puedo dormir/Tengo mucho sueño
5. Εχω νευρικότητα/είμαι ανήσυχος/ έχω κατάθλιψη	5. Estoy nervioso/Tengo ansiedad/Tengo depresión
6. Τρώω με δυσκολία/ Δεν έχω όρεξη	6. Me cuesta trabajo comer/No tengo apetito
7. Κρυώνω	7. Tengo frío
8. Ζεσταίνομαι	8. Tengo calor
9. Διψώ	9. Tengo sed
10. Πεινώ	10. Tengo hambre
11. Θα ήθελα να πιω/φάω:	11. Quisiera tomar:
- Νερό	- Agua
- Γάλα	- Leche
- Καφέ	- Café
- Τσάι	- Té
- Χυμό	- Zumo
- Σούπα	- Sopa
- Μπισκότα	- Galletas
- Στερεά τροφή	- Comida sólida
- Κρέας	- Carne
- Ψάρι	- Pescado
- Φρούτο	- Fruta
- Κρύο	- Frío
- Ζεστό	- Caliente
- Χλιαρό	- Templado
12. Χρειάζομαι:	12. Necesito:
- Μία κουβέρτα	- Una manta
- Ενα μαξιλάρι	- Una almohada
- Μία πετσέτα	- Una toalla
- Μία σερβιέτα	- Una compresa
- Γάζα	- Gasas
- Χαρτί υγείας	- Papel higiénico
- Να τηλεφωνήσω στην: Πρεσβεία/ οι κογένειά μου	- Llamar por teléfono: a la Embajada/A mi familia
13. Το κρεβάτι είναι βρεγμένο/βρώμικο	13. La cama está mojada/ sucia
14 Χρειάζομαι την πάπια	14. Necesito la cuña
15. Χρειάζομαι να σηκώσετε λίγο το κρεβάτι	15. Necesito que suba un poco la cama

16. Χρειάζομαι να χαμηλώσετε λίγο το κρεβάτι 17. Ο επίδεσμος είναι πολύ σφιχτός 18. Ο επίδεσμος είναι πολύ χαλαρός	16. Necesito que baje un poco la cama 17. La venda está demasiado apretada 18. La venda está demasiado floja
ΤΙ ΚΑΝΕΤΕ;	**¿QUÉ HACE USTED?**
1. Σας βάζω το θερμόμετρο 2. Σας κάνουμε μία ανάλυση αίματος/ ούρων 3. Σας κάνουμε ανάλυση ζάχαρου 4. Σας κάνουμε μία ένεση 5. Σας δίνω χάπια για να κοιμηθείτε/ για τον πόνο/για τον πυρετό/για την φλεγμονή 6. Σας κάνουμε ηλεκτροκαρδιογράφημα 7. Σας βγάζουμε μία ακτινογραφία 8. Σας βάζουμε γύψο 9. Σας βάζω έναν καθετήρα/ορό 10.Σας βάζουμε ένα υπόθετο 11.Θα σας κάνουμε πλύση στομάχου 12.Σας κάνουμε υπερηχογράφημα 13.Σας κάνουμε μία κυστεογραφία 14.Θα σας ακροαστώ/ βήξτε δυνατά/ αναπνεύστε βαθιά 15. Θα σας πάρω τον σφυγμό 16. Θα σας πάρω την πίεση 17. Θα σας κάνω κλύσμα 18. Παρακαλώ, μην κουνιέστε τώρα 19. Τεντώστε ή λυγίστε το μέρος του σώματος που σας δείχνω 20. Σταθείτε όρθιος/ξαπλώστε/γυρίστε στο πλευρό: αριστερό, δεξί 21. Σας κάνουμε μία ενδοσκόπηση	1. Le pongo el termómetro 2. Le hacemos un análisis de sangre/Orina 3. Le hacemos un análisis de azúcar 4. Le ponemos una inyección 5. Le doy pastillas para dormir/Para el dolor/Para la fiebre /Para la inflamación 6. Le hacemos un electrocardiograma 7. Le hacemos una radiografía 8. Le ponemos una escayola 9. Le pongo una sonda/Suero 10. Le ponemos un supositorio 11. Le hacemos un lavado de estómago 12. Le hacemos una ecografía 13. Le hacemos una citología 14. Voy a auscultarle/Tosa fuerte/Respire hondo 15. Le voy a tomar el pulso 16. Le voy a tomar la tensión 17. Le voy a poner un enema 18. Por favor, no se mueva ahora 19. Extienda o flexione la parte del cuerpo que le indico 20. Póngase de pie/Túmbese/Póngase de lado izquierdo, derecho 21. Le hacemos una endoscopia
ΠΟΥ ΜΕ ΠΑΤΕ;	**¿ADÓNDE ME LLEVAN?**
1. Στο ακτινολογικό	1. A rayos X

2. Στο χειρουργείο 3. Στην μονάδα εντατικής παρακολού-θησης 4. Σε άλλο δωμάτιο 5. Στην αίθουσα τοκετών 6. Στην κούρα 7. Να σας εξετάσει ο γιατρός	2. A la sala de operaciones 3. A la unidad de vigilancia intensiva 4. A otra habitación 5. Al paritorio 6. A la sala de curas 7. A la consulta del médico
ΚΑΤΑ ΤΗΝ ΕΓΚΥΜΟΣΥΝΗ/ΤΟΚΕΤΟ	**DURANTE EL EMBARAZO/PARTO**
1. Ο γυναικολόγος/Η μαία 2. Αιμορραγώ 3. Αισθάνομαι τσούξιμο όταν ουρώ/ έχω τσούξιμο στα γεννητικά όργανα 4. Με πονάν οι μαστοί 5. Εχω πόνο στο υπογάστριο 6. Εχω έντονη τάση για εμετό 7. Εχω πυρετό 8. Δεν νιώθω το μωρό εδώ και______ 9. Εχω παράταση τοκετού 10. Εσπασαν τα νερά μου 11. Εχω συσπάσεις και μου έρχονται κάθε_______ λεπτά 12. Είμαι ετοιμόγεννη 13. Επισκληρίδιος αναισθησία ΝΑΙ □ ΟΧΙ □ (Βλ. επίσης την καταχώρηση "σύμπτωμα")	1. El ginecólogo/La matrona 2. Estoy sangrando 3. Tengo escozor al orinar/Tengo escozor en los genitales 4. Me duelen los pechos 5. Tengo dolor abdominal 6. Tengo muchos vómitos 7. Tengo fiebre 8. No noto el bebé desde hace______ 9. Estoy cumplida 10. He roto aguas 11. Tengo contracciones y me dan cada _______ minutos 12. Estoy de parto 13. Epidural SÍ □ NO □ (Ver también apartado de síntomas)
ΕΚΦΡΑΣΕΙΣ ΕΥΓΕΝΕΙΑΣ	**FÓRMULAS DE CORTESÍA**
Ευχαριστώ Παρακαλώ Καλημέρα Καλησπέρα Καλό βράδυ Καληνύχτα (όταν πας για ύπνο)	Gracias Por favor Buenos días Buenas tardes Buenas noches Buenas noches

ΑΛΛΑ	OTROS
1. Με πονάει εδώ 2. Δεν ξέρω 3. Θα με πονέσει;	1. **Me duele aquí** 2. **No sé** 3. **¿Me va a doler?**

9. Inglés / English

English / Inglés

Index / Índice

ENGLISH / ESPAÑOL

Introduction

The purpose of this manual is to facilitate communication between the doctor and the patient who does not speak Spanish.

The patient will point out the sentence in her/his language and the doctor will read the equivalent that is beside it. The doctor or the medical staff may photocopy this information for the patient to fill it.

Introducción

El propósito de este manual es facilitar la comunicación entre el médico y el paciente extranjero que no habla español.

El paciente señalará la frase en su idioma y el médico leerá el equivalente que está al lado. Puede que el médico o el personal sanitario fotocople esta información para que el paciente lo rellene.

PERSONAL DETAILS	DATOS PERSONALES
Surname:	Apellido:
Name:	Nombre:
Address:	Dirección:
-Permanent:	-Fija.
-Temporary:	-Temporal:
Telephone no.	Teléfono:
What will be the duration of your stay?	¿Por cuanto tiempo va a estar aquí?
_______ weeks/months/years/I don´t know	_______ semanas/meses/años/no sé
Date and place of birth:	Fecha y lugar de nacimiento:
Nationality:	Nacionalidad:
Profession	Profesión
Passport no.	Número de pasaporte:
Marital state:	Estado civil:
- Single	- Soltero/a
- Married	- Casado/a
- Widowed	- Viudo/a
Number of sons/daughters:	Número de hijos:
Number of brothers/sisters:	Número de hermanos:

Health insurance: - NHS - Private Name and surname of the father (if under 18): In case of emergency call: What languages do you speak? - German - Arabic - French - English - Italian - Portuguese - Russian - Others	Asistencia médica: - Pública - Privada Nombre y apellidos del padre o de la madre (si no es mayor de edad): En caso de urgencia avisar a: ¿Qué idiomas habla? - Alemán - Árabe - Francés - Inglés - Italiano - Portugués - Ruso - Otros
CRITICAL INFORMATION	**DATOS CRÍTICOS**
1. I'm allergic to: a)Medicines: - Sulpha ☐ - Aspirin ☐ - Penicillin ☐ - Antibiotics ☐ - Others (specify) b) Pollen/Dust/Animals c) Food allergies: - Dairy products - Seafood - Peanuts - Gluten - Others	1. Soy alérgico a: - a)Medicamentos: - La sulfamida ☐ - La aspirina ☐ - La penicilina ☐ - Antibióticos ☐ - Otros (especificar) b) Polen/Polvo/Animales c) Alergias alimenticias: - Productos lácteos - Marisco - Cacahuete - Gluten - Otros

2. I'm pregnant: YES ☐ NO ☐ - Number of pregnancies_______ - Any abortion? /Miscarriage? YES ☐ NO ☐ 3. When was your last period? Date__________ I don´t know	2. Estoy embarazada: SÍ ☐ NO ☐ -Embarazo número_______ -¿Abortos? SÍ ☐ NO ☐ 3. ¿Cuándo tuvo la última regla?: Fecha__________ No sé
SYMPTOMS	**SÍNTOMAS**
Mark with a cross or point out your symptoms and when they started: 1. My head hurts: - Right side - Left side - Forehead - Back of the neck - Migrain _______ hours/days/weeks ago 2.- My eye hurts: - Right - Left _______ hours/days/weeks ago 3.- I've got something in my eye: - Right - Left _______ hours/days/weeks ago 4. My vision is blurred/I see lights and blotches/I can´t see as usual/I see double _______ hours/days/weeks ago 5. I am unable to smell _______ hours/days/weeks ago - I've got a nose bleed. Is it the first time? 6. My teeth /My gums/My palate hurt:	Señale con una cruz o con el dedo su dolencia e indique desde cuándo: 1. Me duele la cabeza: - Lado derecho - Lado izquierdo - En la frente - En la nuca - Migraña Desde hace_______ horas/días/semanas 2. Me duele el ojo: - Derecho - Izquierdo Desde hace_______ horas/días/semanas 3.Tengo algo en el ojo: - Derecho - Izquierdo Desde hace_______ horas/días/semanas 4. Se me nubla la vista/veo luces o manchas/no veo normal/veo doble Desde hace_______ horas/días/semanas 5. No huelo Desde hace_______ horas/días/semanas - Tengo hemorragia nasal. ¿Es la primera vez? 6. Me duelen las muelas/Los dientes/Las encías/el paladar

_______ hours/days/weeks ago	Desde hace_______ horas/días/semanas
7. My ear hurts/I don´t hear well/I hear high pitched screeching, a thumping sound: - Right - Left _______ hours/days/weeks ago	7. Me duele el oído/No oigo bien/Oigo pitidos, zumbidos: - Derecho - Izquierdo Desde hace_______ horas/días/semanas
8. My neck hurts _______ hours/days/weeks ago	8. Me duele el cuello Desde hace_______ horas/días/semanas
9. My throat hurts: - On swallowing - On coughing - When breathing - I feel as if there is something stuck in my throat _______ hours/days/weeks ago	9. Me duele la garganta . - Al tragar - Al toser - Al respirar - Me noto un cuerpo extraño en la garganta Desde hace_______ horas/días/semanas
10. My shoulder hurts: - Right - Left - Towards the front - Towards the back _______ hours/days/weeks ago	10. Me duele el hombro: - Derecho - Izquierdo - Anterior - Posterior Desde hace_______ horas/días/semanas
11. My back hurts: _______ hours/days/weeks ago	11. Me duele la espalda: Desde hace_______ horas/días/semanas
12. My arm hurts: - Right - Left _______ hours/days/weeks ago	12. Me duele el brazo: - Derecho - Izquierdo Desde hace_______ horas/días/semanas
13. My elbow hurts: _______ hours/days/weeks ago	13. Me duele el codo: Desde hace_______ horas/días/semanas
14. My forearm hurts: - Right - Left _______ hours/days/weeks ago	14. Me duele el antebrazo: - Derecho - Izquierdo Desde hace_______ horas/días/semanas
15. My wrist hurts: - Right - Left	15. Me duele la muñeca: - Derecha - Izquierda

_______ hours/days/weeks ago	Desde hace_______ horas/días/semanas
16. My hand hurts:	16. Me duele la mano:
- Right	- Derecha
- Left	- Izquierda
- Palm	- Palma
- Back of the hand	- Dorso
_______ hours/days/weeks ago	Desde hace_______ horas/días/semanas
17.	17. Me duele el dedo
- My finger hurts (right/left hand)	- De la mano (derecha/izquierda)
- My toe hurts (right/left foot)	- Del pie (derecho/izquierdo)
_______ hours/days/weeks ago	Desde hace_______ horas/días/semanas
18. My chest/Abdomen hurts:	18. Me duele el pecho/Abdomen
_______ hours/days/weeks ago	Desde hace_______ horas/días/semanas
19. I've got palpitations	19. Tengo palpitaciones
_______ hours/days/weeks ago	Desde hace_______ horas/días/semanas
20. My ribs hurt:	20. Me duelen las costillas:
- Right	- Derechas
- Left	- Izquierdas
_______ hours/days/weeks ago	Desde hace_______ horas/días/semanas
21. My stomach hurts	21. Me duele el estómago
_______ hours/days/weeks ago	Desde hace_______ horas/días/semanas
22. My kidneys hurt:	22. Me duelen los riñones:
- Right	- Derecho
- Left	- Izquierdo
_______ hours/days/weeks ago	Desde hace_______ horas/días/semanas
23. My hip hurts	23. Me duele la cadera
_______ hours/days/weeks ago	Desde hace_______ horas/días/semanas
24. My ovaries hurt:	24. Me duelen los ovarios:
- Right	- Derecho
- Left	- Izquierdo
_______ hours/days/weeks ago	Desde hace_______ horas/días/semanas
25. My genitals hurt:	25. Me duelen los genitales:
- Men - Women	- En el hombre - En la mujer
• Penis Clitoris	• Pene Clítoris
• Urethra Vulva	• Uretra Labios
•	• mayores/menores
• Testicles Urethra	• Testículos Uretra

• Vagina	• Vagina
_______ hours/days/weeks ago	Desde hace_______ horas/días/semanas
26. My leg/Thigh hurts	26. Me duele la pierna/Muslo:
- Right	- Derecho
- Left	- Izquierdo
_______ hours/days/weeks ago	Desde hace_______ horas/días/semanas
27. My knee hurts:	27. Me duele la rodilla:
- Right	- Derecha
- Left	- Izquierda
_______ hours/days/weeks ago	Desde hace_______ horas/días/semanas
28. My ankle hurts:	28. Me duele el tobillo:
- Right	- Derecho
- Left	- Izquierdo
- Inner	- Interno
- Outer	- Externo
_______ hours/days/weeks ago	Desde hace_______ horas/días/semanas
29. My foot hurts:	29. Me duele el pie:
- Right	- Derecho
- Left	- Izquierdo
- Upper part	- Dorso
- Sole	- Planta
_______ hours/days/weeks ago	Desde hace_______ horas/días/semanas
30. I'm dizzy	30. Estoy mareado
_______ hours/days/weeks ago	Desde hace_______ horas/días/semanas
31. I find it hard to breathe/it hurts me when I breath in/out:	31. Respiro con dificultad/Me duele al inspirar/Expirar
_______ hours/days/weeks ago	Desde hace_______ horas/días/semanas
32. I can't swallow	32. Me atraganto
_______ hours/days/weeks ago	Desde hace_______ horas/días/semanas
33. I've got a cough	33. Tengo mucha tos
_______ hours/days/weeks ago	Desde hace_______ horas/días/semanas
34. I'm nauseous/I have been vomitting	34. Tengo náuseas/Vómitos
_______ hours/days/weeks ago	Desde hace_______ horas/días/semanas
Number of times__________	Número de veces__________
35. I've cut myself	35. Me he cortado
36. I've burnt myself	36. Me he quemado
37. I've got diarrhea	37. Tengo diarrea

_______ hours/days/weeks ago	Desde hace_______ horas/días/semanas
_______ hours/days/weeks ago	Desde hace _______ horas/días/semanas
Number of times__________	Número de veces _______
Colour:	Color:
- With blood	- Sanguinolenta
- White	- Blanquecina
Yellowish	- Amarillenta
Consistency:	Consistencia:
- Liquid	- Líquida
- Soft	- Blanda
38. I'm constipated	38. Estoy estreñido
_______ hours/days/weeks ago	Desde hace_______ horas/días/semanas
39. I can't urinate/I feel a burning sensation/I urinate many times/I pass a great quantity of urine	39. No puedo orinar/Tengo quemazón al orinar/Orino muchas veces/Orino mucha cantidad:
- With strong smell	- Con olor
- Light colour	- Color claro
- Dark colour	- Color oscuro
- With blood	- Sanguinolento
_______ hours/days/weeks ago	Desde hace_______ horas/días/semanas
40. I've got flatulence	40. Tengo flatulencia
_______ hours/days/weeks ago	Desde hace_______ horas/días/semanas
41. I've got heartburn/I am unable to digest well	41. Tengo acidez estomacal/Hago mal la digestión
_______ hours/days/weeks ago	Desde hace_______ horas/días/semanas
42. I've got a cold	42. Estoy resfriado
_______ hours/days/weeks ago	Desde hace_______ horas/días/semanas
43. I can't move/I can´t move this part of my body/This part of my body is numb (I shall point it out)	43. No puedo moverme/No puedo mover esta parte de mi cuerpo/No me siento esta parte de mi cuerpo (lo indico visualmente)
_______ hours/days/weeks ago	Desde hace_______ horas/días/semanas
44. I can't walk	44. No puedo andar
_______ hours/days/weeks ago	Desde hace_______ horas/días/semanas
45. I'm bleeding	45. Estoy sangrando
_______ hours/days/weeks ago	Desde hace_______ horas/días/semanas
46. My skin/My genitals are itching	46. Tengo picores en la piel/En los genitales

_______ hours/days/weeks ago 47. I've got a lump/I´ve an inflamation (I shall point it out) _______ hours/days/weeks ago 48. I've got a high temperature _______ hours/days/weeks ago	Desde hace_______ horas/días/semanas 47. Tengo un bulto/Tengo una inflamación (lo indico visualmente) Desde hace_______ horas/días/semanas 48. Tengo fiebre alta Desde hace_______ horas/días/semanas
MEDICAL HISTORY	**HISTORIAL MÉDICO**
1. Blood group A+, A-, B+, B-, 0+, 0-, AB+, AB- I´ve had a blood transfusion before: YES ☐ NO ☐ 2. I'm diabetic Since I was_______ years old (_______ years ago) 3. I'm an epileptic Since I was_______ years old (_______ years ago) 4. I'm asthmatic Since I was_______ years old (__________ years ago) 5. I`m deaf: - Left ear - Right ear Since I was_______ years old (_______ years ago) 6. I can't talk Since I was_______ years old (_______ years ago) 7. I wear contact lenses/I'm shortsighted/I'm longsighted Since I was_______ years old (_______ years ago) 8. I've got a duodenal ulcer Since I was_______ years old (_______ years ago) 9. I suffer from Parkinson's disease	1. Grupo sanguíneo: -A+, A-, B+, B-, 0+, 0-, AB+, AB- Me han hecho una transfusión SÍ ☐ NO ☐ 2. Soy diabético Desde que tenía_______ años (Desde hace_______ años) 3. Soy epiléptico Desde que tenía_______ años (Desde hace_______ años) 4. Soy asmático Desde que tenía_______ años (Desde hace_______ años) 5. Soy sordo del oído: - Izquierdo - Derecho Desde que tenía_______ años (Desde hace_______ años) 6. Soy mudo Desde que tenía_______ años (Desde hace_______ años) 7. Uso lentes correctoras/Tengo miopía/ Astigmatismo Desde que tenía_______ años (Desde hace_______ años) 8. Tengo una úlcera del duodeno Desde que tenía_______ años (Desde hace_______ años) 9. Padezco la enfermedad de Parkinson

10. I suffer from migraine 11. I've had/I have hepatitis: A, B, C, D Date__________ 12. I've had a heart operation Date__________ 13. I've had a heart attack/angina Date__________ 14. I've had a stroke: Thrombosis/Embolism Date__________ 15. I've got high/Low bloodpressure 16. I´ve been operated on before: YES ☐ NO - Apendicitis - Removal of the tonsils - Cataracts - Heamorrhoids - Mioma/Uterus/Ovaries - Others (pointing out the right place) 17. I`ve suffered/I suffer cancer of the: - Mouth - Colon - Stomach - Throat - Liber - Breast - Prostate gland - Lung - Kidney - Testicle(s) - Brain tumour - Uterus - Bladder 18. I've had/I have leukemia/ Haematological illness 19. I take these medicines:	10. Tengo migraña 11. He tenido/Tengo hepatitis: A, B, C, D Fecha__________ 12. Me han operado del corazón Fecha__________ 13. He tenido un infarto/Angina de pecho Fecha__________ 14. He tenido una hemorragia cerebral: Trombosis/Embolia Fecha__________ 15. Tengo la tensión alta/baja 16. Me he sometido alguna vez a una intervención quirúrgica: SÍ ☐ NO ☐ - Apendicitis - Amigdalitis - Cataratas - Hemorroides - Mioma/Matriz/Ovarios - Otros (especificar visualmente) 17. He padecido/Padezco cáncer de: - Boca - Colon - Estómago - Garganta - Hígado - Mama - Próstata - Pulmón - Riñón - Testículo - Tumor cerebral - Útero - Vejiga 18. He padecido/Padezco leucemia/ Enfermedad hematológica 19. Tomo estos medicamentos:

- Antibiotics	- Antibióticos
- Analgesics	- Analgésicos
- Antiinflammatory drugs	- Antiinflamatorios
- Medication for my bronchial tubes	- Broncodilatadores
- Medication for my bloodpressure	- Antihipertensivos
- Hormones for the thyriods	- Hormonas tiroides
- Insulin	- Insulina
- Tranquilizers	- Tranquilizantes
- Heart tablets	- Medicación para el corazón
- Antidepressants	- Antidepresivos
- Others	- Otros
_______ hours/days/weeks ago	Desde hace_______ horas/días/años
I take medication:	Tomo estos medicamentos:
- Orally	- Vía oral
- Anally	- Vía rectal
- Vaginally	- Vía vaginal
- Topical use	- Vía tópica
- Inhalants	- Por inhalación
20. I`ve got Aids/I´m a HIV positive	20. Tengo SIDA/Soy seropositivo
_______ months/years ago	Desde hace_______ meses/años
VACCINATIONS (CHILDREN)	**BIOGRAFÍA VACUNAL (NIÑOS)**
Mark with a cross:	Señale con una cruz:
YES NO DON'T KNOW	SÍ NO NO SÉ
Polio	Polio
Diphteria	Difteria
Tetanus	Tétanos
Whooping-Cough	Tos ferina
Measles	Sarampión
German-Measles	Rubeola
Mumps	Parotiditis (Paperas)
B.C.G (TB)	B. C. G (Tuberculosis)
OTHERS	OTRAS

VACCINATIONS (ADULTS)	BIOGRAFÍA VACUNAL (ADULTOS)
1. When was the last time you had the tetanus? _______ months/years ago/I don´t know 2. When was the last time that you were vaccinated for hepatitis B? _______ months/years ago/I don´t know 3.- And for typhoid? _______ months/years ago/I don´t know 4.- And for yellow fever? _______ months/years ago/I don´t know (Take into consideration the country of origin of the patient)	1. ¿Cuándo fue la última vez que se vacunó de tétanos? _______ meses/años/no sé 2. ¿Cuándo fue la última vez que se vacunó de hepatitis B? _______ meses/años/no sé 3. ¿Y de tifus? _______ meses/años/no sé 4. ¿Y de fiebre amarilla? _______ meses/años/no sé (Valorar la vacunación dependiendo de la procedencia del paciente)
AT THE HOSPITAL	**EN EL HOSPITAL**
1. When is the doctor coming? - Soon - In the morning - In the evening - At night - Tomorrow 2. Call the doctor on call/ consultant/Interpreter/Police/Nurse/Priest, please 3. The cannula/needle bothers me 4. I can't sleep/I´m sleepy 5. I`m nervous/I feel anxious/I´m depressed 6. I find it hard to eat/I dont feel like eating 7. I'm cold 8. I'm hot 9. I'm thirsty 10. I'm hungry 11. I'd like to have: - Water, please	1. ¿Cuándo viene el médico? - Pronto - Por la mañana - Por la tarde - Por la noche - Mañana 2. Llame al médico de guardia/Especialista/Intérprete/La policía/Enfermero/Sacerdote 3. Me molesta el catéter del suero 4. No puedo dormir/Tengo mucho sueño 5. Estoy nervioso/Tengo ansiedad/ Tengo depresión 6. Me cuesta trabajo comer/No tengo apetito 7. Tengo frío 8. Tengo calor 9. Tengo sed 10. Tengo hambre 11. Quisiera tomar: - Agua

- Milk, please	- Leche
- Coffee, please	- Café
- Tea, please	- Té
- Juice, please	- Zumo
- Soup, please	- Sopa
- Solid food, please	- Comida sólida
- Meat, please	- Carne
- Fish, please	- Pescado
- Fruit, please	- Fruta
- **Cold**	- **Frío**
- **Hot**	- **Caliente**
- **Warm**	- **Templado**
12. I need:	12. Necesito:
- A blanket	- Una manta
- A pillow	- Una almohada
- A towel	- Una toalla
- A sanitary towel	- Una compresa
- Wipes	- Gasa
- Toilet paper	- Papel higiénico
- Phone: the embassy/My family	- Llamar por teléfono: a la embajada/A mi familia
13. The bed is wet/Soiled	13. La cama está mojada/Sucia
14. I need a bed pan	14. Necesito la cuña
15. Could you raise the bed a bit, please?	15. Necesito que suba un poco la cama
16. Could you lower the bed a bit, please?	16. Necesito que baje un poco la cama
17. The bandage is too tight	17. La venda está demasiado apretada
18. The bandage is too loose	18. La venda está demasiado floja
WHAT ARE YOU DOING?	**¿QUÉ HACE USTED?**
1. I'm taking your temperature	1. Le pongo el termómetro
2. We're running a blood/Urine test	2. Le hacemos un análisis de sangre/Orina
3. We're measuring your sugar level	3. Le hacemos un análisis de azúcar
4. We're giving you an injection	4. Le ponemos una inyección
5. I'm giving you sleeping tablets/For pain/For temperature/For the swelling	5. Le doy pastillas para dormir/Para el dolor/Para la fiebre/Para la inflamación
6. We're doing an electrocardiogram	6. Le hacemos un electrocardiograma

7. We're doing an X-Ray 8. We're putting on a plaster cast 9. We're putting on a catheter/A drip 10. We're giving you a suppository 11. We're pumping your stomach out 12. We`re doing an ultra sound scan 13. We`re doing a smear test 14. I`m going to use a stethoscope, to check your breathing/Cough/Breath deeply 15. I´m going to check your pulse 16. I´m going to take your bloodpressure 17. I´m going to give you an enema 18. Don´t move now, please 19. Stretch or flex the part of the body I`m pointing to 20. Stand up/Lay down/Lay on your right side, left side 21. We`re doing an endoscopy	7. Le hacemos una radiografía 8. Le ponemos una escayola 9. Le pongo una sonda/Suero 10. Le ponemos un supositorio 11. Le hacemos un lavado de estómago 12. Le hacemos una ecografía 13. Le hacemos una citología 14. Voy a auscultarle/Tosa fuerte/Respire hondo 15. Le voy a tomar el pulso 16. Le voy a tomar la tensión 17. Le voy a poner un enema 18. Por favor, no se mueva ahora 19. Extienda o flexione la parte del cuerpo que le indico 20. Póngase de pie/Túmbese/Póngase de lado derecho, izquierdo 21. Le hacemos una endoscopia
WHERE ARE YOU TAKING ME?	**¿ADÓNDE ME LLEVAN?**
1. To X-Ray 2. To the operation theatre 3. To Intensive care 4. To another room 5. To the delivery room 6. To the treatment room 7. To the consulting room	1. A rayos X 2. A la sala de operaciones 3. A la unidad de vigilancia intensiva 4. A otra habitación 5. Al paritorio 6. A la sala de curas 7. A la consulta del médico
DURING PREGNANCY/LABOUR	**DURANTE EL EMBARAZO/PARTO**
1. The gynecologist/the midwife 2. I'm bleeding 3. I've got an irritation when I urinate/I've got an irritation on my genitals 4. My breasts hurt 5. My abdomen hurts 6. I'm vomitting a lot 7. I've got temperature	1. El ginecólogo/la matrona 2. Estoy sangrando 3. Tengo escozor al orinar/tengo escozor en los genitales 4. Me duelen los pechos 5. Tengo dolor abdominal 6. Tengo muchos vómitos 7. Tengo fiebre

8. I can't feel the baby since _______	8. No noto el bebé desde hace _______
9. I'm overdue 10. My waters have broken 11. My contractions are every_______ minutes 12. I'm in labour 13. Epidural YES □ NO □ (See also section on symptoms)	9. Estoy cumplida 10. He roto aguas 11. Tengo contracciones y me dan cada _______ minutos 12. Estoy de parto 13. Epidural SÍ □ NO □ (Ver también apartado de síntomas)
COURTESY	**FÓRMULAS DE CORTESÍA**
Thank you Please Good morning /Hello Good afternoon Good evening/good night	Gracias Por favor Buenos días Buenas tardes Buenas noches
OTHERS	**OTROS**
1. It hurts here (pointing out the right place) 2. I don´t know 3. Is it going to hurt me?	1. Me duele aquí 2. No sé 3. ¿Me va a doler?

10. Italiano / Italiano

Italiano / Italiano

Indice / Índice

ITALIANO / ESPAÑOL

Introduzione

Lo scopo di questo manuale è quello di agevolare la comunicazione fra il medico e il paziente straniero che non parla lo spagnolo.

Il paziente indicherà la frase scritta nella sua lingua e il medico leggerà l'equivalente che compare a fianco. Il medico o il personale sanitario può fotocopiare questa scheda informativa affinchè sia compilata.

Introducción

El propósito de este manual es facilitar la comunicación entre el médico y el paciente extranjero que no habla español.

El paciente señalará la frase en su idioma y el médico leerá el equivalente que está al lado. Puede que el médico o el personal sanitario fotocopie esta información para que el paciente la rellene.

DATI PERSONALI	**DATOS PERSONALES**
Cognome: Nome: Residenza: - Fissa: - Temporanea: Telefono: Quanto tempo resterà qui? _______ giorni/settimane/mesi/anni/non so Data e luogo di nascita: Nazionalità: Professione: Numero di passaporto: Stato civile: - Celibe / nubile - Sposato/a - Vedovo/a	Apellido: Nombre: Dirección: - Fija: - Temporal: Teléfono: ¿Por cuánto tiempo va a estar aquí? _______ días semanas/meses/años/no sé Fecha y lugar de nacimiento: Nacionalidad: Profesión: Número de pasaporte: Estado civil: - Soltero/a - Casado/a - Viudo/a

Nº di fligli: Nº di fratelli: Assistenza sanitaria: - Previdenza sociale - Assicurazione privata Nome e cognome del padre o della madre (se il paziente è minorenne): In caso d'urgenza, avvisare: Che lingue parla? - Tedesco - Arabo - Francese - Inglese - Portoghese - Russo - Altri	Número de hijos: Número de hermanos: Asistencia médica: - Pública - Privada Nombre y apellidos del padre o de la madre (si no es mayor de edad): En caso de urgencia avisar a: ¿Qué idiomas habla? - Alemán - Árabe - Francés - Inglés - Portugués - Ruso - Otros
DATI CRITICI	**DATOS CRÍTICOS**
1. Sono allergico a: a) Farmaci: - Sulfamidici ☐ - Aspirina ☐ - Penicillina ☐ - Antibiotici ☐ - Altri (specificare) b) Polline/Polvere/Animali c) Allergie da cibo: - Prodotti lattei - Arachidi - Frutto di mare - Glutine - Altri	1. Soy alérgico a: a) Medicamentos: - La sulfamida ☐ - La aspirina ☐ - La penicilina ☐ - Antibióticos ☐ - Otros (especificar) b) Polen/Polvo/Animales c) Alergias alimenticias: - Productos lácteos - Cacahuetes - Marisco - Gluten - Otros

2. Sono incinta: SÌ □ NO □ - Gravidanza numero_______ - Aborti? SÌ □ NO □ 3. Quando ha avuto le ultime mestruazioni? Data__________ Non so	2. Estoy embarazada: SÍ □ NO □ - Embarazo número_______ - ¿Abortos? SÍ □ NO □ 3. ¿Cuándo tuvo la última regla? Fecha__________ No sé
SINTOMI	**SÍNTOMAS**
Indichi la sua malattia e dica da quando ne soffre: 1. Mi fa male la testa: - Lato destro - Lato sinistro - La fronte - La nuca - Emicrania Da_______ ore/giorni/settimane 2. Mi fa male l'occhio: - Destro - Sinistro Da_______ ore/giorni/settimane 3. Ho qualcosa nell'occhio: - Destro - Sinistro Da_______ ore/giorni/settimane 4. Mi si annebia la vista/Vedo delle luci o delle macchie/Non vedo come d'abitudine/Vedo doppio Da_______ ore/giorni/settimane 5. Mi fa male il naso/Non sento odori: Da_______ ore/giorni/settimane	Señale su dolencia e indique desde cuándo: 1. Me duele la cabeza: - Lado derecho - Lado izquierdo - En la frente - En la nuca - Migraña Desde hace_______ horas/días/semanas 2. Me duele el ojo: - Derecho - Izquierdo Desde hace_______ horas/días/semanas 3. Tengo algo en el ojo: - Derecho - Izquierdo Desde hace_______ horas/días/semanas 4. Se me nubla la vista/Veo luces o manchas/No veo normal/Veo doble Desde hace_______ horas/días/semanas 5. Me duele la nariz/No huelo: Desde hace_______ horas/días/semanas

- Ho un'emorragia nasale. È la prima volta?	- Tengo hemorragia nasal. ¿Es la primera vez?
SÌ □ NO □	SÍ □ NO □
6. Mi fanno male i denti/Le gengive/La lingua	6. Me duelen las muelas y los dientes/Las encías/La lengua
Da_______ ore/giorni/settimane	Desde hace_______ horas/días/semanas
7. Mi fa male l'orecchio/Non sento bene/Sento dei fischi, dei ronzii:	7. Me duele el oído/No oigo bien/Oigo pitidos, zumbidos:
- Destro	- Derecho
- Sinistro	- Izquierdo
Da_______ ore/giorni/settimane	Desde hace_______ horas/días/semanas
8. Mi fa male il collo	8. Me duele el cuello
Da_______ ore/giorni/settimane	Desde hace_______ horas/días/semanas
9. Mi fa male la gola:	9. Me duele la garganta:
- Quando inghiotto	- Al tragar
- Quando tossisco	- Al toser
- Quando respiro	- Al respirar
- Ho qualcosa di strano in gola	- Me noto un cuerpo extraño en la garganta
Da_______ ore/giorni/settimane	Desde hace_______ horas/días/semanas
10. Mi fa male la spalla:	10. Me duele el hombro:
- Destra	- Derecho
- Sinistra	- Izquierdo
- Lato anteriore	- Anterior
- Lato posteriore	- Posterior
Da_______ ore/giorni/settimane	Desde hace_______ horas/días/semanas
11. Mi fa male la schiena	11. Me duele la espalda
Da_______ ore/giorni/settimane	Desde hace _______ horas/días/semanas
12. Mi fa male il braccio:	12. Me duele el brazo:
- Destro	- Derecho
- Sinistro	- Izquierdo
Da_______ ore/giorni/settimane	Desde hace_______ horas/días/semanas
13. Mi fa male il gomito:	13. Me duele el codo:
- Destro	- Derecho
- Sinistro	- Izquierdo
Da_______ ore/giorni/settimane	Desde hace_______ horas/días/semanas
14. Mi fa male l'avambraccio:	14. Me duele el antebrazo:

- Destro	- Derecho
- Sinistro	- Izquierdo
Da_______ ore/giorni/settimane	Desde hace_______ horas/días/semanas
15. Mi fa male il polso:	15. Me duele la muñeca:
- Destro	- Derecha
- Sinistro	- Izquierda
Da_______ ore/giorni/settimane	Desde hace_______ horas/días/semanas
16. Mi fa male la mano:	16. Me duele la mano:
- Destra	- Derecha
- Sinistra	- Izquierda
- Il palmo	- Palma
- Il dorso	- Dorso
Da_______ ore/giorni/settimane	Desde hace_______ horas/días/semanas
17. Mi fa male il dito:	17. Me duele el dedo:
- Della mano (destra / sinistra)	- De la mano (derecha/izquierda)
- Del piede (destro / sinistro)	- Del pie (derecho/izquierdo)
Da_______ ore/giorni/settimane	Desde hace_______ horas/días/semanas
18. Mi fa male il petto/L'addome	18. Me duele el pecho/Abdomen
Da_______ ore/giorni/settimane	Desde hace_______ horas/días/semanas
19. Ho palpitazioni	19. Tengo palpitaciones
Da_______ ore/giorni/settimane	Desde hace_______ horas/días/semanas
20. Mi fanno male le costole:	20. Me duelen las costillas:
- Parte destra	- Derechas
- Parte sinistra	- Izquierdas
Da_______ ore/giorni/settimane	Desde hace_______ horas/días/semanas
21. Mi fa male lo stomaco	21. Me duele el estómago
Da_______ ore/giorni/settimane	Desde hace_______ horas/días/semanas
22. Mi fanno male i reni:	22. Me duelen los riñones:
- Destro	- Derecho
- Sinistro	- Izquierdo
Da_______ ore/giorni/settimane	Desde hace_______ horas/días/semanas
23. Mi fa male il fianco:	23. Me duele la cadera:
- Destro	- Derecha
- Sinistro	- Izquierda
Da_______ ore/giorni/settimane	Desde hace_______ horas/días/semanas
24. Mi fanno male le ovaie:	24. Me duelen los ovarios:
- Destra	- Derecho

- Sinistra	- Izquierdo
Da_______ ore/giorni/settimane	Desde hace_______ horas/días/semanas
25. Mi fanno male i genitali:	25. Me duelen los genitales
- Uomo - Donna	- En el hombre - En la mujer
• Pene Clitoride	• Pene Clítoris
• Uretra Piccole labbra	• Uretra Labios menores
Grandi labbra	Labios mayores
• Testicoli Uretra	• Testículos Uretra
Vagina	Vagina
Da_______ ore/giorni/settimane	Desde hace_______ horas/días/semanas
26. Mi fa male la gamba/La coscia:	26. Me duele la pierna/Muslo:
- Destra	- Derecho
- Sinistra	- Izquierdo
Da ______ ore/giorni/settimane	Desde hace _______ horas/días/semanas
27. Mi fa male il ginocchio:	27. Me duele la rodilla:
- Destro	- Derecha
- Sinistro	- Izquierda
Da_______ ore/giorni/settimane	Desde hace_______ horas/días/semanas
28. Mi fa male la caviglia:	28. Me duele el tobillo:
- Destra	- Derecho
- Sinistra	- Izquierdo
- Parte interna	- Interno
- Parte esterna	- Externo
Da_______ ore/giorni/settimane	Desde hace_______ horas/días/semanas
29. Mi fa male il piede:	29. Me duele el pie:
- Destro	- Derecho
- Sinistro	- Izquierdo
- Il collo	- Dorso
- La pianta	- Planta
Da_______ ore/giorni/settimane	Desde hace_______ horas/días/semanas
30. Mi gira la testa	30. Estoy mareado
Da_______ ore/giorni/settimane	Desde hace_______ horas/días/semanas
31. Respiro con difficoltà/Mi fa male quando inspiro/Espiro	31. Respiro con dificultad/Me duele al inspirar/Expirar
Da_______ ore/giorni/settimane	Desde hace_______ horas/días/semanas
32. Inghiotto con difficoltà	32. Me atraganto
Da_______ ore/giorni/settimane	Desde hace_______ horas/días/semanas

33. Ho molta tosse	33. Tengo mucha tos
Da_______ ore/giorni/settimane	Desde hace_______ horas/días/semanas
34. Ho nausea/Vomito	34. Tengo náuseas/Vómitos
Da_______ ore/giorni/settimane	Desde hace_______ horas/días/semanas
Numero di volte__________	Número de veces__________
35. Mi sono tagliato	35. Me he cortado
36. Mi sono scottato	36. Me he quemado
37. Ho diarrea	37. Tengo diarrea
Da_______ ore/giorni/settimane	Desde hace_______ horas/días/semanas
Numero di volte__________	Número de veces__________
Colore:	Color:
- Sanguinolenta	- Sanguinolenta
- Bianchiccia	- Blanquecina
- Gialla	- Amarilla
Consistenza:	Consistencia:
- Liquida	- Líquida
- Molle	- Blanda
38. Sono stitico	38. Estoy estreñido
Da_______ ore/giorni/settimane	Desde hace_______ horas/días/semanas
39. Non posso orinare/Mi brucia quando orino/Orino molte volte/Orino abbondantemente	39. No puedo orinar/Tengo quemazón al orinar/Orino muchas veces/Orino mucha cantidad
- Con odore	- Con olor
- Colore chiaro	- Color claro
- Colore scuro	- Color oscuro
- Con tracce di sangue	- Sanguinolento
Da_______ ore/giorni/settimane	Desde hace_______ horas/días/semanas
40. Ho flatulenza	40. Tengo flatulencia
Da_______ ore/giorni/settimane	Desde hace_______ horas/días/semanas
41. Ho bruciore di stomaco/Digerisco male	41. Tengo acidez estomacal /Hago mal la digestión
Da_______ ore/giorni/settimane	Desde hace_______ horas/días/semanas
42. Sono raffreddato	42. Estoy resfriado
Da_______ ore/giorni/settimane	Desde hace_______ horas/días/semanas
43. Non posso muovermi/Non posso muovere questa parte del corpo/Non sento questa parte del corpo (la faccio vedere)	43. No puedo moverme/ No puedo mover esta parte de mi cuerpo/No me siento esta parte de mi cuerpo (lo indico visualmente)

Da_______ ore/giorni/settimane 44. Non posso andare Da_______ ore/giorni/settimane 45. Sto sanguinando Da_______ ore/giorni/settimane 46. Ho prurito / Ai genitali Da_______ ore/giorni/settimane 47. Ho un nodulo/Ho un'infiammazione (la faccio vedere) Da_______ ore/giorni/settimane 48. Ho febbre alta Da_______ ore/giorni/settimane	Desde hace_______ horas/días/semanas 44. No puedo andar Desde hace_______ horas/días/semanas 45. Estoy sangrando Desde hace_______ horas/días/semanas 46. Tengo picores / En los genitales Desde hace_______ horas/días/semanas 47. Tengo un bulto /Tengo una inflamación (lo indico visualmente) Desde hace_______ horas/días/semanas 48. Tengo fiebre alta Desde hace_______ horas/días/semanas
CARTELLA CLINICA	**HISTORIAL MÉDICO**
1. Gruppo sanguineo: A+, A-, B+, B-, 0+, 0-, AB+, AB- Mi hanno fatto delle trasfusioni SÌ □ NO □ 2. Sono diabetico Dall'età di_______ anni (Da_______ anni) 3. Sono epilettico Dall'età di_______ anni (Da_______ anni) 4. Sono asmatico Dall'età di_______ anni (Da_______ anni) 5. Sono sordo dall'orecchio: - Sinistro - Destro Dall'età di_______ anni (Da_______ anni) 6. Sono muto Dall'età di_______ anni (Da_______ anni) 7. Uso lenti a contatto/Ho miopia/Astigmatismo	1. Grupo sanguíneo: A+, A-, B+, B-, 0+, 0-, AB+, AB- Me han hecho una transfusión SÍ □ NO □ 2. Soy diabético Desde que tenía_______ años (Desde hace_______ años) 3. Soy epiléptico Desde que tenía_______ años (Desde hace_______ años) 4. Soy asmático Desde que tenía_______ años (Desde hace_______ años) 5. Soy sordo del oído: - Izquierdo - Derecho Desde que tenía_______ años (Desde hace_______ años) 6. Soy mudo Desde que tenía_______ años (Desde hace_______ años) 7. Uso lentes correctoras/Tengo miopía/ Astigmatismo

Dall'età di_______ anni	Desde que tenía_______ años
(Da_______ anni)	(Desde hace_______ años)
8. Ho un'ulcera di duodeno	8. Tengo una úlcera de duodeno
Dall'età di_______ anni	Desde que tenía_______ años
(Da_______ anni)	(Desde hace_______ años)
9. Ho il morbo di Parkinson	9. Padezco la enfermedad de Parkinson
Dall'età di_______ anni	Desde que tenía_______ años
(Da_______ anni)	(Desde hace_______ años)
10. Ho delle emicranie	10. Tengo migraña
Dall'età di_______ anni	Desde que tenía_______ años
(Da_______ anni)	(Desde hace_______ años)
11. Ho avuto/Ho l'epatite: A, B, C, D	11. He tenido/Tengo hepatitis: A, B, C, D
Data__________	Fecha__________
12. Sono stato operato al cuore	12. Me han operado del corazón
Data__________	Fecha__________
13. Ho avuto un infarto/Angina pectoris	13. He tenido un infarto/Angina de pecho
Data__________	Fecha__________
14. Ho avuto un'emorragia cerebrale: Trombosi/Embolia	14. He tenido una hemorragia cerebral: Trombosis/Embolia
Data__________	Fecha__________
15. Ho la pressione alta/bassa	15. Tengo la tensión alta/baja
16. Ho subito un intervento chirurgico	16. Me he sometido alguna vez a una intervención quirúrgica
SÌ ☐ NO ☐	SÍ ☐ NO ☐
- Appendicite	- Apendicitis
- Tonsillite	- Amigdalitis
- Cataratta	- Cataratas
- Emorroidi	- Hemorroides
- Mioma/Utero/Ovaie	- Mioma/Matriz/Ovarios
- Altri (specificare visualmente)	- Otros (especificar visualmente)
17. Ho sofferto/Soffro di cancro a:	17. He padecido/Padezco cáncer de:
- Bocca	- Boca
- Colon	- Colon
- Stomaco	- Estómago
- Gola	- Garganta
- Fegato	- Hígado
- Seno	- Mama

- Prostata - Polmone - Rene - Testicolo - Utero - Vescica - Tumore cerebrale 18. Ho sofferto/Soffro di leucemia/Una malattia ematologica 19. Prendo queste medicine: - Antibiotici - Analgesici - Anti-infiammatori - Broncodilatatori - Antipertensivi - Ormoni tiroidei - Insulina - Calmanti - Medicine per il cuore - Antidepressivi - Altri Da_______ ore/giorni/anni Prendo queste medicine: - Via orale - Via rettale - Via vaginale - Via topica - Inalazione 20. Ho l'AIDS/Sono sieropositivo Da_______ ore / giorni / anni	- Próstata - Pulmón - Riñón - Testículo - Útero - Vejiga - Tumor cerebral 18. He padecido/Padezco leucemia/ Enfermedad hematológica 19. Tomo estos medicamentos: - Antibióticos - Analgésicos - Antiinflamatorios - Broncodilatadores - Antihipertensivos - Hormonas tiroides - Insulina - Tranquilizantes - Medicación para el corazón - Antidepresivos - Otros Desde hace_______ horas/días/años Tomo estos medicamentos: - Vía oral - Vía rectal - Vía vaginal - Vía tópica - Por inhalación 20. Tengo el SIDA/Soy seropositivo Desde hace_______ horas/días/años
VACCINI (BAMBINI)	**BIOGRAFÍA VACUNAL (NIÑOS)**
Indichi con una crocetta: SÌ NO NON SO Poliomielite Difterite Tetano	Señale con una cruz: SÍ NO NO SÉ Polio Difteria Tétanos

Pertosse Morbillo Rosolia Parotite (orecchioni) B.C.G. (tubercolosi) ALTRI	Tos ferina Sarampión Rubéola Parotiditis (paperas) B. C. G (tuberculosis) OTRAS
VACCINI (ADULTI)	**BIOGRAFÍA VACUNAL (ADULTOS)**
1. Quando ha fatto l'antitetanica per l'ultima volta? _______ mesi/anni/non so 2. Quando ha fatto il vaccino contro l'epatite B per l'ultima volta? _______ mesi/anni/non so 3. E contro il tifo? _______ mesi/anni/non so 4. E contro la febbre gialla? _______ mesi/anni/non so (Valutare la vaccinazione secondo la procedenza del malato)	1. ¿Cuándo fue la última vez que se vacunó de tétanos? _______ meses/años/no sé 2. ¿Cuándo fue la última vez que se vacunó de hepatitis B? _______ meses/años/no sé 3. ¿Y de tifus? _______ meses/años/no sé 4. ¿Y de fiebre amarilla? _______ meses/años/no sé (Valorar la vacunación dependiendo de la procedencia del paciente)
NELL'OSPEDALE	**EN EL HOSPITAL**
1. Quando viene il dottore? - Presto - La mattina - La sera - La notte - Domani 2. Chiami il medico di guardia/Lo specialista/L'interprete/La polizia/ L'infermiere/Il sacerdote 3. Mi fa male il catetere della flebo 4. Non posso dormire/Ho molto sonno 5. Sono nervoso/Sono ansioso/Sono depresso 6. Faccio fatica a mangiare/Non ho appetito	1. ¿Cuándo viene el médico? - Pronto - Por la mañana - Por la tarde - Por la noche - Mañana 2. Llame al médico de guardia/ Especialista/Intérprete/La policía/ Enfermero/Sacerdote 3. Me molesta el catéter del suero 4. No puedo dormir/Tengo mucho sueño 5. Estoy nervioso/Tengo ansiedad/ Tengo depresión 6. Me cuesta trabajo comer/No tengo apetito

7. Ho freddo	7. Tengo frío
8. Ho caldo	8. Tengo calor
9. Ho sete	9. Tengo sed
10. Ho fame	10. Tengo hambre
11. Vorrei:	11. Quisiera tomar:
- Acqua	- Agua
- Latte	- Leche
- Caffè	- Café
- Tè	- Té
- Succo	- Zumo
- Minestra	- Sopa
- Biscotti	- Galletas
- Cibo solido	- Comida sólida
- Carne	- Carne
- Pesce	- Pescado
- Frutta	- Fruta
- **Freddo**	- **Frío**
- **Caldo**	- **Caliente**
- **Tiepido**	- **Templado**
12. Ho bisogno di:	12. Necesito:
- Una coperta	- Una manta
- Un cuscino	- Una almohada
- Un asciugamano	- Una toalla
- Un assorbente igienico	- Una compresa
- Garze	- Gasas
- Carta igienica	- Papel higiénico
- Telefonare: All'ambasciata/Alla mia famiglia	- Llamar por teléfono: A la Embajada/A mi familia
13. Il letto è bagnato/Sporco	13. La cama está mojada/Sucia
14. Ho bisogno dell'orinale	14. Necesito la cuña
15. Ho bisogno che alzi un po' il letto	15. Necesito que suba un poco la cama
16. Ho bisogno che abbassi un po' il letto	16. Necesito que baje un poco la cama
17. La benda è troppo stretta	17. La venda está demasiado apretada
18. La benda è troppo floscia	18. La venda está demasiado floja
CHE COSA STA FACENDO?	**¿QUÉ HACE USTED?**
1. Le metto il termometro	1. Le pongo el termómetro

2. Le facciamo un'analisi di sangue/Orina	2. Le hacemos un análisis de sangre/Orina
3. Le facciamo un'analisi del tasso glicemico	3. Le hacemos un análisis de azúcar
4. Le facciamo un'iniezione	4. Le ponemos una inyección
5. Le do una pastiglia per dormire/Per il dolore/Per la febbre/Per l'infiammazione	5. Le doy pastillas para dormir/Para el dolor/Para la fiebre/Para la inflamación
6. Le facciamo un elettro-cardiogramma	6. Le hacemos un electrocardiograma
7. Le facciamo una radiografia	7. Le hacemos una radiografía
8. La ingessiamo	8. Le ponemos una escayola
9. Le mettiamo una sonda/La flebo	9. Le pongo una sonda/Suero
10. Le mettiamo una supposta	10. Le ponemos un supositorio
11. Le facciamo una lavanda gastrica	11. Le hacemos un lavado de estómago
12. Le facciamo un'ecografia	12. Le hacemos una ecografía
13. Le facciamo una citologia	13. Le hacemos una citología
14. La ausculterò/Tossisca forte/Respiri profondamente	14. Voy a auscultarle/Tosa fuerte/Respire hondo
15. Le prenderò il polso	15. Le voy a tomar el pulso
16. Le misurerò la pressione	16. Le voy a tomar la tensión
17. Le farò un clistere	17. Le voy a poner un enema
18. Per favore, adesso non si muova	18. Por favor, no se mueva ahora
19. Stenda o pieghi la parte del corpo che le indico	19. Extienda o flexione la parte del cuerpo que le indico
20. Si metta in piedi/Si corichi/Si giri sul fianco sinistro, destro	20. Póngase de pie/Túmbese/Póngase de lado izquierdo, derecho
21. Le facciamo un' endoscopia	21. Le hacemos una endoscopia
DOVE MI STANNO PORTANDO?	**¿ADÓNDE ME LLEVAN?**
1. A fare i raggi	1. A rayos X
2. Alla sala operatoria	2. A la sala de operaciones
3. All'unità di terapia intensiva	3. A la unidad de vigilancia intensiva
4. In un'altra stanza	4. A otra habitación
5. In sala parto	5. Al paritorio
6. All'infermeria	6. A la sala de curas
7. Allo studio del medico	7. A la consulta del médico

DURANTE LA GRAVIDANZA / IL PARTO	DURANTE EL EMBARAZO / PARTO
1. Il ginecologo/La levatrice	1. El ginecólogo/La matrona
2. Sto sanguinando	2. Estoy sangrando
3. Ho bruciore quando orino/Ho bruciore ai genitali	3. Tengo escozor al orinar/Tengo escozor en los genitales
4. Mi fa male il seno	4. Me duelen los pechos
5. Ho dolore all' addome	5. Tengo dolor abdominal
6. Vomito spesso	6. Tengo muchos vómitos
7. Ho febbre	7. Tengo fiebre
8. Non sento il bebè da______	8. No noto el bebé desde hace______
9. Sono a termine	9. Estoy cumplida
10. Ho rotto le acque	10. He roto aguas
11. Ho delle contrazioni e mi vengono ogni ______ minuti	11. Tengo contracciones y me dan cada ______ minutos
12. Sto partorendo	12. Estoy de parto
13. Epidurale	13. Epidural
SÌ □ NO □	SÍ □ NO □
(Vedere anche *Sintomi*)	(Ver también apartado de síntomas)
FORME DI CORTESIA	**FÓRMULAS DE CORTESÍA**
Grazie	Gracias
Per favore	Por favor
Buon giorno	Buenos días
Buon giorno	Buenas tardes
Buona sera	Buenas noches
Buona notte (quando va a letto)	Buenas noches (cuando vas a dormir)
ALTRI	**OTROS**
1. Mi fa male qui	1. Me duele aquí
2. Non so	2. No sé
3. Mi farà male?	3. ¿Me va a doler?

11. Lingala / Lingala

Lingala / Lingala

Libaya etali ma yebisi nyonso/ Índice

LINGALA / ESPAÑOL

Likasa ya liboso

Mituna oyo ezali kosalisa monganga na mutu azali na bokono ba yokana malamu na masolo etali bango mibale pon a motu oyo azoloba espagnol te.

Motu na Bocono ako pona mituna na monoko ya mboka na ye. Mpe akolakisa yango na monganga to mosali na kati ya lopitalo. Bango ba kosala fotocopie ya mituna wana, sima na yango sopesa motu na Bocono mpo na kotondisa likasa yango.

Introducción

El propósito de este manual es facilitar la comunicación entre el médico y el paciente extranjero que no habla español.

El paciente señalará la frase en su idioma y el médico leerá el equivalente que está al lado. Puede que el médico o el personal sanitario fotocopie esta información para que el paciente la rellene.

MAYEBISI MATALI BO MOTU	**DATOS PERSONALES**
Kombo ya mbotama: Kombo ya kobenga:: Adresse: -Esika ovandi:: -Ndaku ovandi: Numero de téléphone: Mikolo boni okovanda awa? _______ bayenga boni/ basanza boni/ bambula boni/ na yebi te Esika nini na mbula nini obotama: Mboka na yot: Mosala osalaka: Numero ya buku ya leta (passeport): Bo motu na yo: - Monzemba - Obala - Mokufeli Bana boni ozali na bango?: Ba ndeko boni ya basi to na ya mibali obotama na bango?: Bo moyi na yo na maboko ya leta: - Ya leta - Ya yo moko Kombo ya mbotama na kombo ya kobenga ya papa na yo to ya mama na yo (soki ozali muana muke): Na tango ya likambo ya komilengela ye bisa (venga): Monoko nini bo lobaka?	Apellido: Nombre: Dirección: -Fija: -Temporal: Teléfono: ¿Por cuánto tiempo va a estar aquí? _______ semanas/meses/años/no sé Fecha y lugar de nacimiento: Nacionalidad: Profesión: Número de pasaporte: Estado civil: - Soltero/a - Casado/a - Viudo/a Número de hijos: Número de hermanos: Asistencia médica: - Pública - Privada Nombre y apellidos del padre o de la madre (si no es mayor de edad): En caso de urgencia avisar a: ¿Qué idiomas habla?

- Allemand - Arabe - Français - Anglais - Italien - Portugais - Russe - minoko misusu	- Alemán - Árabe - Francés - Inglés - Italiano - Portugués - Ruso - Otros
MAYEBISI MANENE	**DATOS CRÍTICOS**
1. Nzoto na ngai etosaka te: a) Kisi ya: - Sulfonamid ☐ - Aspirine ☐ - Penicilline ☐ - Antibiotique ☐ b) Na bafleur / na ba poussière/ ba niama. c) Bioloko ya kolia: - Nyonso elambami na miliki - Nguba - Mabundu ya mayi - Gluten - Na mosusu oyo (tanga yango) 1. Nazali na mokumba (na zemi): Ya solo ezali ☐ ya solo te ☐ - Ezali zemi ya boni?.:_______ - Fausse couche/ avortement? Ya solo ezali ☐ ya solo te ☐ 2. Tango nini o monaki makila ya suka? Mokolo nini__________ Na yebi te	1. Soy alérgico a: a) Medicamentos: - La sulfamída ☐ - La aspirina ☐ - La penicilina ☐ Antibióticos ☐ b) Polen/Polvo/Animales c) .Alergias alimenticias: - Productos lácteos - Cacahuetes - Mariscos - Gluten - Otros (especificar) 1. Estoy embarazada: SÍ ☐ NO ☐ - Embarazo número_______ - ¿Abortos? SÍ ☐ NO ☐ 2. ¿Cuándo tuvo la última regla? Fecha__________ No sé
BILAKISI YA BOKONO NA NZOTO	**SÍNTOMAS**

Tia kulusi mpo na koyeba tango nini bokono ebandaki:	Señale su dolencia e indique desde cuándo:
1. Nazali na pasi ya mutu:	1. Me duele la cabeza:
- Na ngabo ya loboko ya mobali	- Lado derecho
- Na ngabo ya loboko ya muasi	- Lado izquierdo
- Na likolo ya misu	- En la frente
- Na sima ya mutu	- En la nuca
- Mutu ezali kosala pasi na misu	- Migraña
Ebandaki na ____tango/mokolo/yenga nini?	Desde hace_______ horas/días/semanas
2. Lisu ezali kosala ngai pasi:	2. Me duele el ojo:
- ya loboko ya mobali	- Derecho
- ya loboko ya muasi	- Izquierdo
Ebandaki na ____tango/mokolo/yenga nini?	Desde hace _______ horas/días/semanas
3. Nazali na eloko (ya mopaya) na lisu	3. Tengo algo en el ojo:
- ya loboko ya mobali	- Derecho
-.ya loboko ya muasi	- Izquierdo
Ebandaki na ____tango/mokolo/yenga nini?	Desde hace_______ horas/días/semanas
4. Nazali na kisungu-sungu/Nazali komona malamu te	4. Se me nubla la vista/Veo luces o Manchas/No veo normal/Veo doble
Ebandaki na____ tango/mokolo/venga nini?	Desde hace_______ horas/días/semanas
5. Nazali koyoka pasi na zolo/na so yoka ba solo te:	5. Me duele la nariz/No huelo
Ebandaki na____ tango/mokolo/venga nini?	Desde hace _______ horas/días/semanas
- Makila ezali kobima ngai na zolo. Ezali mbala ya liboso?	- Tengo hemorragia nasal. ¿Es la primera vez?
Ya solo ezali ☐ Ya solo te ☐	SÍ ☐ NO ☐
6. Nazali koyoka pasi na minu/ na misugni ya minu/ na lolemo	6. Me duelen las muelas/Los dientes/Las encías/La lengua
Ebandaki na____ tango/mokolo/venga nini?	Desde hace_______ horas/días/semanas
7. Nazali koyoka matoyi pasi/ koyoka malamu te/ koyoka makelele na matoyi	7. Me duele el oído/No oigo bien/Oigo Pitidos, zumbidos:
- Litoyi ya loboko ya mobali	- Derecho
- Litoyi ya loboko ya muasi	- Izquierdo
Ebandaki na____ tango/mokolo/venga nini?	Desde hace_______ horas/días/semanas
8. Nazali koyoka pasi na sima ya mutu	8. Me duele el cuello
Ebandaki na____ tango/mokolo/venga nini?	Desde hace_______ horas/días/semanas

9. Nazali koyoka mungongo pasi:	9. Me duele la garganta:
- Soki na meli eloko	- Al tragar
- soki na kosoli	- Al toser
- soki na pemi	- Al respirar
- Nazali koyoka eloko ya mopaya na mungongo	- Me noto un cuerpo extraño en la garganta
Ebandaki na____ tango/mokolo/venga nini?	Desde hace_______ horas/días/semanas
10. Nazali koyoka pasi na lipeka:	10. Me duele el hombro:
- Ya loboko ya mobali	- Derecho
- Ya loboko ya muasi	- Izquierdo
- Na liboso	- Anterior
- Na sima	- Posterior
Ebandaki na____ tango/mokolo/venga nini?	Desde hace_______ horas/días/semanas
11. Nazali koyoka mokongo pasi	11. Me duele la espalda
Ebandaki na____ tango/mokolo/venga nini?	Desde hace_______ horas/días/semanas
12. Nazali koyoka maboko pasi:	12. Me duele el brazo:
- Na loboko ya mobali	- Derecho
- Na loboko ya muasi	- Izquierdo
Ebandaki na____ tango/mokolo/venga nini?	Desde hace_______ horas/días/semanas
13. Nazali koyoka pasi na mutu ya loboko:	13. Me duele el codo:
- Links	- Derecho
- Rechts	- Izquierdo
Ebandaki na____ tango/mokolo/venga nini?	Desde hace_______ horas/días/semanas
14. Nazali koyoka pasi na ebandeli ya loboko:	14. Me duele el antebrazo:
- Rechts	- Derecho
- Links	- Izquierdo
Ebandaki na____ tango/mokolo/venga nini?	Desde hace_______ horas/días/semanas
15. Nazali koyoka pasi na likofi ya loboko:	15.Me duele la muñeca:
- Rechts	- Derecha
- Links	- Izquierda
Ebandaki na____ tango/mokolo/venga nini?	Desde hace_______ horas/días/semanas
16. Nazali koyoka pasi na loboko:	16. Me duele la mano:
- Rechts	- Derecha
- Links	- Izquierda
- Na mbata ya loboko	- Palma

- Na mokongo ya loboko	- Dorso
Ebandaki na____ tango/mokolo/venga nini?	Desde hace_______ horas/días/semanas
17. Nazali koyoka pasi na mosapi:	17. Me duele el dedo:
- Na mosapi ya loboko ya (mobali/muasi):	- De la mano (derecha/izquierda)
- Na misapi ya lokolo ya (mobali/muasi):	- Del pie (derecho/izquierdo)
Ebandaki na____ tango/mokolo/venga nini?	Desde hace_______ horas/días/semanas
18. Nazali koyoka pasi na ntolo	18.Me duele el pecho/Abdomen
Ebandaki na____ tango/mokolo/venga nini?	Desde hace_______ horas/días/semanas
19. Nazali koyoka motema ezo beta	19.Tengo palpitaciones
Ebandaki na____ tango/mokolo/venga nini?	Desde hace_______ horas/días/semanas
20. Nazali koyoka ba panzi pasi:	20. Me duelen las costillas:
- Na ngambo ya mobali	- Derechas
- Na ngambo ya muasi	- Izquierdas
Ebandaki na____ tango/mokolo/venga nini?	Desde hace_______ horas/días/semanas
21. Nazali koyoka pasi na estomac	21. Me duele el estómago
Ebandaki na____ tango/mokolo/venga nini?	Desde hace_______ horas/días/semanas
22. Nazali koyoka pasi na ba reins:	22. Me duelen los riñones:
- Na loboko ya mobali	- Derecho
- Na loboko ya muasi	- Izquierdo
Ebandaki na____ tango/mokolo/venga nini?	Desde hace_______ horas/días/semanas
23. Nazali koyoka pasi na ba hanches:	23. Me duele la cadera:
- Na ngambo ya mobali	- Derecha
- Na ngambo ya muasi	- Izquierda
Ebandaki na____ tango/mokolo/venga nini?	Desde hace_______ horas/días/semanas
24. Nazali koyoka pasi na se ya libumu:	24. Me duelen los ovarios:
- Na loboko ya mobali	- Derecho
- Na loboko ya muasi	- Izquierdo
Ebandaki na____ tango/mokolo/venga nini?	Desde hace_______ horas/días/semanas
25. Nazali koyoka pasi na se ya biso	25. Me duelen los genitales
-Na mibali -Na basi	-En el hombre -En la Mujer
• Na libolo Na clitoris	• Pene Clítoris
• Na nzela ya masuba	Uretra
• Testicules Uretre	• Testículos Uretra
• Vagin	• Vagina
Ebandaki na____ tango/mokolo/venga nini?	Desde hace_______ horas/días/semanas
26. Nazali koyoka lokolo pasil:	26. Me duele la pierna/Muslo:

- Rechts	- Derecho
- Links	- Izquierdo
Ebandaki na____ tango/mokolo/venga nini?	Desde hace_______ horas/días/semanas
27. Nazali koyoka pasi na ma bolonga:	27. Me duele la rodilla:
- Rechts	- Derecha
- Links	- Izquierda
Ebandaki na____ tango/mokolo/venga nini?	Desde hace_______ horas/días/semanas
28. Nazali koyoka pasi na cheville:	28. Me duele el tobillo:
- Rechts	- Derecho
- Links	- Izquierdo
- Na kati(nango)	- Interno
- Na libanda(nango)	- Externo
Ebandaki na____ tango/mokolo/venga nini?	Desde hace_______ horas/días/semanas
29. Nazali koyoka pasi na eniateli:	29. Me duele el pie:
- Na loboko ya mobali	- Derecho
- Na loboko ya muasi	- Izquierdo
- Na liboso ya lokolo	- Dorso
- Na se ya lokolo	- Planta
Ebandaki na____ tango/mokolo/venga nini?	Desde hace_______ horas/días/semanas
30. Nazali koyoka ki nsungu-sungu	30. Estoy mareado
Ebandaki na____ tango/mokolo/venga nini?	Desde hace_______ horas/días/semanas
31. Nazali na mikakatano mpo na kopema/mpo na kosongisa pema na kati/mpo na kobimisa pema na libanda	31. Respiro con dificultad/Me duele al inspirar/Expirar
Ebandaki na____ tango/mokolo/venga nini?	Desde hace_______ horas/días/semanas
32. Na melaka tango mingi na mikakatano na nzela ya kopema	32. Me atraganto
Ebandaki na____ tango/mokolo/venga nini?	Desde hace_______ horas/días/semanas
33. Nazali kokosola mingi penza	33. Tengo mucha tos
Ebandaki na____ tango/mokolo/venga nini?	Desde hace_______ horas/días/semanas
34. Nazali koyoka mabe/ nalingi kosanza	34. Tengo náuseas/Vómitos
Ebandaki na____ tango/mokolo/venga nini?	Desde hace_______ horas/días/semanas
Mbala boni?_______	Número de veces_______
35. Na mizokisi	35. Me he cortado
36. Nasiki na moto	36. Me he quemado
37. Nazali pulu pulu (libumu ezali koleka)	37. Tengo diarrea

Ebandaki na____ tango/mokolo/venga nini?	Desde hace_______ horas/días/semanas
Wie oft______	Número de veces______
Couleur:	Color:
- Makika ezali na kati	-Sanguinolento
- Ya mua pembe	-Blanquecino
- Ya ndenge ya litabe	-Amarillo
Ya solide:	Consistencia:
- Ya mayi-mayi	- Líquida
- Ya mua mayi	- Blanda
38. Nazali kosumba te	38. Estoy estreñido
Ebandaki na____ tango/mokolo/venga nini?	Desde hace_______ horas/días/semanas
39. Nakoki kosuba te/ezo tumba ngai/nazali kosuba mikolo mingi/Nazali kosuba mingi penza	39. No puedo orinar/Tengo quemazón al orinar/Orino muchas veces/Orino mucha cantidad
- Na couleur	- Con color
- Na masuba ya pembe	- Color claro
- Na masuba ya moyindu	- Color oscuro
- Na masuba ya makila	- Sanguinolento
Ebandaki na____ tango/mokolo/venga nini?	Desde hace_______ horas/días/semanas
40. Nazali na libumu etondi mopepe na kati	40. Tengo flatulencia
Ebandaki na____ tango/mokolo/venga nini?	Desde hace_______ horas/días/semanas
41. Nazali kolia malamu te/ mpe kosumba te	41. Tengo acidez estomacal/Hago mal la digestión
Ebandaki na____ tango/mokolo/venga nini?	Desde hace_______ horas/días/semanas
42. Nazali na miyoyo	42. Estoy resfriado
Ebandaki na____ tango/mokolo/venga nini?	Desde hace_______ horas/días/semanas
43. Na koki koningana te/Na koki koningisa gambo oyo ya nzoto te/Nazali komiyoka nzoto na ngai côté oyo te (lakisa yango na misu)	43. No puedo moverme/No puedo mover esta parte de mi cuerpo/No me siento esta parte de mi cuerpo (lo indico visualmente)
Ebandaki na____ tango/mokolo/venga nini?	Desde hace_______ horas/días/semanas
44. No koki kotambola te	44. No puedo andar
Ebandaki na____ tango/mokolo/venga nini?	Desde hace_______ horas/días/semanas
45. Na zobima makila	45. Estoy sangrando
Na_______ tango/mokolo/yenga boni	Desde hace_______ horas/días/semanas
46. Nazali koyoka mokosa/ Na nzoto na biso	46. Tengo picores/En los genitales

ya basi-ya mibali Na_______ tango/mokolo/yenga boni	Desde hace_______ horas/días/semanas
47. Nazali na bibon/ eloko evimbi ngai(die Stelle zeigen) Na_______ tango/mokolo/yenga boni	47. Tengo un bulto/Tengo una inflamación (lo indico visualmente) Desde hace_______ horas/días/semanas
48. Nazali na moto ya makasi nzoto Na_______ tango/mokolo/yenga boni	48. Tengo fiebre alta Desde hace_______ horas/días/semanas
LISOLO YA BOKONO	**HISTORIAL MÉDICO**
1. Lisanga ya makila: -A+,A-,B+,B-,0+,0-,AB+,AB- -Basi bazongisa ngai makila na nzoto Ya solo ezali ☐ Ya solo te ☐	1. Grupo sanguíneo: -A+, A-, B+, B-, 0+, 0-,AB+,AB- Me han hecho una transfusión SÍ ☐ NO ☐
2. Nazali na maladi ya sukali Kobanda tango nasalaki na mbula_______ (Kobandela mbula_______)	2. Soy diabético Desde que tenía_______ años (Desde hace_______ años)
3. Nazali na maladi ya ndeke Kobanda tango nasalaki na mbula_______ (Kobandela mbula_______)	3. Soy epiléptico Desde que tenía_______ años (desde hace_______ años)
4. Nazali na maladi ya pema Kobanda tango nasalaki na mbula_______ (Kobandela mbula_______)	4. Soy asmático Desde que tenía_______ años (Desde hace_______ años)
5. Matoyi na ngai mayokaka te - Litoyi ya ngambo ya muasi - Litoyi ya ngambo ya mobali Kobanda tango nasalaki na mbula_______ (Kobandela mbula_______)	5. Soy sordo del oído: - Izquierdo - Derecho Desde que tenía_______ años (Desde hace_______ años)
6. Nazali baba (alobaka te) Kobanda tango nasalaki na mbula_______ (Kobandela mbula_______)	6. Soy mudo Desde que tenía_______ años (Desde hace_______ años)
7. Na lataka matalatala ya misu/na monaka mosika te Kobanda tango nasalaki na mbula_______ (Kobandela mbula_______)	7. Uso lentes correctoras//Miopía Desde que tenía_______ años (Desde hace_______ años)
8. Nazali napota na suka ya estomac Kobanda tango nasalaki na mbula_______	8. Tengo úlcera de duodeno Desde que tenía_______ años

(Kobandela mbula_______)	(Desde hace_______ años)
9. Nazali na maladi ya kolenga	9. Padezco la enfermedad de Parkinson
Kobanda tango nasalaki na mbula_______	Desde que tenía_______ años
(Kobandela mbula_______)	(Desde hace_______ años)
10. Nazali na pasi na mutu na likolo ya misu	10. Tengo migraña
Kobanda tango nasalaki na mbula_______	Desde que tenía_______ años
(Kobandela mbula_______)	(Desde hace_______ años)
11. Nazalaki/nazali na maladi ya foie: A,B,C,D	11.He tenido/Tengo hepatitis: A,B,C,D
Mokolo__________	Fecha__________
12. Ba pazolaki ngai motema	12. Me han operado del corazón
Datum__________	Fecha__________
13. Nasi nazua crise cardique	13. He tenido un infarto
Datum__________	Fecha__________
14. Nazalaki na hémorragie célébrale/makila esalaka ba mbuma-mbuma na misisa	14. He tenido una hemorragia cerebral: Trombosis
Datum__________	Fecha__________
15. Na belaka tension ematakal/ ekitaka	15. Tengo la tensión alta/baja
16. Basi ba sala ngai operation	16. Me he sometido alguna vez a una intervención quirúrgica
Ya solo ezali ☐ Ya solo te ☐	SÍ ☐ NO ☐
- Appendicite	- Apendicítis
- Maladie ya korimako ba mbuma na mungongo	- Amigdalítis
- Ya cataracte	- Cataratas
- Ya mosomba	- Hemorroides
- Mbuma/mike mike na matrice	- Mioma/Matriz
- Mususu (lakisa na misu)	- Otros (especificar visualmente)
17.Nazalaki/ nasali na cancer:	17. He padecido/Padezco cáncer de:
- ya monoko	- Boca
- ya mutiopo ya nunene	- Colon
- ya estomac	- Estómago
- ya makata	- Garganta
- ya foie	- Hígado
- ya libele	- Pecho
- ya ba mbuma ya mobali	- Próstata

- ya ba poumons - ya ba reins - ya ba nzungu ya masuba (vessie-mobali) - ya mbuma monene na kati ya mbongo - matrice ezali na pota - ya vessie	- Pulmón - Riñón - Testículos - Tumor cerebral - Útero - Vejiga
18.Nazalaki/ nazali na hémophilie	18. He padecido/ padezco enfermedad hematológica
19.Nazali komela kisi oyo: - Antibiotique - Kisi ya kolongola pasi na nzoto - Kisi ya kolongola microbe - Kisi ya kofongola ba nzela ya poumons - Kisi ya kokitisa tension - Kisi ya maladi ya sukali - Kisi ya kosilisa pasi - Kisi ya kosalisa motema - Kisi ya kobunda depression - Misusu Ebandaki na___tango/mokolo/yenga nini? Nazali komela ba kisi oyo: - Na munoko - Na nzela ya masoko - Na nzela ya muasi - Na likolo ya loposo - Na nzela ya pema	19. Tomo estos medicamentos: - Antibióticos - Analgésicos - Antiinflamatorios - Broncodilatadores - Antihipertensivos - Insulina - Tranquilizantes - Medicación para el corazón - Antidepresivos - Otros Desde hace_______ horas/días/años Tomo estos medicamentos: - Vía oral - Vía rectal - Vía vaginal - Vía tópica - Por inhalación
20. Nazali na SIDA/nazali seropostive Ebandaki na___tango/mokolo/yenga nini?	20.Tengo el SIDA/Soy seropositivo Desde hace_______ meses/años
BUKU YA MANGUELE PO NA BANA MIKE	**BIOGRAFÍA VACUNAL (NIÑOS)**
Tia ekulusi na maladi: Ya solo ezali ya solo te na yebi te Polio Diphtérie Tétanos	Señale con una cruz: SÍ NO NO SÉ Polio Difteria Tétanos

Kosukosu ya ban mike Rougeole Rubeole Maladi ya kuvimbisa matoyi Turberculose Manguele misusu	Tos Ferina Sarampión Rubéola Parotiditis (paperas) B. C. G (tuberculosis) OTRAS
BUKU YA MANGUELE PO NA MIKOLO	**BIOGRAFÍA VACUNAL (ADULTOS)**
1. Tango nini ozuaka manguele ya suka mpo na tétanos? Ezalaki_______ sanza/mbula/na yebi te 2. Tango nini ozuaka manguele ya suka mpo na hépatite B? Ezalaki_______ sanza/mbula/na yebi te 3.Mpo na typhus? Ezalaki_______ sanza/mbula/na yebi te 4. Mpo na fièvre jaune? Ezalaki_______ sanza/mbula/na yebi te (Kotala malamu ba manguele azuaka na mboka ya mopaya)	1. ¿Cuándo fue la última vez que se vacunó de tétanos? _______ meses/años/no sé 2. ¿Cuándo fue la última vez que se vacunó de hepatitis B? _______ meses/años/no sé 3. ¿Y de tifus? _______ meses/años/no sé 4. ¿Y de fiebre amarilla? _______ meses/años/no sé (Valorar la vacunación dependiendo de la procedencia actual del paciente)
NA LOPITLALO	**EN EL HOSPITAL**
1. Tango nini monganga akoya? - sikoyo (sika oyo) - Na tongo - Na pokua - Na kati ya butut - Lobi 2. Bengela ngai monganga butu/monganga atalaka bokono wana/motu oyo ayanolaka minoko/Police/monganga ya muasi/sango ya ndako ya nzambe 3. Sonde ezali kosala ngai pasi 4. Nakoki kolala te/Nazali na posa ya kolala mingi 5. Nazali nerveux/ Nazali kobanga/Nazali	1. ¿Cuándo viene el médico? - Pronto - Por la mañana - Por la tarde - Por la noche - Mañana 2. Llame al médico de guardia/al Especialista/Intérprete/Policía/Enfermera/ Sacerdote 3. Me molesta el catéter del suero 4. No puedo dormir/Tengo mucho sueño 5. Estoy nervioso/Tengo ansiedad/Tengo

na depression	depresión
6. Nazali kokoka kolia te/Nazali na posa ya kolia te.	6. Me cuesta trabajo comer/No tengo apetito
7. Nazali koyoka malili	7. Tengo frío
8. Nazali koyoka molunge	8. Tengo calor
9. Nazali na posa ya mayi	9. Tengo sed
10. Nazali na nzala	10. Tengo hambre
11. Nazali na posa ya	11. Quisiera tomar:
- Mayi	- Agua
- Miliki	- Leche
- café	-Café
- Ti	- Té
- Masanga ya sukali	- Zumo
- Soupe	- Sopa
- Gâteau	- Galletas
- Eloko ya kilo	- Comida sólida
- Niama	- Carne
- Mbisi	- Pescado
- Mbuma	- Fruta
- Eloko ya malili	- Frío
- Eloko ya moto	- Caliente
- Eloko ya mua moto moke	- Templado
12. Nalingi:	12. Necesito:
- Bulangeti	- Una manta
- Coussin	- Una almohada
- Essuiemains	- Una toalla
- Kitendi ya kolata na tango makila ya sanza ebimaka	- Una compresa
- Kitendi ya pota	- Gasas
-Benga na téléphone na ambassade/ famille na ngai	-Llamar por teléfono: a la Embajada/A mi familia
13. Mbeto epoli/ mbeto ezali bosoto	13. La cama está mojada/Sucia
14. Eloko batiaka na se na mbeto mpo ezua bosoto te	14. Necesito la cuña
15. Nalingi otombolela ngai mbeto muke	15. Necesito que suba un poco la cama

16. Nalingi okitisela ngai mbeto muke 17. Kitendi ya pota ekangami makasi mpenza 18. Kitendi ya pota ezali ya ko lemba lemba	16. Necesito que baje un poco la cama 17. La venda está demasiado apretada 18. La venda está demasiado floja
OLINGI KOSALA NINI SIKOYO?	**¿QUÉ HACE USTED?**
1. Nakotala soki ozali na moto na nzoto 2. Nakozua yo makila/nakozua yo mazuba 3. Nakotala soki sukali ezali mingi to muke na kati ya makila 4. Nakopesa yo tonga 5.Nakopesa yo kisi ya pongi/kisi ya kolongola pasi na nzoto/ kisi ya kosilisa moto na nzoto/ kisi ya kolongola microbe na nzoto 6. Nakosala yo examen ya biloko ya kati 7. Nakosala yo radio 8.Nakotia yo ciment 9.Nakotia yo singa ya masuba 10.Nakopesa yo kisi bakotisaka na nzela ya masoko 11.Nakosokola yo estomac 12.Nakosala yo radio ya kotala biloko ya kati 13. Nakokata yo mua musugni ya nzoto 14.Nalingi koyoka na matoyi na ngai ndenge nini ozali kopema/kokosola makasi/pema makasi 15. Nakozua tension ya maboko na montre na ngai 16. Nakozua tension na yo na machine 17.Nakotongola yo 18.Si vu plé, koningana lisusu te 19.Tanda malamu/ kumba lokolo to loboko oyo na kolakisa yo	1. Le pongo el termómetro 2. Le hacemos un análisis de sangre/orina 3. Le hacemos un análisis de azúcar 4. Le ponemos una inyección 5. Le doy pastillas para dormir/Para el dolor/Para la fiebre/Para la inflamación 6. Le hacemos un electrocardiograma 7. Le hacemos una radiografía 8. Le ponemos una escayola 9. Le pongo una sonda 10. Le ponemos un supositorio 11. Le hacemos un lavado de estómago 12. Le hacemos una ecografía 13. Le hacemos una citología 14. Voy a auscultarle/Tosa fuerte/Respire hondo 15.Le voy a tomar el pulso 16. Le voy a tomar la tensión 17. Le voy a poner un enema 18. Por favor, no se mueva ahora 19. Extienda o flexione la parte del cuerpo que le indico

20.Telema/lala/baluka na mopanzi ya muasi/to ya mobali 21.Tokosala yo radio ya biloko ya kati ya libumu	20. Póngase de pie/Túmbese/Póngase del lado izquierdo, derecho 21. Le hacemos una endoscopia
OZALI KOKUMBA NGAI WAPI?	**¿ADÓNDE ME LLEVAN?**
1. Na ndako basalaka radio 2. Na ndako basalelaka ba opérations 3. Na ndako ba maladi makasi 4. Na ndako mosusu 5. Na ndako babotelaka 6. Na ndako basalelaka ba examens 7. Epayi ya monganga	1. A rayos X 2. A la sala de operaciones 3. A la unidad de vigilancia intensiva 4. A otra habitación 5. Al paritorio 6. A la sala de curas 7. A la consulta del médico
NA TANGO YA ZEMI/ KO BOTAMA	**DURANTE EL EMBARAZO/ PARTO**
1. Monganga ya basi/muasi abotisaka 2. Nazali na makila ezoleka ngai 3. Ezali kotumba ngai soki na subi/ezali kosua ngai na kati ya nzoto ya mobali- to ya muasi 4. Mabele ezali kosala ngai pasi 5. Libumy ezali kosal ngai pasi 6. Nasanzaka mbala mingi 7. Nazali na moto na nzoto 8. Nazali koyoka movement ya muana na libumu lisusu te banda_______ 9. Nazali na zemi eleki sanza libwa 10. Ndaku ya muana epasuki 11. Nazali koyoka pasi ya kobota na sima ya minutes_______ 12. Nazobota 13. Olingi epidural?(tonga oyo ya koyoka pasi te na tango ya kobota) Ya solo ezali ☐ Ya solo te ☐ (Tala pe bilakisi ya bokono na nzoto)	1. El ginecólogo/l a matrona 2. Estoy sangrando 3. Tengo escozor al orinar/tengo escozor en los genitales 4. Me duelen los pechos 5. Tengo dolor abdominal 6. Tengo muchos vómitos 7. Tengo fiebre 8. No siento el bebé desde hace_______ 9. Estoy cumplida 10. He roto aguas 11. Tengo contracciones y me dan cada_______ 12. Estoy de parto 13.Epidural SÍ ☐ NO ☐ (Ver también apartado de síntomas)

EYEBISI NA NDENGE YA MALAMU YA KOTOSA	FÓRMULAS DE CORTESÍA
Melesi(matondo) Si vu plé (S.V.P) Mbote Mbote Mbote Butu malamu	Gracias Por favor Buenos días Buenas tardes Buenas noches Buenas noches (cuando vas a dormir)
MISUSU	**OTROS**
1. Na yebi te (nayebi te) 2. Nazali koyoka pasi awa (lakisa) 3. Ekosala pasi?	1. No sé 2. Me duele aquí 3. ¿Me va a doler?

12. Neerlandés / Nederlands

Nederlands / Neerlandés

Inhoud / Índice

NEDERLANDS / ESPAÑOL

Voorwoord

Het doel van dit boekje is de comunicatie tussen de dokter en de buitelandse patient die geen Spaans spreekt te vergemakkelijken.

De patient duid zijn klachten aan in het Nederlands. Naast zijn aanduiding staat hetzelfde geschreven in het Spaans, zodat de dokter U kan verstaan. Het is mogelijk dat de dokter of het personeel een copie geeft van deze lijst zodat de patient het kunt invullen.

Introducción

El propósito de este manual es facilitar la comunicación entre el médico y el paciente extranjero que no habla español.

El paciente señalará la frase en su idioma y el médico leerá el equivalente que está al lado. Puede que el médico o el personal sanitario fotocopie esta información para que el paciente la rellene.

PERSOONLIJKE GEGEVENS	DATOS PERSONALES
Achternaam:	Apellido:
Voornaam:	Nombre:
Adres:	Dirección:
-Vast adres:	-Fija:
-Tijdelijk adres:	-Temporal:
Telefoonnummer:	Teléfono:
Hoe lang denk U in Spanje te verblijven?	¿Por cuánto tiempo va a estar aquí?
_______ dagen/Weken/Maanden/Ik weet het niet	_______ semanas/meses/años/no sé
Datum en plaats van geboorte:	Fecha y lugar de nacimiento:
Nationaliteit:	Nacionalidad:
Beroep:	Profesión:
Paspoortnummer:	Número de pasaporte:
Burgelijke stand:	Estado civil:
- Alleenstaande	- Soltero/a
- Gehuwd	- Casado/a
- Weduwnaar/weduwe	- Viudo/a

Aantaal kinderen: Aantaal broers en zussen: Medische hulpverlening: - Ziekenfonds - Particulier verzekering Indien minderjarig, naam en voornaam van vader of moeder: Bij spoedgeval te verwittigen: Welke talen spreekt U? - Duits - Arabisch - Frans - Engels - Italiaans - Portugees - Russisch - Andere	Número de hijos: Número de hermanos: Asistencia médica: - Pública - Privada Nombre y apellidos del padre o de la madre (si no es mayor de edad): En caso de urgencia avisar a: ¿Qué idiomas habla? - Alemán - Árabe - Francés - Inglés - Italiano - Portugués - Ruso - Otros
BELANGRIJKE GEGEVENS	**DATOS CRÍTICOS**
1. Ik ben allergisch voor: a) Medicijnen: - Sulfamiden ☐ - Aspirine ☐ - Penicilline ☐ - Antibiotica ☐ - Andere (welke?) b)Pollen/Stof/Dieren c)Voedings allergie: - Zuivelproducten - Pinda´s - Schaaldieren - Gluten - Andere	1. Soy alérgico a: a) Medicamentos: - La sulfamida ☐ - La aspirina ☐ - La penicilina ☐ - Antibióticos ☐ - Otros (especificar) b) Polen/Polvo/Animales c) Alergias alimenticias: - Productos lácteos - Cacahuetes - Marisco - Gluten - Otros

2. Ik ben in verwachting: JA ☐ NEE ☐ -Hoeveelste zwangerschap?_______ -Miskramen? JA ☐ NEE ☐ 3. Laatste menstruatie: Datum__________ Ik weet het niet	2. Estoy embarazada: SÍ ☐ NO ☐ -Embarazo número_______ -¿Abortos? SÍ ☐ NO ☐ 3. ¿Cuándo tuvo la última regla?: Fecha__________ No sé
KLACHTEN	**SÍNTOMAS**
Duid uw klacht aan en schrijf sinds waneer: 1. Ik heb hoofdpijn: - Rechter kant - Linker kant - Voorhoofd - Nek - Migraine Sinds_______ uren/dagen/weken 2. Mijn oog doet pijn: - Rechter oog - Linker oog Sinds_______ uren/dagen/weken 3. Ik heb iets in mijn oog: - Rechter oog - Linker oog Sinds_______ uren/dagen/weken 4. Ik zie wazig/Ik zie lichtjes of vlekjes/Ik kan niet goed zien/Ik zie dubbel Sinds_______ uren/dagen/weken 5. Mijn neus doet pijn/Ik ruik niets Sinds_______ uren/dagen/weken - Ik heb een bloedneus. Is dit de eerste keer? JA ☐ NEE ☐ 6. Mijn kiezen/ Tanden/ Tandvlees/ Tong	Señale su dolencia e indique desde cuándo: 1. Me duele la cabeza: - Lado derecho - Lado izquierdo - En la frente - En la nuca - Migraña Desde hace_______ horas/días/semanas 2. Me duele el ojo: - Derecho - Izquierdo Desde hace_______ horas/días/semanas 3. Tengo algo en el ojo: - Derecho - Izquierdo Desde hace_______ horas/días/semanas 4. Se me nubla la vista/Veo luces o manchas/No veo normal/Veo doble Desde hace_______ horas/días/semanas 5. Me duele la nariz/No huelo Desde hace_______ horas/días/semanas - Tengo hemorragia nasal. ¿Es la primera vez? SÍ ☐ NO ☐ 6. Me duelen las muelas/Los dientes/Las

doen pijn Sinds_______ uren/dagen/weken	encías/La lengua Desde hace_______ horas/días/semanas
7. Ik heb *oorpijn*/Ik hoor niet goed/Ik hoor fluittonen, gezoem - Rechter oor - Linker oor Sinds_______ uren/dagen/weken	7. Me duele el *oído*/No oigo bien/Oigo pitidos, zumbidos - Derecho - Izquierdo Desde hace _____horas/Días/Semanas
8. Mijn hals doet pijn Sinds_______ uren/dagen/weken	8. Me duele el cuello Desde hace_______ horas/días/semanas
9. Mijn keel doet pijn - Als ik slik - Als ik hoest - Bij het ademen - Ik voel dat er iets in mijn keel zit Sinds_______ uren/dagen/weken	9. Me duele la garganta - Al tragar - Al toser - Al respirar - Me noto un cuerpo extraño en la garganta Desde hace_______ horas/días/semanas
10. Mijn schouder doet pijn - Rechter schouder - Linker schouder - Voorkant - Achterkant Sinds_______ uren/dagen/weken	10. Me duele el hombro: - Derecho - Izquierdo - Anterior - Posterior Desde hace_______ horas/días/semanas
11. Mijn rug doet pijn Sinds_______ uren/dagen/weken	11. Me duele la espalda Desde hace_______ horas/días/semanas
12. Mijn arm doet pijn: - Rechter arm - Linker arm Sinds_______ uren/dagen/weken	12. Me duele el brazo: - Derecho - Izquierdo Desde hace_______ horas/días/semanas
13. Mijn elleboog doet pijn: - Rechter elleboog - Linker elleboog Sinds_______ uren/dagen/weken	13. Me duele el codo: - Derecho - Izquierdo Desde hace_______ horas/días/semanas
14. Mijn voorarm doet pijn: - Rechter voorarm - Linker voorarm Sinds _____ uren/Dagen/Weken	14. Me duele el antebrazo: - Derecho - Izquierdo Desde hace_______ horas/días/semanas
15. Mijn pols doet pijn:	15. Me duele la muñeca:

- Rechter pols	- Derecha
- Linker pols	- Izquierda
Sinds_______ uren/dagen/weken	Desde hace_______ horas/días/semanas
16. Mijn hand doet pijn:	16. Me duele la mano:
- Rechter hand	- Derecha
-Linker hand	- Izquierda
- Handpalm	- Palma
- Achterkant van mijn hand	- Dorso
Sinds_______ uren/dagen/weken	Desde hace_______ horas/días/semanas
17. Mijn vinger/teen doet pijn:	17. Me duele el dedo:
- Hand (rechter/linker)	- De la mano (derecha/izquierda)
- Voet (rechter/linker)	-Del pie (derecho/izquierdo)
Sinds_______ uren/dagen/weken	Desde hace_______ horas/días/semanas
18. Mijn borst doet pijn/Mijn buik doet pijn	18. Me duele el pecho/Abdomen
Sinds_______ uren/dagen/weken	Desde hace_______ horas/días/semanas
19. Ik heb hartkloppingen	19. Tengo palpitaciones
Sinds _____ uren/Dagen/Weken	Desde hace_______ horas/días/semanas
20. Mijn ribben doen pijn:	20. Me duelen las costillas:
- Rechter kant	- Derechas
- Linker kant	- Izquierdas
Sinds_______ uren/dagen/weken	Desde hace_______ horas/días/semanas
21. Ik heb maagpijn	21. Me duele el estómago
Sinds_______ uren/dagen/weken	Desde hace_______ horas/días/semanas
22. Mijn nieren doen pijn:	22. Me duelen los riñones:
- Rechter kant	- Derecho
- Linker kant	- Izquierdo
Sinds_______ uren/dagen/weken	Desde hace_______ horas/días/semanas
23. Mijn heup doet pijn:	23. Me duele la cadera:
- Rechter kant	- Derecha
- Linker kant	- Izquierda
Sinds_______ uren/dagen/weken	Desde hace_______ horas/días/semanas
24. Mijn onderbuik doet pijn:	24. Me duelen los ovarios:
- Rechter kant	- Derecho
- Linker kant	- Izquierdo
Sinds_______ uren/dagen/weken	Desde hace_______ horas/días/semanas
25. Mijn genitalien doen pijn:	25. Me duelen los genitales:
-Man -Vrouw	-En el hombre -En la mujer

• Penis Klitoris	• Pene Clítoris
• Ureter Schaamlippen	• Uretra Labios
• grote/kleine	• mayores/menores
• Testikels Ureter	• Testículos Uretra
• Vagina	• Vagina
Sinds_-_____ uren/dagen/weken	Desde hace_______ horas/días/semanas
26. Mijn been doet zeer/Mijn bil doet zeer:	26. Me duele la pierna/Muslo:
- Rechter	- Derecho
- Linker	- Izquierdo
Sinds_______ uren/dagen/weken	Desde hace_______ horas/días/semanas
27. Mijn knie doet pijn:	27. Me duele la rodilla:
- Rechter knie	- Derecha
- Linker knie	- Izquierda
Sinds_______ uren/dagen/weken	Desde hace_______ horas/días/semanas
28. Mijn enkel doet pijn:	28. Me duele el tobillo:
- Rechter enkel	- Derecho
- Linker enkel	- Izquierdo
- Binnenkant	- Interno
- Buitenkant	- Externo
Sinds _____uren/Dagen/Weken	Desde hace_______ horas/días/semanas
29. Mijn voet doet pijn:	29. Me duele el pie:
- Rechter voet	- Derecho
- Linker voet	- Izquierdo
- Wreef	- Dorso
- Voedzool	- Planta
Sinds_______ uren/dagen/weken	Desde hace_______ horas/días/semanas
30. Ik ben duizelig	30. Estoy mareado
Sinds_______ uren/dagen/weken	Desde hace_______ horas/días/semanas
31. Ik adem moeilijk/Ik heb pijn bij het inademen/Bij het uitademen	31. Respiro con dificultad/Me duele al inspirar/Expirar
Sinds_______ uren/dagen/weken	Desde hace_______ horas/días/semanas
32. Ik verslik mijn eigen	32. Me atraganto
Sinds_______ uren/dagen/weken	Desde hace_______ horas/días/semanas
33. Ik hoest veel	33. Tengo mucha tos
Sinds_______ uren/dagen/weken	Desde hace_______ horas/días/semanas
34. Ik ben misselijk/Ik moet overgeven	34. Tengo náuseas/Vómitos
Sinds_______ uren/dagen/weken	Desde hace_______ horas/días/semanas

Aantaal keren__________	Número de veces__________
35. Ik heb mij gesneden	35. Me he cortado
36. Ik heb mij verbrand	36. Me he quemado
37. Ik heb diarree	37. Tengo diarrea
Sinds_______ uren/dagen/weken	Desde hace_______ horas/días/semanas
Aantaal keren__________	Número de veces__________
Kleur:	Color:
- Bloedachtig	- Sanguinolenta
- Bleeke kleur	- Blanquecina
- Geelachtig	- Amarilla
Stevigheid:	Consistencia:
- Voeibaar	- Líquida
- Zacht	- Blanda
38. Ik heb verstopping(opstipatie)	38. Estoy estreñido
Sinds_______ uren/dagen/weken	Desde hace_______ horas/días/semanas
39. Ik kan niet plassen/Ik heb een branderig gevoel bij het plassen/Ik moet dikwijls plassen/Ik plas een grote hoeveelheid	39. No puedo orinar/Tengo quemazón al orinar/Orino muchas veces/Orino mucha cantidad
- Met een slechte geur	- Con olor
- Lichte kleur	- Color claro
- Donkere kleur	- Color oscuro
- Bloederig	- Sanguinolento
Sinds_______ uren/dagen/weken	Desde hace_______ horas/días/semanas
40. Ik heb last van winden	40. Tengo flatulencia
Sinds_______ uren/dagen/weken	Desde hace_______ horas/días/semanas
41. Ik heb brandend maagzuur/Ik heb een slechte spijsvertering	41. Tengo acidez estomacal/Hago mal la digestión
Sinds_______ uren/dagen/weken	Desde hace_______ horas/días/semanas
42. Ik ben verkouden	42. Estoy resfriado
Sinds_______ uren/dagen/weken	Desde hace_______ horas/días/semanas
43. Ik kan mij niet bewegen/Ik kan dit lichaamsdeel niet bewegen/Ik heb geen gevoel in dit lichaamsdeel (ik zal het aanduiden)	43. No puedo moverme/No puedo mover esta parte de mi cuerpo/No me siento esta parte de mi cuerpo (lo indico visualmente)
Sinds_______ uren/dagen/weken	Desde hace_______ horas/días/semanas
44. Ik kan niet lopen	44. No puedo andar
Sinds_______ uren/dagen/weken	Desde hace_______ horas/días/semanas

45. Ik bloed	45. Estoy sangrando
Sinds_______ uren/dagen/weken	Desde hace _____horas/Días/Semanas
46. Ik heb jeuk/Aan mijn genitalien	46. Tengo picores/En los genitales
Sinds_______ uren/dagen/weken	Desde hace_______ horas/días/semanas
47. Ik heb een bult/Ik heb een ontsteking (ik zal het aanduiden)	47. Tengo un bulto/Tengo una inflamación (lo indico visualmente)
Sinds_______ uren/dagen/weken	Desde hace_______ horas/días/semanas
48. Ik heb hoge koorts	48. Tengo fiebre alta
Sinds________ uren/dagen/weken	Desde hace_______ horas/Días/Semanas
MEDISCHE GEGEVENS	**HISTORIAL MÉDICO**
1. Bloedgroep:	1. Grupo sanguíneo:
A+, A-, B+, B-, O+, O-, AB+, AB-	-A+, A-, B+, B-, 0+, 0-, AB+, AB-
Ik heb wel eens een bloedtransfusie gehad	Me han hecho una transfusión
JA □ NEE □	SÍ □ NO □
2. Ik heb suikerziekte	2. Soy diabético
Vanaf mijn_______ jaar	Desde que tenía_______ años
(Sinds_______ jaren)	(Desde hace_______ años)
3. Ik ben epilepsiepatient	3. Soy epiléptico
Vanaf mijn_______ jaar	Desde que tenía_______ años
(Sinds_______ jaren)	(Desde hace_______ años)
4. Ik ben astmapatient	4. Soy asmático
Vanaf mijn_______ jaar	Desde que tenía_______ años
(Sinds_______ jaren)	(Desde hace_______ años)
5. Ik ben doof aan mijn:	5. Soy sordo del oído:
- Linker oor	- Izquierdo
- Rechter oor	- Derecho
Vanaf mijn_______ jaar	Desde que tenía_______ años
(Sinds_______ jaren)	(Desde hace_______ años)
6. Ik ben stom	6. Soy mudo
Vanaf mijn_______ jaar	Desde que tenía_______ años
(Sinds_______ jaren)	(Desde hace_______ años)
7. Ik draag kontactlenzen/Ik heb miopie/Astigmatisme	7. Uso lentes correctoras/Tengo miopía/Astigmatismo
Vanaf mijn_______ jaar	Desde que tenía_______ años
(Sinds_______ jaren)	(Desde hace_______ años)
8. Ik heb een maagzweer	8. Tengo una úlcera de duodeno

Vanaf mijn_______ jaar	Desde que tenía_______ años
(Sinds_______ jaren)	(Desde hace_______ años)
9. Ik heb de ziekte van Parkinson	9. Padezco la enfermedad de Parkinson
Vanaf mijn_______ jaar	Desde que tenía_______ años
(Sinds_______ jaren)	(Desde hace_______ años)
10. Ik heb migraine	10. Tengo migraña
Vanaf mijn_______ jaar	Desde que tenía_______ años
(Sinds_______ jaren)	(Desde hace_______ años)
11. Ik heb gehad/Ik heb geelzucht: A,B,C,D	11. He tenido/Tengo hepatitis: A,B,C,D
Datum__________	Fecha__________
12. Ik ben aan mijn hart geopereerd	12. Me han operado del corazón
Datum__________	Fecha__________
13. Ik heb een hartinfarct gehad/Angina	13. He tenido un infarto/Angina de pecho
Datum__________	Fecha__________
14. Ik heb een hersenbloeding gehad: Trombosis/Embolie	14. He tenido una hemorragia cerebral: Trombosis/Embolia
Datum__________	Fecha__________
15. Ik heb hoge bloeddruk/Lage bloeddruk	15. Tengo la tensión alta/baja
16.Ik ben ooit geopereerd	16.Me he sometido alguna vez a una intervención quirúrgica
JA ☐ NEE ☐	SÍ ☐ NO ☐
- Blinde darm	- Apendicitis
- Amandelen	- Amigdalitis
- Staar	- Cataratas
- Aambeien	- Hemorroides
- Myoom/Baarmoeder/Eierstok	- Mioma/Matriz/Ovarios
- Andere (duid aan waar)	- Otros (especificar visualmente)
17. Ik lijd aan/Ik heb:	17. He padecido/Padezco cáncer de:
- Mondkanker	- Boca
- Dikkedarmkanker	- Colon
- Maagkanker	- Estómago
- Keelkanker	- Garganta
- Leverkanker	- Hígado
- Borstkanker	- Mama
- Prostaatkanker	- Próstata
- Longkanker	- Pulmón
- Testikelkanker	- Testículo

- Hersentumor - Baarmoederkanker - Blaaskanker 18. Ik heb gehad/Ik heb/Leukemie/Andere soort bloedziekte 19. Ik neem deze medicamenten: - Antibiotica - Pijnstillers - Ontzwellingsmedicijnen - Vaatverwijdende medicijnen - Hoge bloeddruk medicijnen - Schildklier hormonen - Insuline - Kalmeringstabletten - Hartmedicijnen - Antidepressiva - Andere Sinds_______ uren/dagen/jaren Ik neem deze medicijnen via: - Oraal - Zetpil - Vaginaal - Topisch - Inhaleer medicijnen 20. Ik heb AIDS/Ik ben seropositif Sinds_______ maanden/jaren	- Tumor cerebral - Útero - Vejiga 18. He padecido/Padezco/ Leucemia/Enfermedad hematológica 19. Tomo estos medicamentos: - Antibióticos - Analgésicos - Antiinflamatorios - Broncodilatadores - Antihipertensivos - Hormonas tiroides - Insulina - Tranquilizantes - Medicación para el corazón - Antidepresivos - Otros Desde hace_______ horas/días/años Tomo estos medicamentos: - Vía oral - Vía rectal - Vía vaginal - Vía tópica - Por inhalación 20.Tengo el SIDA/Soy seropositivo Desde hace_______ meses/años
INENTINGSLIJST (KINDEREN)	**BIOGRAFÍA VACUNAL (NIÑOS)**
Duid aan met een kruisje: JA NEE WEET NIET Polio Difterie Tetanus Kinkhoest Mazelen Rode hond Bof	Señale con una cruz: SÍ NO NO SÉ Polio Difteria Tétanos Tos ferina Sarampión Rubeola Parotiditis (paperas)

B.C.G. (tuberculose) Andere	B. C. G (tuberculosis) Otras
INENTINGSLIJST (VOLWASSENEN)	**BIOGRAFÍA VACUNAL (ADULTOS)**
1. Laatste inenting tegen tetanus: _______ maanden/jaren/weet niet 2. Laatste inenting tegen hepatitis B: _______ maanden/jaren/weet niet 3. Laatste inenting tegen tifus: _______ maanden/jaren/weet niet 4. Laatste inenting tegen gele koorts: _______ maanden/jaren/weet niet (Houd U rekening met de plaats waar de patient vandaan komt)	1. ¿Cuándo fue la última vez que se vacunó de tétanos? _______ meses/años/no sé 2. ¿Cuándo fue la última vez que se vacunó de hepatitis B? _______ meses/años/no sé 3. ¿Y de tifus? _______ meses/años/no sé 4. ¿Y de fiebre amarilla? _______ meses/años/no sé (Valorar la vacunación dependiendo de la procedencia del paciente)
IN HET ZIEKENHUIS	**EN EL HOSPITAL**
1. Wanneer komt de dokter? - Zodadelijk - In de ochtend - In de namiddag - In de avond - Morgen 2. Roep de dokter met wachtdienst op/ De specialist/ De tolk/De politie/De verpleger/De pastoor, A.U.B. 3. De naald van het infuus doet pijn 4. Ik kan niet slapen/Ik heb veel slaap 5. Ik ben zenuwachtig/Ik ben angstig/Ik ben depressief 6. Ik eet met moeite/Ik heb geen eetlust 7. Ik heb het koud 8. Ik heb het warm 9. Ik heb dorst 10. Ik heb honger	1. ¿Cuándo viene el médico? - Pronto - Por la mañana - Por la tarde - Por la noche - Mañana 2. Llame al médico de guardia/ Especialista/Intérprete/La policía/Enfermero/Sacerdote 3. Me molesta el catéter del suero 4. No puedo dormir/Tengo mucho sueño 5. Estoy nervioso/Tengo ansiedad/Tengo depresión 6. Me cuesta trabajo comer/No tengo apetito 7. Tengo frío 8. Tengo calor 9. Tengo sed 10. Tengo hambre

11. Ik wil graag:	11. Quisiera tomar:
- Water	- Agua
- Melk	- Leche
- Koffie	- Café
- Thee	- Té
- Fruitsap	- Zumo
- Soep	- Sopa
- Kaakjes	- Galletas
- Vaste voeding	- Comida sólida
- Vlees	- Carne
- Vis	- Pescado
-Fruit	- Fruta
- Koud	**- Frío**
- Warm	**- Caliente**
- Lauw	**- Templado**
12. Ik wil graag:	12. Necesito:
- Een deken	- Una manta
- Een kussen	- Una almohada
- Een handdoek	- Una toalla
- Een maandverband	- Una compresa
- Gaasverband	- Gasas
- Toiletpapier	- Papel higiénico
- Telefoneeren: Naar het Consulaat/Naar mijn familie	- Llamar por teléfono: A la Embajada/A mi familia
13. Het bed is nat/Vuil	13. La cama está mojada/Sucia
14. Ik heb de po/Fles nodig	14. Necesito la cuña
15. Kunt u het bed hoger zetten, A.U.B.?	15. Necesito que suba un poco la cama
16. Kunt u het bed lager zetten, A.U.B.?	16. Necesito que baje un poco la cama
17. Het verband zit te strak	17. La venda está demasiado apretada
18. Het verband zit te los	18. La venda está demasiado floja
WAT DOET U?	**¿QUÉ HACE USTED?**
1. Ik kom U de thermometer aanbrengen	1. Le pongo el termómetro
2. Bloed afnemen/ Een urine test	2. Le hacemos un análisis de sangre/Orina
3. Een suikertest	3. Le hacemos un análisis de azúcar
4. Een spuit geven	4. Le ponemos una inyección

5. Ik geef U tabletten voor te slapen/Voor de pijn/Tegen de koorts/Tegen de ontsteking 6. Wij maken een electrocardiogram 7. Wij maken een röntgenfoto 8. Een gipsverband aanbrengen 9. Een catheter/Infuus aanbrengen 10. Een zetpil opsteken 11. Wij maken een maagspoeling 12. Een echo maken 13. Wij maken een uitstrijkje 14. Ik ga U beluisteren met de stetoskoop/Hoest hard/Diep inademen 15. Ik ga de polsslag nemen 16. Ik ga de bloeddruk opnemen 17. Ik ga U een laxeermiddel inbrengen 18. Nu niet bewegen, A.U.B. 19. Strek of buig het lichaamsdeel deel dat ik opnoem 20. Rechtstaan/Gaat U liggen/Gaat op uw linker zij,rechter zij liggen 21. Wij gaan een endoscopie maken	5. Le doy pastillas para dormir/Para el dolor/ Para la fiebre/Para la inflamación 6. Le hacemos un electrocardiograma 7. Le hacemos una radiografía 8. Le ponemos una escayola 9. Le pongo una sonda/Suero 10. Le ponemos un supositorio 11. Le hacemos un lavado de estómago 12. Le hacemos una ecografía 13. Le hacemos una citología 14. Voy a auscultarle/Tosa fuerte/Respire hondo 15. Le voy a tomar el pulso 16. Le voy a tomar la tensión 17. Le voy a poner un enema 18. Por favor, no se mueva ahora 19. Extienda o flexione la parte del cuerpo que le indico 20. Póngase de pie/Túmbese/Póngase de lado izquierdo, derecho 21. Le hacemos una endoscopia
WAAR BRENGT U MIJ HEEN?	**¿ADÓNDE ME LLEVAN?**
1. Naar de röntgen 2. Naar de operatiekamer 3. Naar de Intensive Care 4. Naar een andere kamer 5. Naar de verloskamer 6. Naar de behandelkamer 7. Naar de consultatie van de dokter	1. A rayos X 2. A la sala de operaciones 3. A la unidad de vigilancia intensiva 4. A otra habitación 5. Al paritorio 6. A la sala de curas 7. A la consulta del médico
TIJDENS DE ZWANGERSCHAP/DE BEVALLING	**DURANTE EL EMBARAZO/PARTO**
1. De ginecoloog/ De wroedvrouw 2. Ik bloed 3. Ik heb een branderig gevoel bij het	1. El ginecólogo/ La matrona 2. Estoy sangrando 3. Tengo escozor al orinar/Tengo

plassen/In mijn genitaliën	escozor en los genitales
4. Mijn borsten doen pijn	4. Me duelen los pechos
5. Ik heb buikpijn	5. Tengo dolor abdominal
6. Ik moet veel overgeven	6. Tengo muchos vómitos
7. Ik heb koorts	7. Tengo fiebre
8. Ik voel de baby niet sinds______	8. No noto el bebé desde hace______
9. Ik ben uitgerekend	9. Estoy cumplida
10. De vliezen zijn gebroken	10. He roto aguas
11. Ik heb weeën om de______ minuten	11. Tengo contracciones y me dan cada ______ minutos
12. De baby komt	12. Estoy de parto
13. Ruggemergverdoving	13. Epidural
JA ☐ NEE ☐	SÍ ☐ NO ☐
(Zie ook hoofdstuk Klachten)	(Ver también apartado de síntomas)
BELEEFDHEIDSTERMEN	**FÓRMULAS DE CORTESÍA**
Dank U Wel	Gracias
Alstublieft	Por favor
Goedemorgen	Buenos días
Goedemiddag	Buenas tardes
Goedeavond/Slaapwel (als we gaan slapen)	Buenas noches
ANDERE	**OTROS**
1. Hier doet het pijn	1. Me duele aquí
2. Ik weet het niet	2. No sé
3. Gaat dat pijn doen?	3. ¿Me va a doler?

13. Noruego / Norsk

Norsk / Noruego

Innhold / Índice

NORSK / ESPAÑOL

Forord

Meningen med denne håndboken er å forbedre komunikasjonen mellom legen og den utelanske pasient som ikke snakker spansk.

Pasienten velger setningen på sit eget språk og legen kan så lese ved siden av hvad det betyr på spansk. Sykepleieren kan også fotocopiere informasjonen sån at pasienten kan utfylle den selv.

Introducción

El propósito de este manual es facilitar la comunicación entre el médico y el paciente extranjero que no habla español.

El paciente señalará la frase en su idioma y el médico leerá el equivalente que está al lado. Puede que el médico o el personal sanitario fotocopie esta información para que la rellene.

PERSONLIGE DATA	DATOS PERSONALES
Etternavn:	Apellido:
Fornavn:	Nombre:
	Dirección:
Fast adresse:	-Fija:
Oppholds adresse i utlandet:	-Temporal:
Telefon Nr:	Teléfono:
Hvor langt tid skal du være her?	¿Por cuánto tiempo va a estar aquí?
_______ uker/måneder/år/vet ikke	_______ semanas/meses/años/no lo sé
Fødselsdato og fødested:	Fecha y lugar de nacimiento:
Nasjonalitet:	Nacionalidad:
Arbeid:	Profesión:
Pas nummer:	Número de pasaporte:
Ekteskapelig status:	Estado civil:
- Enslig	- Soltero/a
- Gift	- Casado/a
- Enke	- Viudo/viuda
- Barn:	Número de hijos:
- Brødre:	Número de hermanos:

Sykeforsikring: - Offentlig - Privat Fars eller mors fornavn og etternavn (hvis under 18 år): I tilfelle af ulykke kontakt: ¿Hvilket språk snakker du? - Tysk - Arabisk - Fransk - Engelsk - Italiensk - Portugesisk - Rusisk - Andre	Asistencia médica: - Pública - Privada Nombre y apellidos del padre o de la madre (si no es mayor de edad): En caso de urgencia avisar a: ¿Qué idiomas habla? - Alemán - Árabe - Francés - Inglés - Italiano - Portugués - Ruso - Otros
KRITISK DATA	**DATOS CRÍTICOS**
1. Jeg er alergisk overfor: a) Medicin: - Sulfat ☐ - Aspirin ☐ - Penicillin ☐ - Antibiotika ☐ - Andet (Hvilken?) b) Polen /støv/dyr c) Visse mat produkter - Melke produkter - Jordnøtter - Skjelldyr - Gluten - Andre 2. Jeg er gravid:	1. Soy alérgico a: a) Medicamentos: - La sulfamida ☐ - La aspirina ☐ - La penicilina ☐ - Antibióticos ☐ - Otros (especificar) b) Polen/Polvo/Animales c) Alergias alimenticias - Productos lácteos - Cacahuetes - Marisco - Gluten - Otros 2. Estoy embarazada:

JA ☐ NEI ☐	SÍ ☐ NO ☐
- Fødsel nummer_______	-Embarazo número_______
- Aborter	-¿Abortos?
JA ☐ NEI ☐	SÍ ☐ NO ☐
3. Hvor langt tid siden siste menstruasjon?	3. ¿Cuándo tuvo la última regla?
Dato__________	Fecha__________
Vet ikke	No sé
SYMPTOMER	**SÍNTOMAS**
Anvis hvor det gjør vondt og skriv hvor langt tid siden det har gjort vondt:	Señale su dolencia e indique desde cuándo:
1. Jeg har hodepine:	1. Me duele la cabeza:
- Høyre side	- Lado derecho
- Venstre side	- Lado izquierdo
- På panden	- En la frente
- I nakken	- En la nuca
- Migrene	- Migraña
Siden_______ timer/dager/uker	Desde hace_______ horas/días/semanas
2. Jeg har vondt i øyet:	2. Me duele el ojo:
- Høyre	- Derecho
- Venstre	- Izquierdo
Siden_______ timer/dager/uker	Desde hace_______ horas/días/semanas
3. Jeg har noe i øyet:	3. Tengo algo en el ojo:
- Høyre	- Derecho
- Venstre	- Izquierdo
Siden_______ timer/dager/uker	Desde hace_______ horas/días/semanas
4. Mit syn er tåket/Jeg ser lys og pletter/Jeg ser ikke normalt/Jeg ser dobbelt:	4. Se me nubla la vista/Veo luces o manchas/No veo normal/Veo doble:
Siden_______ timer/dager/uker	Desde hace_______ horas/días/semanas
5. Jeg har vondt i nesen/Jeg kan ikke lukte	5. Me duele la nariz/No huelo
Siden_______ timer/dager/uker	Desde hace_______ horas/días/semanas
- Jeg har neseblod. Er det første gang?	- Tengo hemorragia nasal. ¿Es la primera vez?
JA ☐ NEI ☐	SÍ ☐ NO ☐
6. Jeg har tannpine. Jeg har vondt i tannkjøttet, i tungen.	6. Me duelen las muelas/Los dientes/Las encías/La lengua

Siden______ timer/dager/uker	Desde hace ______ horas/días/semanas
7. Jeg har vondt i øret/Je hører ikke godt/Jeg hører summe, fløyte lyder:	7. Me duele el oído/No oigo bien/Oigo pitidos, zumbidos:
- Høyre	- Derecho
- Venstre	- Izquierdo
Siden______ timer/dager/uker	Desde hace______ horas/días/semanas
8. Jeg har vondt i nakken	8. Me duele el cuello
Siden______ timer/dager/uker	Desde hace______ horas/días/semanas
9. Jeg har vondt i halsen:	9. Me duele la garganta:
- Når jeg svelger	- Al tragar
- Når jeg hoster	- Al toser
- Når jeg puster	- Al respirar
- Jeg føler jeg har noe i halsen.	- Me noto un cuerpo extraño en la garganta
Siden______ timer/dager/uker	Desde hace______ horas/días/semanas
10. Jeg har vondt i skulderen:	10. Me duele el hombro:
- Høyre	- Derecho
- Venstre	- Izquierdo
- Foran	- Anterior
- Bak	- Posterior
Siden______ timer/dager/uker	Desde hace______ horas/días/semanas
11. Jeg har vondt i ryggen	11. Me duele la espalda
Siden______ timer/dager/uker	Desde hace______ horas/días/semanas
12. Jeg har vondt i armen:	12. Me duele el brazo:
- Høyre	- Derecho
- Venstre	- Izquierdo
Siden_____ timer/dager/uker	Desde hace ______ horas/días/semanas
13. Jeg har vondt i albuen:	13. Me duele el codo:
- Høyre	- Derecho
- Venstre	- Izquierdo
Siden______ timer/dager/uker	Desde hace______ horas/días/semanas
14. Jeg har smerter i underarmen:	14. Me duele el antebrazo:
- Høyre	- Derecho
- Venstre	- Izquierdo
15. Jeg har vondt i håndledet:	15. Me duele la muñeca:
- Høyre	- Derecha
- Venstre	- Izquierda

Siden______ timer/dager/uker	Desde hace______ horas/días/semanas
16. Jeg har vondt i hånden:	16. Me duele la mano:
- Høyre	- Derecha
- Venstre	- Izquierda
- Håndflaten	- Palma
- Bakhånden	- Dorso
Siden______ timer/dager/uker	Desde hace ______ horas/días/semanas
17. Jeg har vondt i:	17. Me duele el dedo:
- fingeren: høyre/venstre	- De la mano (derecha/izquierda)
- tåen: høyre/venstre	- Del pie (derecho/izquierdo)
Siden______ timer/dager/uker	Desde hace______ horas/días/semanas
18. Jeg har vondt i brystet/underlivet	18. Me duele el pecho/Abdomen
Siden______ timer/dager/uker	Desde hace______ horas/días/semanas
19. Jeg har hjertebank	19. Tengo palpitaciones
Siden______ timer/dager/uker	Desde hace______ horas/días/semanas
20. Jeg har vondt i ribbenene:	20. Me duelen las costillas:
- Høyre	- Derechas
- Venstre	- Izquierdas
Siden______ timer/dager/uker	Desde hace______ horas/días/semanas
21. Jeg har vondt i magen	21. Me duele el estómago
Siden______ timer/dager/uker	Desde hace______ horas/días/semanas
22. Jeg har vondt i nyrene:	22. Me duelen los riñones:
- Høyre	- Derecha
- Venstre	- Izquierda
Siden______ timer/dager/uker	Desde hace______ horas/días/semanas
23. Jeg har vondt i hoften:	23. Me duele la cadera:
- Høyre	- Derecha
- Venstre	- Izquierda
Siden______ timer/dager/uker	Desde hace______ horas/días/semanas
24. Jeg har vondt i eggstokkene	24. Me duelen los ovarios:
- Høyre	- Derecho
- Venstre	- Izquierdo
Siden______ timer/dager/uker	Desde hace______ horas/días/semanas
25. Jeg har vondt i kjønnsdelerne:	25. Me duelen los genitales:
- Mann -Kvinne	-En el hombre -En la mujer
• Penis Klitoris	• Pene Clítoris
• Urinrøret Lepper	• Uretra Labios

• Ytre/indre kjønnsdeler	• mayores/menores
• Testiklerne Urinrøret	• Testículos Uretra
• Skjede	• Vagina
Siden______ timer/dager/uker	Desde hace______ horas/días/semanas
26. Jeg har vondt i benet/låret:	26. Me duele la pierna/Muslo:
- Høyre	- Derecho
- Venstre	- Izquierdo
Siden______ timer/dager/uker	Desde hace______ horas/días/semanas
27. Jeg har vondt i kneet:	27. Me duele la rodilla:
- Høyre	- Derecha
- Venstre	- Izquierda
Siden______ timer/dager/uker	Desde hace______ horas/días/semanas
28. Jeg har vondt i ankelen:	28. Me duele el tobillo:
- Høyre	- Derecho
- Venstre	- Izquierdo
- Innersiden	- Interno
- Ytresiden	- Externo
Siden______ timer/dager/uker	Desde hace______ horas/días/semanas
29. Jeg har vondt i foten:	29. Me duele el pie:
- Høyre	- Derecho
- Venstre	- Izquierdo
- Bak	- Dorso
- Fotsålen	- Planta
Siden______ timer/dager/uker	Desde hace______ horas/días/semanas
30. Jeg er svimmel	30. Estoy mareado
Siden______ timer/dager/uker	Desde hace______ horas/días/semanas
31. Jeg har puste vanskeligheter/Det gjør vondt når jeg puster inn/ut	31. Respiro con dificultad/Me duele al inspirar/Expirar
Siden______ timer/dager/uker	Desde hace______ horas/días/semanas
32. Jeg har problemer med å synke	32. Me atraganto
Siden______ timer/dager/uker	Desde hace______ horas/días/semanas
33. Jeg hoster mye	33. Tengo mucha tos
Siden______ timer/dager/uker	Desde hace______ horas/días/semanas
34. Jeg har kvalme/opkast	34. Tengo náuseas/Vómitos
Siden______ timer/dager/uker	Desde hace______ horas/días/semanas
Hvor mange ganger?______	Número de veces______
35. Jeg har skåret mig	35. Me he cortado

36. Jeg har brendt mig	36. Me he quemado
37. Jeg har diaré	37. Tengo diarrea
Siden_______ timer/dager/uker	Desde hace_______ horas/días/semanas
Hvor mange gange?_______	Número de veces_______
Farge:	Color:
- Blodig	- Sanguinolenta
- Hvidt	- Blanquecina
- Gul	- Amarilla
Konsistens:	Consistencia:
- Rendene	- Líquida
- Bløt	- Blanda
38. Jeg har forstoppelse	38. Estoy estreñido
Siden_______ timer/dager/uker	Desde hace_______ horas/días/semanas
39. Jeg har uriner problemer/Det svir når jeg urinerer/ Jeg urinerer mange ganger/ mye	39. No puedo orinar/Tengo quemazón al orinar/Orino muchas veces/Orino mucha cantidad
- Sterk lukt	- Con olor
- Klar farge	- Color claro
- Mørk farge	- Color oscuro
- Blodig	- Sanguinolento
Siden_______ timer/dager/uker	Desde hace_______ horas/días/semanas
40. Jeg har luft i magen	40. Tengo flatulencia
Siden_______ timer/dager/uker	Desde hace_______ horas/días/semanas
41. Jeg har mavesyre/Jeg har dårlig fordøyelse	41. Tengo acidez estomacal/Hago mal la digestión
Siden_______ timer/dager/uker	Desde hace_______ horas/días/semanas
42. Jeg er forkjølet	42. Estoy resfriado
Siden_______ timer/dager/uker	Desde hace_______ horas/días/semanas
43. Jeg har problemer med og bevæge mig/ denne kropsdel/Jeg kan ikke føle denne kropsdel (Jeg viser hvor)	43. No puedo moverme/No puedo mover esta parte de mi cuerpo/No me siento esta parte de mi cuerpo (lo indico visualmente)
Siden_______ timer/dager/uker	Desde hace_______ horas/días/semanas
44. Jeg kan ikke gå	44. No puedo andar
Siden_______ timer/dager/uker	Desde hace_______ horas/días/semanas
45. Jeg blør	45. Estoy sangrando
Siden_______ timer/dager/uker	Desde hace_______ horas/días/semanas
46. Jeg klør/ I kjønnsdelene	46. Tengo picores/En los genitales

Siden______ timer/dager/uker 47. Jeg har en klump/Jeg har en betennelse(Jeg viser hvor) Siden______ timer/dager/uker 48. Jeg har høj feber Siden______ timer/dager/uker	Desde hace______ horas/días/semanas 47. Tengo un bulto/Tengo una inflamación (lo indico visualmente) Desde hace______ horas/días/semanas 48. Tengo fiebre alta Desde hace______ horas/días/semanas
TIDLIGERE BEHANDLINGER	**HISTORIAL MÉDICO**
1. Blod gruppe -A+, A-, B+, B-, 0+, 0-, AB+,AB- Jeg har fått blodtransfusjon JA ☐ NEI ☐ 2. Jeg er diabetiker Siden jeg var______ år gammel (Siden______ år) 3. Jeg er epileptiker Siden jeg var______ år gammel (Siden______ år) 4. Jeg har astma Siden jeg var______ år gammel (Siden______ år) 5. Jeg er stum i: - Venstre øre - Høyre øre Siden jeg var______ år gammel (Siden______ år) 6. Jeg er døv Siden jeg var________år gammel (Siden________år) 7. Jeg bruker kontaktlinser/Jeg er nersynet/langsynet Siden jeg var______ år gammel (Siden______ år) 8. Jeg har sår i tolvfingertarmen Siden jeg var______ år gammel (Siden______ år)	1. Grupo sanguíneo: -A+, A-, B+, B-, 0+, 0-, AB+, AB- Me han hecho una transfusión SÍ ☐ NO ☐ 2. Soy diabético Desde que tenía______ años (Desde hace______ años) 3. Soy epiléptico Desde que tenía______ años (Desde hace______ años) 4. Soy asmático Desde que tenía______ años (Desde hace______ años) 5. Soy sordo del oído: - Izquierdo - Derecho Desde que tenía______ años (Desde hace______ años) 6. Soy mudo Desde que tenía______ años (Desde hace______ años) 7. Uso lentes correctoras/Tengo miopía/Astigmatismo Desde que tenía______ años (Desde hace______ años) 8. Tengo una úlcera de duodeno Desde que tenía______ años (Desde hace______ años)

9. Jeg har Parkinson`s syke Siden jeg var_______ år gammel (Siden_______ år) 10. Jeg har migrene Siden jeg var_______ år gammel (Siden_______ år) 11. Jeg har/har hatt hepatitt: A,B,C,D Dato_______ 12. Jeg har fått foretaget hjerte operation Dato_______ 13. Jeg har hatt hjerteinfarkt/hjertekrampe Dato_______ 14. Jeg har hatt slagtilfelle: Trombose/Blodprop Dato_______ 15. Jeg har høyt/lavt blodtrykk 16. Jeg har hatt en kirurgisk inngrep JA ☐ NEI ☐ - Blindtarmbetennelse - Amydalitis - Grå stær - Hemorroider - Klump i underlivet/eggstokkene - Andre (anvis hvor) 17. Jeg har hatt/har kreft i: - Munden - Tyktarmen - Magen - Halsen - Leveren - Brystet - Prostata - Lungerne - Nyrene - Testiklene - Hjernesvulst	9. Padezco la enfermedad de Parkinson Desde que tenía_______ años (Desde hace_______ años) 10. Tengo migraña Desde que tenía_______ años (Desde hace_______ años) 11. Tengo/He tenido hepatitis: A,B,C,D Fecha_______________ 12. Me han operado del corazón Fecha_______ 13. He tenido un infarto/Angina de pecho Fecha_______ 14. He tenido una hemorragia cerebral: Trombosis/Embolia Fecha_______ 15. Tengo la tensión alta/baja 16. Me he sometido alguna vez a una intervención quirúrgica SÍ ☐ NO ☐ - Apendicitis - Amigdalitis - Cataratas - Hemorroides - Mioma/Matriz/Ovarios - Otros (especificar visualmente) 17. He padecido/Padezco cáncer de: - Boca - Colon - Estómago - Garganta - Hígado - Mama - Próstata - Pulmón - Riñón - Testículo - Tumor cerebral

- Livmoren - Blæren 18. Jeg har hatt/Har blodkreft/ Hematologisk sykdom 19. Jeg tager følgende medicin: - Antibiotika - Smertestillende - Mot betennelse - Bronkodilatator - Mot høyt blodtrykk - For skjoldbruskkjetelen - Insulin - Beroligende - Hjertemedicin - For depresjon - Andre Siden_______ timer/dager/år Jeg tager medicinen: - Via munnen - Suppositorium - Stikpiller (via skjeden) - Via huden - Via inhalasjon 20. Jeg har AIDS/Jeg er HIV smittet Siden_______ måneder/år	- Útero - Vejiga 18. He padecido/Padezco leucemia/ Enfermedad hematológica 19. Tomo estos medicamentos: - Antibióticos - Analgésicos - Antiinflamatorios - Broncodilatadores - Antihipertensivos - Hormonas tiroides - Insulina - Tranquilizantes - Medicación para el corazón - Antidepresivos - Otros Desde hace_______ horas/días/años Tomo estos medicamentos: - Vía oral - Vía rectal - Vía vaginal - Vía tópica - Por inhalación 20. Tengo el SIDA/Soy seropositivo Desde hace_______ meses/años
VAKSINASJON (BARN)	**BIOGRAFÍA VACUNAL (NIÑOS)**
Anvis med et kryds: JA NEI VET IKKE Polio Difteri Stivkrampe Kikhoste Meslinger Røde hunder Fåresyke Tuberkulose	Señale con una cruz: SÍ NO NO SÉ Polio Difteria Tétanos Tos ferina Sarampión Rubeola Parotiditis (paperas) B. C. G (tuberculosis)

ANDRE	OTRAS
VAKSINASJON (VOKSNE)	**BIOGRAFÍA VACUNAL (ADULTOS)**
1. Hvornår var det siste gang du blev vaksineret mot stivkrampe?	1. ¿Cuándo fue la última vez que se vacunó de tétanos?
_______ måneder/år/vet ikke	_______ meses/años/no sé
2. Hvornår var det siste gang du blev vaksineret mot hepatitt B?	2. ¿Cuándo fue la última vez que se vacunó de hepatitis B?
_______ måneder/år/vet ikke	_______ meses/años/no sé
3. Og tyfus?	3. ¿Y de tifus?
_______ måneder/år/vet ikke	_______ meses/años/no sé
4. Og gulfeber?	4. ¿Y de fiebre amarilla?
_______ måneder/år/vet ikke	_______ meses/años/no sé
(Vurdere vaksinen avhengig av hvilket land pasienten kommer fra)	(Valorar la vacunación dependiendo de la procedencia del paciente)
PÅ HOSPIALET	**EN EL HOSPITAL**
1. Hvornår kommer legen?	1. ¿Cuándo viene el médico?
- Snart	- Pronto
- Om formiddagen	- Por la mañana
- Om middagen	- Por la tarde
- Om kvelden	- Por la noche
- I morgen	- Mañana
2. Vær venlig at ringe til legen /På vakt/Specialisten/Translatøren/Politiet/ Sykepleiren/Presten	2. Llame al médico de guardia/ Especialista/Intérprete/La policía/Enfermero/Sacerdote
3. Sonden er ubehagelig	3. Me molesta el catéter del suero
4. Jeg får ikke sove/Jeg er veldig søvnig	4. No puedo dormir/Tengo mucho sueño
5. Jeg er nervøs/Jeg har angst/Jeg har depresjon	5. Estoy nervioso/Tengo ansiedad/Tengo depresión
6. Jeg har vanskeligheder med å spise/Jeg har ingen apetit	6. Me cuesta trabajo comer/No tengo apetito
7. Jeg fryser	7. Tengo frío
8. Jeg har det varmt	8. Tengo calor
9. Jeg er tørst	9. Tengo sed
10. Jeg er sulton	10. Tengo hambre
11. Jeg vil gjerne be om:	11. Quisiera tomar:

- Vann	- Agua
- Melk	- Leche
- Kaffe	- Café
- The	- Té
- Saft	- Zumo
- Suppe	- Sopa
- Kjeks	- Galletas
- Solid mat	- Comida sólida
- Kjøtt	- Carne
- Fisk	- Pescado
- Frukt	- Fruta
- Kaldt	**- Frío**
- Varmt	**- Caliente**
- Lunkent	**- Templado**
12.Jeg trenger:	12. Necesito:
- Et teppe	- Una manta
- En pute	- Una almohada
- Et håndkle	- Una toalla
- Et binn	- Una compresa
- Gasbind	- Gasas
- Toalett papir	- Papel higiénico
- Ring på telefon: til ambassaden/Til familien	- Llamar por teléfono: a la Embajada/A mi familia
13. Sengen er våt/Skitten	13. La cama está mojada/Sucia
14. Jeg har bruk for bækkenet	14. Necesito la cuña
15. Vær venlig a heve sengen litt	15. Necesito que suba un poco la cama
16. Vær venlig a senke sengen litt	16. Necesito que baje un poco la cama
17. Bandagen er for stram	17. La venda está demasiado apretada
18. Bandagen er for løs	18. La venda está demasiado floja

HVAD GJØR DU?	**¿QUÉ HACE USTED?**
1. Jeg tar kropstemperaturen	1. Le pongo el termómetro
2. Vi tar en blodprøve/urin prøve	2. Le hacemos un análisis de sangre/Orina
3. Vi tar en sukkerprøve	3. Le hacemos un análisis de azúcar
4. Vi gir en innsprøytning	4. Le ponemos una inyección
5. Du får sovepille/Smertestillende/Pille	5. Le doy pastillas para dormir/Para el

mot feber/Mot betennelse	dolor/Para la fiebre/Para la inflamación
6. Vi tar et hjertecardiagram	6. Le hacemos un electrocardiograma
7. Vi tar røntgenbilde	7. Le hacemos una radiografía
8. Du får gips på	8. Le ponemos una escayola
9. Vi indsetter en sonde/Serum	9. Le pongo una sonda/Suero
10. Vi giver en stikpille	10. Le ponemos un supositorio
11. Vi skal rense magen din	11. Le hacemos un lavado de estomago
12. Du får foretaget et ekkografi	12. Le hacemos una ecografía
13. Vi gjør en celleprøve	13. Le hacemos una citología
14. Jeg skal lytte pá hjertet/Host sterkt/ Pust inn	14. Voy a auscultarle/Tosa fuerte/Respire hondo
15. Jeg tar pulsen	15. Le voy a tomar el pulso
16. Jeg tar blodtrykket	16. Le voy a tomar la tensión
17. Du får et klyster	17. Le voy a poner un enema
18. Vær venlig a ikke røre dig nå	18. Por favor, no se mueva ahora
19. Strek eller bøy kropsdelen som jeg anviser	19. Extienda o flexione la parte del cuerpo que le indico
20.Vær venlig a stå opp/ Legge dig ned/ Til venstre/Høyre side	20. Póngase de pie/Túmbese/Póngase de lado izquierdo, derecho
21. Vi tar et endosKopi	21. Le hacemos una endoscopia

HVOR BLIR JEG TATT HEN?	¿ADÓNDE ME LLEVAN?
1. Til Røntgen	1. A rayos X
2. Til operasjonsstuen	2. A la sala de operaciones
3. Til intensiv aVdeling	3. A la unidad de vigilancia intensiva
4. Til et andet værelse	4. A otra habitación
5. Til fødestuen	5. Al paritorio
6. Til sykestuen	6. A la sala de curas
7. Til legen	7. A la consulta del médico

GRAVIDITET/FØDSEL	DURANTE EL EMBARAZO/PARTO
1. Gynekolog/Jordmor	1.El ginecólogo/La matrona
2. Jeg blør	2. Estoy sangrando
3. Det brener når jeg urinerer/det svir i kjønnsdelene	3. Tengo escozor al orinar/Tengo escozor en los genitales
4. Mine bryster gjør vondt	4. Me duelen los pechos
5. Jeg har vondt i underlivet	5. Tengo dolor abdominal

6. Jeg kaster opp ofte 7. Jeg har feber 8. Ungen har ikke bevæget sig siden_______ 9. Jeg er over tiden 10. Vannet er gått 11. Jeg har veer hvert_______ minutt 12. Jeg er ved a føde 13. Smertestillende til fødselen JA ☐ NEI ☐ (Se også avnsit under symptomer)	6. Tengo muchos vómitos 7. Tengo fiebre 8. No noto el bebé desde hace_______ 9. Estoy cumplida 10. He roto aguas 11. Tengo contracciones y me dan cada _______ minutos 12. Estoy de parto 13. Epidural SÍ ☐ NO ☐ (Ver también apartado de síntomas)
GODE MANERER	**FÓRMULAS DE CORTESÍA**
Takk Vær venlig God morgen God ettermiddag God kveld God natt	Gracias Por favor Buenos días Buenas tardes Buenas noches Buenas noches (cuando vas a dormir)
ANDRE	**OTROS**
1. Det gjør vondt her 2. Vet ikke 3. Kommer det til at gjøre vondt?	1. Me duele aquí 2. No sé 3. ¿Me va a doler?

14. Polaco / Polski

Polski / Polaco

Spis treści / Índice

POLSKI / ESPAÑOL

Wprowadzenie

Celem tego podręcznego słownika jest umożliwienie komunikacji między lekarzem a pacjentem, który nie zna języka hiszpańskiego.

Pacjent zakreśli zdanie w jego języku, natomiast lekarz odczyta obok odpowiadające zdanie w wersji hiszpańskiej. Personel medyczny może skopiować poniższy kwestionariusz, aby pacjent mógł go wypełnić.

Introducción

El propósito de este manual es facilitar la comunicación entre el médico y el paciente extranjero que no habla español.

El paciente señalará la frase en su idioma y el médico leerá el equivalente que está al lado. Puede que el médico o el personal sanitario fotocopie esta información para que el paciente la rellene.

DANE OSOBOWE	DATOS PERSONALES
Nazwisko:	Apellido:
Imię:	Nombre:
Adres:	Dirección:
-stałego zamieszkania:	-Fija:
-tymczasowy:	-Temporal:
Telefon:	Teléfono:
Jak długo Pan/i tu będzie?	¿Por cuánto tiempo va a estar aquí?
_______ tygodni/miesięcy/lat/nie wiem	_______ semanas/meses/años/no sé
Data i miejsce urodzin:	Fecha y lugar de nacimiento:
Narodowość:	Nacionalidad:
Zawód:	Profesión:
Numer paszportu:	Número de pasaporte:
Stan cywilny:	Estado civil:
- kawaler/panna	- Soltero/a
- żonaty/a	- Casado/a
- wdowiec/wdowa	- Viudo/a
Liczba dzieci:	Número de hijos:
Liczba rodzeństwa:	Número de hermanos:
Ubezpieczenie zdrowotne:	Asistencia médica:
- obowiązkowe/ publiczne	- Pública
- prywatne	- Privada
Imię i nazwisko rodzica (u niepełnoletnich):	Nombre y apellidos del padre o de la madre (si no es mayor de edad):
W razie potrzeby powiadomić:	En caso de urgencia avisar a:
W których językach Pan/i mówi?	¿Qué idiomas habla?
- polski	- Polaco
- niemiecki	- Alemán
- angielski	- Inglés
- francuski	- Francés

- arabski - włoski - portugalski - rosyjski - inne	- Árabe - Italiano - Portugués - Ruso - Otros
WAŻNE INFORMACJE	**DATOS CRÍTICOS**
1. Mam alergię na: a) lekarstwa: - sulfonamidy □ - aspiryna □ - penicylina □ - antybiotyki □ b) Pyłki/kurz/zwierzęta c) Alergie pokarmowe: - produkty mleczne - Orzeszki ziemne - Owoce morza - Gluten - Inne (proszę podać) 2. Jestem w ciąży: TAK □ NIE □ - która ciąża z kolei:_______ - Poronienia? TAK □ NIE □ 3. Kiedy miała Pani ostatni okres? Data __________ Nie wiem	1. Soy alérgico a: a) Medicamentos: - La sulfamída □ - La aspirina □ - La penicilina □ - Antibióticos □ b) Polen/Polvo/Animales c) .Alergias alimenticias: - Productos lácteos - Cacahuetes - Mariscos - Gluten - Otros (especificar) 2. Estoy embarazada: SÍ □ NO □ - Embarazo número_______ - ¿Abortos? SÍ □ NO □ 3. ¿Cuándo tuvo la última regla? Fecha__________ No sé
SYMPTOMY	**SÍNTOMAS**
Proszę zakreślić, gdzie i od jak dawna ma Pan/i bóle: 1. Boli mnie głowa:	Señale su dolencia e indique desde cuándo: 1. Me duele la cabeza:

- prawa strona - lewa strona - w czole - w karku - migrena Od_______ godzin/dni/tygodni 2. Boli mnie oko: - lewe - prawe Od_______ godzin/dni/tygodni 3. Mam coś w oku: - prawym - lewym Od_______ godzin/dni/tygodni 4. Widzę jak przez mgłę/Widzę światła albo plamy/Źle widzę/Widzę podwójnie Od_______ godzin/dni/tygodni 5. Boli mnie nos/nie czuję zapachów: Od_______ godzin/dni/tygodni - Mam krwawienia z nosa. Czy to pierwszy raz? TAK □ NIE □ 6. Bolą mnie zęby trzonowe/ siekacze / dziąsła/ język Od_______ godzin/dni/tygodni 7. Boli mnie ucho/nie słyszę dobrze/ słyszę piszczenie/ brzęczenie: - prawe - lewe Od_______ godzin/dni/tygodni 8. Boli mnie szyja Od_______ godzin/dni/tygodni 9. Boli mnie gardło: - przy połykaniu - przy kaszleniu - przy oddychaniu	- Lado derecho - Lado izquierdo - En la frente - En la nuca - Migraña Desde hace_______ horas/días/semanas 2. Me duele el ojo: - Derecho - Izquierdo Desde hace _______ horas/días/semanas 3. Tengo algo en el ojo: - Derecho - Izquierdo Desde hace_______ horas/días/semanas 4. Se me nubla la vista/Veo luces o Manchas/No veo normal/Veo doble Desde hace_______ horas/días/semanas 5. Me duele la nariz/No huelo Desde hace _______ horas/días/semanas - Tengo hemorragia nasal. ¿Es la primera vez? SÍ □ NO □ 6. Me duelen las muelas/los dientes /Las Encías/ La lengua Desde hace_______ horas/días/semanas 7. Me duele el oído/No oigo bien/Oigo Pitidos, zumbidos: - Derecho - Izquierdo Desde hace_______ horas/días/semanas 8. Me duele el cuello Desde hace_______ horas/días/semanas 9. Me duele la garganta: - Al tragar - Al toser - Al respirar

- Odczuwam obcy obiekt w gardle	- Me noto un cuerpo extraño en la garganta
Od_______ godzin/dni/tygodni	Desde hace_______ horas/días/semanas
10. Boli mnie ramię (barka):	10. Me duele el hombro:
- prawe	- Derecho
- lewe	- Izquierdo
- z przodu	- Anterior
- z tyłu	- Posterior
Od_______ godzin/dni/tygodni	Desde hace_______ horas/días/semanas
11. Bolą mnie plecy	11. Me duele la espalda
Od_______ godzin/dni/tygodni	Desde hace_______ horas/días/semanas
12. Boli mnie ramię:	12. Me duele el brazo:
- prawe	- Derecho
- lewe	- Izquierdo
Od_______ godzin/dni/tygodni	Desde hace_______ horas/días/semanas
13. Boli mnie łokieć:	13. Me duele el codo:
- prawy	- Derecho
- lewy	- Izquierdo
Od_______ godzin/dni/tygodni	Desde hace_______ horas/días/semanas
14. Boli mnie przedramię:	14. Me duele el antebrazo:
- prawe	- Derecho
- lewe	- Izquierdo
Od_______ godzin/dni/tygodni	Desde hace_______ horas/días/semanas
15. Boli mnie nadgarstek:	15.Me duele la muñeca:
- prawy	- Derecha
- lewy	- Izquierda
Od_______ godzin/dni/tygodni	Desde hace_______ horas/días/semanas
16. Boli mnie dłoń:	16. Me duele la mano:
- prawa	- Derecha
- lewa	- Izquierda
- od strony wewnętrznej	- Palma
- od strony zewnętrznej	- Dorso
Od_______ godzin/dni/tygodni	Desde hace_______ horas/días/semanas
17. Boli mnie palec:	17. Me duele el dedo:
- prawej/lewej ręki	- De la mano (derecha/izquierda)
- prawej/lewej nogi	- Del pie (derecho/izquierdo)

Od______ godzin/dni/tygodni	Desde hace______ horas/días/semanas
18. Boli mnie klatka piersiowa/ brzuch	18.Me duele el pecho/Abdomen
Od______ godzin/dni/tygodni	Desde hace______ horas/días/semanas
19. Mam palpitacje serca	19.Tengo palpitaciones
Od______ godzin/dni/tygodni	Desde hace______ horas/días/semanas
20. Bolą mnie żebra:	20. Me duelen las costillas:
- po prawej	- Derechas
- po lewej	- Izquierdas
Od______ godzin/dni/tygodni	Desde hace______ horas/días/semanas
21. Mam bóle żołądka	21. Me duele el estómago
Od______ godzin/dni/tygodni	Desde hace______ horas/días/semanas
22. Mam bóle nerek:	22. Me duelen los riñones:
- prawa	- Derecho
- lewa	- Izquierdo
Od______ godzin/dni/tygodni	Desde hace______ horas/días/semanas
23. Boli mnie biodro:	23. Me duele la cadera:
- prawe	- Derecha
- lewe	- Izquierda
Od______ godzin/dni/tygodni	Desde hace______ horas/días/semanas
24. Bolą mnie jajniki:	24. Me duelen los ovarios:
- z prawej	- Derecho
- z lewej	- Izquierdo
Od______ godzin/dni/tygodni	Desde hace______ horas/días/semanas
25. Bolą mnie genitalia	25. Me duelen los genitales
-u mężczyzn -u kobiet	-En el hombre -En la Mujer
• penis łechtaczka	• Pene Clítoris
• cewka moczowa wargi sromowe małe/duże	• Uretra Labios mayores/menores
• jądra cewka moczowa	• Testículos Uretra
• pochwa	• Vagina
Od______ godzin/dni/tygodni	Desde hace______ horas/días/semanas
26. Boli mnie noga/ udo:	26. Me duele la pierna/Muslo:
- prawe	- Derecho
- lewe	- Izquierdo
Od______ godzin/dni/tygodni	Desde hace______ horas/días/semanas
27. Boli mnie kolano:	27. Me duele la rodilla:

- prawe	- Derecha
- lewe	- Izquierda
Od_______ godzin/dni/tygodni	Desde hace_______ horas/días/semanas
28. Boli mnie kostka:	28. Me duele el tobillo:
- prawa	- Derecho
- lewa	- Izquierdo
- od środka	- Interno
- od zewnątrz	- Externo
Od_______ godzin/dni/tygodni	Desde hace_______ horas/días/semanas
29. Boli mnie stopa:	29. Me duele el pie:
- prawa	- Derecho
- lewa	- Izquierdo
- podbicie stopy	- Dorso
- podeszwa stopy	- Planta
Od_______ godzin/dni/tygodni	Desde hace_______ horas/días/semanas
30. Kręci mi się w głowie	30. Estoy mareado
Od_______ godzin/dni/tygodni	Desde hace_______ horas/días/semanas
31. Mam problemy z oddychaniem przy wdychaniu/ przy wydychaniu	31. Respiro con dificultad/Me duele al inspirar/Expirar
Od_______ godzin/dni/tygodni	Desde hace_______ horas/días/semanas
32. Krztuszę się	32. Me atraganto
Od_______ godzin/dni/tygodni	Desde hace_______ horas/días/semanas
33. Kaszlę dużo	33. Tengo mucha tos
Od_______ godzin/dni/tygodni	Desde hace_______ horas/días/semanas
34. Jest mi niedobrze/muszę wymiotować	34. Tengo náuseas/Vómitos
Od_______ godzin/dni/tygodni	Desde hace_______ horas/días/semanas
Ile razy _______	Número de veces_______
35. Zraniłem się (rana cięta)	35. Me he cortado
36. Poparzyłem się	36. Me he quemado
37. Mam rozwolnienie	37. Tengo diarrea
Od_______ godzin/dni/tygodni	Desde hace_______ horas/días/semanas
Jak często? _______ razy	Número de veces_______
Zabarwienie:	Color:
- krwiste	-Sanguinolento
- białawe	-Blanquecino
- żółtawe	-Amarillo

Konsystencja: - płynna - lepka	Consistencia: - Líquida - Blanda
38. Mam zatwardzenie Od______ godzin/dni/tygodni	38. Estoy estreñido Desde hace______ horas/días/semanas
39. Nie mogę oddawać moczu/Boli przy tym/Oddaję mocz bardzo często/Oddaję dużo moczu -z zabarwieniem - jasny - ciemny - krwisty Od______ godzin/dni/tygodni	39. No puedo orinar/Tengo quemazón al orinar/Orino muchas veces/Orino mucha cantitad - Con color - Color claro - Color oscuro - Sanguinolento Desde hace______ horas/días/semanas
40. Mam wiatry Od______ godzin/dni/tygodni	40. Tengo flatulencia Desde hace______ horas/días/semanas
41. Mam zgagę/złe trawienie Od______ godzin/dni/tygodni	41. Tengo acidez estomacal/Hago mal la digestión Desde hace______ horas/días/semanas
42. Jestem przeziębiony Od______ godzin/dni/tygodni	42. Estoy resfriado Desde hace______ horas/días/semanas
43. Nie mogę się poruszać/Nie mogę poruszać tej części ciała/Nie czuję tej części ciała (pokazać która) Od______ godzin/dni/tygodni	43. No puedo moverme/No puedo mover esta parte de mi cuerpo/No me siento esta parte de mi cuerpo (lo indico visualmente) Desde hace______ horas/días/semanas
44. Nie mogę chodzić Od______ godzin/dni/tygodni	44. No puedo andar Desde hace______ horas/días/semanas
45. Krwawię Od______ godzin/dni/tygodni	45. Estoy sangrando Desde hace______ horas/días/semanas
46. Swędzi mnie skóra/Swędzi mnie w okolicach genitalnych Od______ godzin/dni/tygodni	46. Tengo picores/En los genitales Desde hace______ horas/días/semanas
47. Mam spuchnięty/ mam zapalenie (wskazać gdzie) Od______ godzin/dni/tygodni	47. Tengo un bulto/Tengo una inflamación (lo indico visualmente) Desde hace______ horas/días/semanas
48. Mam wysoką gorączkę Od______ godzin/dni/tygodni	48. Tengo fiebre alta Desde hace______ horas/días/semanas

CHARAKTERYSTYKA CHOREGO	**HISTORIAL MÉDICO**
1. Grupa krwi: -A+,A-,B+,B-,0+,0-,AB+,AB- -Miałem transfuzję krwi TAK ☐ NIE ☐ 2. Jestem diabetykiem Od czasu gdy miałem_______ lat (Od_______ lat) 3. Jestem epileptykiem Od czasu gdy miałem_______ lat (Od_______ lat) 4. Jestem astmatykiem Od czasu gdy miałem_______ lat (Od_______ lat) 5. Jestem głuchy: - lewe ucho - prawe ucho Od czasu gdy miałem_______ lat (Od_______ lat) 6. Jestem niemy Od czasu gdy miałem_______ lat (Od_______ lat) 7. Noszę soczewki kontaktowe/ Mam astygmatyzm/ Jestem krótkowzroczny Od czasu gdy miałem_______ lat (Od_______ lat) 8. Mam wrzody na dwunastnicy Od czasu gdy miałem_______ lat (Od_______ lat) 9. Cierpię na chorobę Parkinsona Od czasu gdy miałem_______ lat (Od_______ lat) 10. Mam migrenę Od czasu gdy miałem_______ lat (Od_______ lat)	1. Grupo sanguíneo: -A+, A-, B+, B-, 0+, 0-,AB+,AB- Me han hecho una transfusión SÍ ☐ NO ☐ 2. Soy diabético Desde que tenía_______ años (Desde hace_______ años) 3. Soy epiléptico Desde que tenía_______ años (desde hace_______ años) 4. Soy asmático Desde que tenía_______ años (Desde hace_______ años) 5. Soy sordo del oído: - Izquierdo - Derecho Desde que tenía_______ años (Desde hace_______ años) 6. Soy mudo Desde que tenía_______ años (Desde hace_______ años) 7. Uso lentes correctoras/Tengo astigmatismo/Miopía Desde que tenía_______ años (Desde hace_______ años) 8. Tengo úlcera de duodeno Desde que tenía_______ años (Desde hace_______ años) 9. Padezco la enfermedad de Parkinson Desde que tenía_______ años (Desde hace_______ años) 10. Tengo migraña Desde que tenía_______ años (Desde hace_______ años)

11. Miałem/mam żółtaczkę typu: A,B,C,D	11. He tenido/Tengo hepatitis: A,B,C,D
Data_________	Fecha_________
12. Przeszedłem operację serca	12. Me han operado del corazón
Data_________	Fecha_________
13. Miałem zawał serca/ Angina Pectoris	13. He tenido un infarto/Angina de pecho
Data_________	Fecha_________
14. Miałem wylew krwi do mózgu: zakrzep/zator	14. He tenido una hemorragia cerebral: Trombosis/Embolia
Data_________	Fecha_________
15. Mam wysokie/niskie ciśnienie	15. Tengo la tensión alta/baja
16. Przeszedłem już kiedyś operację chirurgiczną	16. Me he sometido alguna vez a una intervención quirúrgica
TAK ☐ NIE ☐	SÍ ☐ NO ☐
- wyrostek robaczkowy	- Apendicítis
- usunięcie migdałków	- Amigdalítis
- katarakta	- Cataratas
- hemoroidy	- Hemorroides
- mięśniaka/macicy/jajników	- Mioma/Matriz/Ovarios
- Inne (pokazać gdzie)	- Otros (especificar visualmente)
17. Miałem raka/ mam raka:	17. He padecido/Padezco cáncer de:
- jamy ustnej	- Boca
- jelita grubego	- Colon
- żołądka	- Estómago
- przewodu pokarmowego	- Garganta
- wątroby	- Hígado
- piersi	- Pecho
- prostaty	- Próstata
- płuc	- Pulmón
- nerek	- Riñón
- jąder	- Testículos
- mózgu	- Tumor cerebral
- macicy	- Útero
- pęcherza	- Vejiga
18. Miałem/ mam białaczkę (leukemię) / chorobę krwi	18. He padecido/Padezco leucemia/ Enfermedad hematológica
19. Przyjmuję następujące leki:	19. Tomo estos medicamentos:

- antybiotyki - leki przeciwbólowe - leki przeciwzapalne - leki na oskrzela - leki na podwyższone ciśnienie - hormony tarczycy - Insulinę - środki uspokajające - leki nasercowe - leki przeciwdepresyjne - Inne Od_______ godzin/dni/lat Przyjmuję te leki: - doustnie - przez odbyt - dopochwowo - użytek zewnętrzny - przez inhalacje 20. Mam AIDS/ jestem seropozytywny Od_______ miesięcy/lat	- Antibióticos - Analgésicos - Antiinflamatorios - Broncodilatadores - Antihipertensivos - Hormonas tiroides - Insulina - Tranquilizantes - Medicación para el corazón - Antidepresivos - Otros Desde hace_______ horas/días/años Tomo estos medicamentos: - Vía oral - Vía rectal - Vía vaginal - Vía tópica - Por inhalación 20.Tengo el SIDA/Soy seropositivo Desde hace_______ meses/años
SZCZEPIONKI (dzieci)	**BIOGRAFÍA VACUNAL (NIÑOS)**
Proszę postawić krzyżyk: TAK NIE NIE WIEM Polio Dyfteryt Tężec Koklusz Odra Różyczka Świnka Gruźlica Inne szczepionki:	Señale con una cruz: SÍ NO NO SÉ Polio Difteria Tétanos Tos Ferina Sarampión Rubéola Parotiditis (paperas) B. C. G (tuberculosis) OTRAS
SZCZEPIONKI (dorośli)	**BIOGRAFÍA VACUNAL (ADULTOS)**
1. Kiedy Pan/i ostatni raz przyjął	1. ¿Cuándo fue la última vez que se

szczepionkę przeciwko tężcowi?	vacunó de tétanos?
Przed _______ miesiącami/latami/nie wiem	_______ meses/años/no sé
2. Kiedy Pan/i ostatni raz przyjął szczepionkę przeciwko żółtaczce typu B?	2. ¿Cuándo fue la última vez que se vacunó de hepatitis B?
Przed _______ miesiącami/latami/nie wiem	_______ meses/años/no sé
3. Tyfusowi?	3. ¿Y de tifus?
Przed _______ miesiącami/latami/nie wiem	_______ meses/años/no sé
4. Żółtej febrze?	4. ¿Y de fiebre amarilla?
Przed _______ miesiącami/latami/nie wiem	_______ meses/años/no sé
(oceniać szczepionki z uwzględnieniem ostatnio odwiedzanych krajów przez pacjenta)	(Valorar la vacunación dependiendo de la procedencia actual del paciente)
W SZPITALU	**EN EL HOSPITAL**
1. Kiedy przyjdzie lekarz?	1. ¿Cuándo viene el médico?
- wkrótce	- Pronto
- rano	- Por la mañana
- popołudniu	- Por la tarde
- wieczorem	- Por la noche
- jutro	- Por la mañana
2. Proszę wezwać dyżurnego lekarza /specjalistę/tłumacza/policję/pielęgniarkę/ księdza	2. Llame al médico de guardia/al Especialista/Intérprete/Policía/Enfermera/ Sacerdote
3. Uwiera mnie wenflon od kroplówki	3. Me molesta el catéter del suero
4. Nie mogę spać / Jestem bardzo senny	4. No puedo dormir/Tengo mucho sueño
5. Jestem zdenerwowany /Niepokoję się / Mam depresję	5. Estoy nervioso/Tengo ansiedad/Tengo depresión
6. Mam problemy przy jedzeniu/ Nie mam apetytu.	6. Me cuesta trabajo comer/No tengo apetito
7. Zimno mi	7. Tengo frío
8. Gorąco mi	8. Tengo calor
9. Chce mi się pić	9. Tengo sed
10. Jestem głodny	10. Tengo hambre
11. Chciałbym:	11. Quisiera tomar:
- wodę	- Agua
- mleko	- Leche

- kawę - herbatę - sok - zupę - ciastka - konkretny posiłek - mięso - rybę - owoce **- na zimno** **- na gorąco** **- na ciepło** 12. Potrzebuję: - kołdrę - poduszkę - ręcznik - podpaskę - opatrunek - zadzwonić: do konsulatu/ do mojej rodziny 13. Łóżko jest mokre/ brudne 14. Potrzebuję basen/kaczkę 15. Proszę podwyższyć trochę łóżko 16. Proszę obniżyć trochę łóżko 17. Opatrunek uciska 18. Opatrunek jest za luźny	-Café - Té - Zumo - Sopa - Galletas - Comida sólida - Carne - Pescado - Fruta **- Frío** **- Caliente** **- Templado** 12. Necesito: - Una manta - Una almohada - Una toalla - Una compresa - Gasas -Llamar por teléfona: a la Embajada/A mi familia 13. La cama está mojada/Sucia 14. Necesito la cuña 15. Necesito que suba un poco la cama 16. Necesito que baje un poco la cama 17. La venda está demasiado apretada 18. La venda está demasiado floja
CO PAN/I TERAZ ZROBI?	**¿QUÉ HACE USTED?**
1. Zmierzę Panu/i temperaturę 2. Pobiorę próbkę krwi/ moczu 3. Sprawdzę poziom cukru we krwi 4. Zrobię zastrzyk 5.Dam Panu/i środek nasenny/ przeciwbólowy/ przeciwgorączkowy/ przeciwzapalny 6. Zrobimy EKG	1. Le pongo el termómetro 2. Le hacemos un análisis de sangre/orina 3. Le hacemos un análisis de azúcar 4. Le ponemos una inyección 5. Le doy pastillas para dormir/Para el dolor/Para la fiebre/Para la inflamación 6. Le hacemos un electrocardiograma

7.Zrobimy rentgena 8.Założymy gips 9.Założymy sondę/ kroplówkę 10.Dostanie Pan/i czopek 11.Zrobimy czyszczenie żołądka 12.Zrobimy USG 13.Wir machen Ihnen eine Zytologie 14.Zbadam Pana/ią / Proszę zakaszleć mocno/Proszę głęboko oddychać 15.Zmierzę puls 16.Zmierzę ciśnienie krwi 17.Zrobimy panu/i lewatywę 18.Proszę się nie poruszać 19.Proszę rozprostować/zgiąć część ciała, którą wskażę 20.Proszę wstać/ położyć się/ Odwrócić się na lewą stronę, prawą 21.Zrobimy teraz endoskopię.	7. Le hacemos una radiografía 8. Le ponemos una escayola 9. Le pongo una sonda/Suero 10. Le ponemos un supositorio 11. Le hacemos un lavado de estómago 12. Le hacemos una ecografía 13. Le hacemos una citología 14. Voy a auscultarle/Tosa fuerte/Respire hondo 15.Le voy a tomar el pulso 16. Le voy a tomar la tensión 17. Le voy a poner un enema 18. Por favor, no se mueva ahora 19. Extienda o flexione la parte del cuerpo que le indico 20. Póngase de pie/Túmbese/Póngase del lado izquierdo, derecho 21. Le hacemos una endoscopia

DOKĄD JESTEM ZABIERANY?	**¿ADÓNDE ME LLEVAN?**
1. Na rentgen 2. Do sali operacyjnej 3. Na intensywną terapię 4. Do innego pokoju 5. Na salę porodową 6. Do pokoju zabiegowego 7. Na konsultacje lekarskie	1. A rayos X 2. A la sala de operaciones 3. A la unidad de vigilancia intensiva 4. A otra habitación 5. Al paritorio 6. A la sala de curas 7. A la consulta del médico

PODCZAS CIĄŻY/ NARODZIN DZIECKA	**DURANTE EL EMBARAZO/ PARTO**
1. Ginekolog/położna 2. Krwawię 3. Odczuwam pieczenie przy oddawaniu moczu/piecze mnie w okolicach genitalnych 4. Bolą mnie piersi 5. Boli mnie brzuch 6. Często wymiotuję	1. El ginecólogo/La matrona 2. Estoy sangrando 3. Tengo escozor al orinar/tengo escozor en los genitales 4. Me duelen los pechos 5. Tengo dolor abdominal 6. Tengo muchos vómitos

7. Mam gorączkę 8. Nie odczuwam dziecka od______ 9. Jestem już w ciąży ponad 9 miesięcy 10. Odeszły wody płodowe 11. Mam skurcze co ______ minut 12. Rodzę! 13. Znieczulenie lędźwiowe TAK □ NIE □ (Patrz również „Symptomy")	7. Tengo fiebre 8. No siento el bebé desde hace______ 9. Estoy cumplida 10. He roto aguas 11. Tengo contracciones y me dan cada______ 12. Estoy de parto 13. Epidural SÍ □ NO □ (Ver también apartado de síntomas)
FORMY GRZECZNOŚCIOWE	**FÓRMULAS DE CORTESÍA**
Dziękuję Proszę Dzień dobry (rano) Dzień dobry (popołudniu) Dobry Wieczór Dobranoc	Gracias Por favor Buenos días Buenas tardes Buenas noches Buenas noches (cuando vas a dormir)
INNE	**OTROS**
1. Nie wiem 2. Boli mnie tu 3. Czy to będzie bolało?	1. No sé 2. Me duele aquí 3. ¿Me va a doler?

15. Portugués / Portugués

Português / Portugués

Índice / Índice

PORTUGUÊS / ESPAÑOL

Introdução

O propósito de este manual é facilitar a comuniço entre o médico e o paciente estrangeiro que não fala espanhol.

O paciente indicará a frase no seu idioma e o médico lerá o equivalente que está ao lado. O pessoal sanitario pode fotocopiar esta informação para que seja preenchida pelo paciente

Introducción

El propósito de este manual es facilitar la comunicación entre el médico y el paciente extranjero que no habla español.

El paciente señalará la frase en su idioma y el médico leerá el equivalente que está al lado. Puede que el médico o el personal sanitario fotocopie esta información para que el paciente la rellene.

DATOS PESSOAIS	DATOS PERSONALES
Apelido:	Apellido:
Nome:	Nombre:
Endereço:	Dirección:
- Permanente:	- Fija:
- Temporal:	- Temporal:
Telefone :	Teléfono:
Quanto tempo vai ficar aqui?	¿Por cuánto tiempo va a estar aquí?
_______ semanas/meses/anos/não sei	_______ semanas/meses/años/no sé
Data e lugar do nascimento:	Fecha y lugar de nacimiento:
Nacionalidade:	Nacionalidad:
Profissão:	Profesión:
Número do passaporte:	Número de pasaporte:
Estado civil:	Estado civil:
- Soltero/a	- Soltero/a
- Casado/a	- Casado/a
- Viúvo/viúva	- Viudo/a
Quantos filhos tem?	Número de hijos:

Quantos irmãos tem? Assistência médica: - Pública - Privada Nome e apelido do pai ou da mãe (se não é maior de idade) Em caso de urgencia avisar a : Que idioma fala? - Alemão - Árabe - Francês - Inglês - Italiano - Português - Russo - Outros	Número de hermanos: Asistencia médica: - Pública - Privada Nombre y apellidos del padre o de la madre (si no es mayor de edad): En caso de urgencia avisar a: ¿Qué idioma habla? - Alemán - Árabe - Francés - Inglés - Italiano - Portugués - Ruso - Otros
DATOS IMPORTANTES	**DATOS CRÍTICOS**
1. Tenho alergia a: a) Medicamentos: - Sulfamida ☐ - Aspirina ☐ - Penicilina ☐ - Antibiótico ☐ - Outros (especificar) b) Polen/Pó/Animais c) Alergias de alimentos - Productos lácteos - Amendoim - Mariscos - Glúten - Outros	1. Soy alérgico a: a) Medicamentos: - La sulfamida ☐ - La aspirina ☐ - La penicilina ☐ - Antibióticos ☐ - Otros (especificar) b) Polen/Polvo/Animales c) Alergias alimenticias: - Productos lácteos - Cacahuete - Marisco - Gluten - Otros

2. Estou grávida:	2. Estoy embarazada:
SIM □ NÃO □	SÍ □ NO □
- Quantas vezes esteve grávida?_______	- Embarazo número_______
- Abortos?	- ¿Abortos?
SIM □ NÃO □	SÍ □ NO □
3. Quando teve a última menstruação?	3. ¿Cuándo tuvo la última regla?
Data__________	Fecha__________
Não sei	No sé
SINTOMAS	**SÍNTOMAS**
Marque os seus sintomas e indique desde quando:	Señale su dolencia e indique desde cuándo:
1. Dói-me a cabeça:	1. Me duele la cabeza:
- O lado direito	- Lado derecho
- O lado esquerdo	- Lado izquierdo
- Na fronte	- En la frente
- Na nuca	- En la nuca
- Migranhas	- Migraña
Desde_______ horas/dias/semanas	Desde hace_______ horas/días/semanas
2. Dói-me o olho:	2. Me duele el ojo:
- Direito	- Derecho
- Esquerdo	- Izquierdo
Desde________horas/dias/semanas	Desde hace_______ horas/días/semanas
3. Tenho un corpo extranho no olho:	3. Tengo algo en el ojo:
- Direito	- Derecho
- Esquerdo	- Izquierdo
Desde_______ horas/dias/semanas	Desde hace_______ horas/días/semanas
4. Vejo luzes ou manchas/Não vejo normal/vejo dobre	4. Se me nubla la vista/Veo luces o manchas/No veo normal/Veo doble
Desde_______ horas/dias/semanas	Desde hace_______ horas/días/semanas
5. Dói-me o nariz/Não cheiro	5. Me duele la nariz/No huelo
Desde_______ horas/dias/semanas	Desde hace_______ horas/días/semanas
- Tenho hemorragia nasal. É a primera vez?	- Tengo hemorragia nasal. ¿Es la primera vez?
SIM □ NÃO □	SÍ □ NO □
6. Dói-me os dentes/as gengivas/a língua	6. Me duelen las muelas/Los dientes/Las

	encías/La lengua
Desde_______ horas/dias/semanas	Desde hace_______ horas/días/semanas
7. Dói-me o ouvido/Não ouço bem/Ouço assobios, zumbidos	7. Me duele el oído/No oigo bien/Oigo pitidos, zumbidos
- Direito	- Derecho
- Esquerdo	- Izquierdo
Desde_______ horas/dias/semanas	Desde hace _______ horas/días/semanas
8. Dói-me o pescoço	8. Me duele el cuello
Desde_______ horas/dias/semanas	Desde hace_______ horas/días/semanas
9. Dói-me a garganta:	9. Me duele la garganta:
- Ao engulir	- Al tragar
- Ao tossir	- Al toser
- Ao respirar	- Al respirar
- Sinto un corpo extranho na garganta	- Me noto un cuerpo extraño en la garganta
Desde_______ horas/dias/semanas	Desde hace_______ horas/días/semanas
10. Dói-me o ombro:	10. Me duele el hombro:
- Direito	- Derecho
- Esquerdo	- Izquierdo
- Anterior	- Anterior
- Posterior	- Posterior
Desde_______ horas/dias/semanas	Desde hace _______ horas/días/semanas
11. Dói-me as costas	11. Me duele la espalda
Desde_______ horas/dias/semanas	Desde hace_______ horas/días/semanas
12. Dói-me o braço:	12. Me duele el brazo:
- Direito	- Derecho
- Esquerdo	- Izquierdo
Desde_______ horas/dias/semanas	Desde hace_______ horas/días/semanas
13. Dói-me o cotobelo:	13. Me duele el codo:
- Direito	- Derecho
- Esquerdo	- Izquierdo
Desde_______ horas/dias/semanas	Desde hace_______ horas/días/semanas
14. Dói-me o antebraço:	14. Me duele el antebrazo:
- Direito	- Derecho
- Esquerdo	- Izquierdo
Desde_______ horas/dias/semanas	Desde hace_______ horas/días/semanas
15. Dói-me a munheca:	15. Me duele la muñeca:

- Direito	- Derecha
- Esquerdo	- Izquierda
Desde_______ horas/dias/semanas	Desde hace_______ horas/días/semanas
16. Dói-me a mão:	16. Me duele la mano:
- Direita	- Derecha
- Esquerda	- Izquierda
- Palma	- Palma
- Dorso	- Dorso
Desde_______ horas/dias/semanas	Desde hace_______ horas/días/semanas
17. Dói-me o dedo:	17. Me duele el dedo:
- Da mão (direita/esquerda)	- De la mano (derecha/izquierda)
- Do pé (direito/esquerdo)	- Del pie (derecho/izquierdo)
Desde_______ horas/dias/semanas	Desde hace_______ horas/días/semanas
18. Dói-me o peito/abdomen	18. Me duele el pecho/Abdomen
Desde_______ horas/dias/semanas	Desde hace_______ horas/días/semanas
19. Tenho palpitações	19. Tengo palpitaciones
Desde_______ horas/dias/semanas	Desde hace _______ horas/días/semanas
20. Dói-me as costelas:	20. Me duelen las costillas:
- Direitas	- Derechas
- Esquerdas	- Izquierdas
Desde_________horas/dias/semanas	Desde hace _______ horas/días/semanas
21. Dói-me o estômago	21. Me duele el estómago
Desde_________horas/dias/semanas	Desde hace _______ horas/días/semanas
22. Dói-me os rins:	22. Me duelen los riñones:
- Direito	- Derecho
- Esquerdo	- Izquierdo
Desde_______ horas/dias/semanas	Desde hace_______ horas/días/semanas
23. Dói-me a cadeira:	23. Me duele la cadera:
- Direita	- Derecha
- Esquerda	- Izquierda
Desde_______ horas/dias/semanas	Desde hace_______ horas/días/semanas
24. Dói-me os ovários:	24. Me duelen los ovarios:
- Direito	- Derecho
- Esquerdo	- Izquierdo
Desde_______ horas/dias/semanas	Desde hace_______ horas/días/semanas
25. Dói-me os genitais:	25. Me duelen los genitales:
- Homem - Mulher	- En el hombre - En la mujer

• Pénis Clítoris • Uretra Lábios • maiores/menores • Tésticulos Uretra • Vagina Desde_______ horas/dias/semanas	• Pene Clítoris • Uretra Labios • mayores/menores • Testículos Uretra • Vagina Desde hace_______ horas/días/semanas
26. Dói-me a perna/coxa: - Direito - Esquerdo Desde_______ horas/dias/semanas	26. Me duele la pierna/Muslo: - Derecho - Izquierdo Desde hace_______ horas/días/semanas
27. Dói-me o joelho: - Direito - Esquerdo Desde_______ horas/dias/semanas	27. Me duele la rodilla: - Derecha - Izquierda Desde hace_______ horas/días/semanas
28. Dói-me o tornozelo: - Direito - Esquerdo - Interno - Exterior Desde_______ horas/dias/semanas	28. Me duele el tobillo: - Derecho - Izquierdo - Interno - Externo Desde hace_______ horas/días/semanas
29. Dói-me o pé: - Direito - Esquerdo - Dorso - Planta do pé Desde_______ horas/dias/semanas	29. Me duele el pie: - Derecho - Izquierdo - Dorso - Planta Desde hace_______ horas/días/semanas
30. Estou atorduado Desde_______ horas/dias/semanas	30. Estoy mareado Desde hace_______ horas/días/semanas
31. Respiro com dificuldade/Não posso respirar/Dói-me ao inspirar/expirar Desde_______ horas/dias/semanas	31. Respiro con dificultad/Me duele al inspirar/Expirar Desde hace_______ horas/días/semanas
32. Estou engasgado Desde_______ horas/dias/semanas	32. Me atraganto Desde hace_______ horas/días/semanas
33. Tenho muita tosse Desde_______ horas/dias/semanas	33. Tengo mucha tos Desde hace_______ horas/días/semanas
34. Tenho vontade de vomitar/Vómitos Desde_______ horas/dias/semanas	34. Tengo náuseas/Vómitos Desde hace_______ horas/días/semanas

Quantas vezes?_______	Número de veces_______
35. Cortei-me	35. Me he cortado
36. Quemei-me	36. Me he quemado
37. Tenho diarreia	37. Tengo diarrea
Desde_______ horas/dias/semanas	Desde hace_______ horas/días/semanas
Quantas vezes?_______	Número de veces_______
Cor:	Color:
- Ensanguentada	- Sanguinolenta
- Esbranquecida	- Blanquecina
- Amarela	- Amarilla
Consistência:	Consistencia:
- Liquida	- Líquida
- Mole	- Blanda
38. Tenho obstipação	38. Estoy estreñido
Desde_______ horas/dias/semanas	Desde hace_______ horas/días/semanas
39. Não posso urinar/Tenho ardor ao Urinar/urino muitas vezes/Urino em grandes quantidades	39. No puedo orinar/Tengo quemazón al orinar/Orino muchas veces/Orino mucha cantidad
- Com cheiro	- Con olor
- Cor clara	- Color claro
- Cor escura	- Color oscuro
- Ensanguentada	- Sanguinolento
Desde_______ horas/dias/semanas	Desde hace_______ horas/días/semanas
40. Tenho gases	40. Tengo flatulencia
Desde_______ horas/dias/semanas	Desde hace_______ horas/días/semanas
41. Tenho acidez de estômago/Faço mal a digestão	41. Tengo acidez estomacal/Hago mal la digestión
Desde_______ horas/dias/semanas	Desde hace_______ horas/días/semanas
42. Estou constipado	42. Estoy resfriado
Desde_______ horas/dias/semanas	Desde hace_______ horas/días/semanas
43. Não posso mexer-me/Não posso mexer esta parte do corpo/Não sinto esta parte do corpo (o indico visualmente)	43. No puedo moverme/No puedo mover esta parte de mi cuerpo/No me siento esta parte de mi cuerpo (lo indico visualmente)
Desde_______ horas/dias/semanas	Desde hace_______ horas/días/semanas
44. Não posso caminhar	44.. No puedo andar
Desde_______ horas/dias/semanas	Desde hace_______ horas/días/semanas
45. Tenho hemorragia	45. Estoy sangrando

Desde_______ horas/dias/semanas 46. Tenho comichoes nos genitais Desde_______ horas/dias/semanas 47. Tenho um caroço/Tenho uma inflamação (o indico visualmente) Desde_______ horas/dias/semanas 48. Tenho febre alta Desde_______ horas/dias/semanas	Desde hace_______ horas/días/semanas 46. Tengo picores/En los genitales Desde hace_______ horas/días/semanas 47. Tengo un bulto/Tengo una inflamación (lo indico visualmente) Desde hace_______ horas/días/semanas 48. Tengo fiebre alta Desde hace_______ horas/días/semanas
HISTORIAL MÉDICO	**HISTORIAL MÉDICO**
1. Grupo sanguíneo - A+, A-, B+, B-, O+, O-, AB+, AB- Fez alguma transfusão? SIM ☐ NÃO ☐ 2. Sou diabético Desde que tinha_______ anos (Desde_______ anos) 3. Sou epiléptico Desde que tinha_______ anos (Desde_______ anos) 4. Sou asmático Desde que tinha_______ anos (Desde_______ anos) 5. Sou surdo: - Izquerdo - Direito Desde que tinha_______ anos (Desde_______ anos) 6. Sou mudo Desde que tinha_______ anos (Desde_______ anos) 7. Uso lentes de correcção/Tenho miopia/astigmatismo Desde que tinha_______ anos (Desde________ anos) 8. Tenho uma úlcera de duodeno Desde que tinha_______ anos	1. Grupo sanguíneo: - A+, A-, B+, B-, 0+, 0-, AB+, AB- Me han hecho una transfusión SÍ ☐ NO ☐ 2. Soy diabético Desde que tenía_______ años (Desde hace_______ años) 3. Soy epiléptico Desde que tenía_______ años (Desde hace_______ años) 4. Soy asmático Desde que tenia_______ años (Desde hace_______ años) 5. Soy sordo del oído: - Izquierdo - Derecho Desde que tenía_______ años (Desde hace_______ años) 6. Soy mudo Desde que tenia_______ años (Desde hace_______ años) 7. Uso lentes correctoras/Tengo miopía/Astigmatismo Desde que tenía_______ años (Desde hace_______ años) 8. Tengo una úlcera de duodeno Desde que tenía_______ años

(Desde_______ anos)	(Desde hace_______ años)
9. Sofro de Parkinson	9. Padezco la enfermedad de Parkinson
Desde que tinha_______ anos	Desde que tenía_______ años
(Desde_______ anos)	(Desde hace_______ años)
10. Sofro de migranhas	10. Tengo migraña
Desde que tinha_______ anos	Desde que tenía_______ años
(Desde_______ anos)	(Desde hace_______ años)
11. Tive/tenho hepatite: A,B,C,D	11. He tenido/Tengo hepatitis: A,B,C,D
Data__________	Fecha__________
12. Fui operado do coração	12. Me han operado del corazón
Data__________	Fecha__________
13. Tive um infarto/Angina de peito	13. He tenido un infarto/Angina de pecho
Data__________	Fecha__________
14. Tive uma hemorragia cerebral:	14. He tenido una hemorragia cerebral:
Trombose/Embolia	Trombosis/Embolia
Data__________	Fecha__________
15. Tenho a tensão alta/baixa	15. Tengo la tensión alta/baja
16. Foi operado alguma vez?	16. Me he sometido alguna vez a una intervención quirúrgica?
SIM ☐ NÃO ☐	SÍ ☐ NO ☐
- Apendicite	- Apendicitis
- Amigdalite	- Amigdalitis
- Cataratas	- Cataratas
- Hemorróides	- Hemorroides
- Mioma/Útero/Ovários	- Mioma/Útero/Ovarios
- Outros (indicar visualmente)	- Otros (especificar visualmente)
17. Tive/sufro cancro de :	17. He padecido/Padezco cáncer de:
- Boca	- Boca
- Cólon	- Colon
- Estômago	- Estómago
- Garganta	- Garganta
- Fígado	- Hígado
- Mamário	- Mama
- Peito	- Pecho
- Prostata	- Próstata
- Pulmão	- Pulmón
- Rins	- Riñón

- Testículo	- Testículo
- Tumor cerebral	- Tumor cerebral
- Útero	- Útero
- - Bexiga	- Vejiga
18. Tive/tenho leucemía/ doença hematologica	18. He padecido/Padezco leucemia/ Enfermedad hematológica
19. Tomo estes medicamentos:	19. Tomo estos medicamentos:
- Antibióticos	- Antibióticos
- Analgésicos	- Analgésicos
- Antiinflamatórios	- Antiinflamatorios
- Bronquiodilatador	- Broncodilatadores
- Anti-hipertensão	- Antihipertensivos
- Hormonas tiroides	- Hormonas tiroides
- Insulina	- Insulina
- Calmantes	- Tranquilizantes
- Comprimidos para o coração	- Medicación para el corazón
- Antedipressivo	- Antidepresivos
- Outros medicamentos	- Otros
Desde_______ horas/dias/anos	Desde hace_______ horas/días/años
Tomo estos medicamentos:	Tomo estos medicamentos:
- Via oral	- Vía oral
- Via rectal	- Vía rectal
- Via vaginal	- Vía vaginal
- Via tópica	- Vía tópica
- Por inalacão	- Por inhalación
20. Tenho SIDA/sou sero positivo	20. Tengo el SIDA/Soy seropositivo
Desde_______ meses/anos	Desde hace_______ meses/años
BRIOGRAFIA DAS VACINAS (PARA CRIANÇAS)	**BIOGRAFÍA VACUNAL (NIÑOS)**
Marcar com uma cruz:	Señale con una cruz:
SIM NÃO NÃO SEI	SÍ NO NO SÉ
Poliomielite	Polio
Difteria	Difteria
Tetano	Tétanos
Tosferina	Tos ferina
Sarampo	Sarampión

Rubèola Parotidas (papeira) Tubeculose OUTRAS	Rubéola Parotiditis (paperas) B. C. G (tuberculosis) OTRAS
BIOGRAFÍA DAS VACINAS (PARA ADULTOS)	**BIOGRAFÍA VACUNAL (ADULTOS)**
1. Quando foi a última vez que se vacinou de tetano? _______ meses/anos/não sei 2. Quando foi a última vez que se vacinou de hepatite B? _______ meses/anos/não sei 3. E de tifo? _______ meses/anos/não sei 4. E de febre amarela? _______ meses/anos/não sei (Valorizar a vacina dependendo da procedencia do paciente)	1. ¿Cuándo fue la última vez que se vacunó de tétanos? _______ meses/años/no sé 2. ¿Cuándo fue la última vez que se vacunó de hepatitis B? _______ meses/años/no sé 3. ¿Y de tifus? _______ meses/años/no sé 4. ¿Y de fiebre amarilla? _______ meses/años/no sé (Valorar la vacunación dependiendo de la procedencia del paciente)
NO HOSPITAL	**EN EL HOSPITAL**
1. Cuando vem o médico ? - Em seguida - De manhã - De tarde - De noite - Amanhã 2. Chame o médico de turno/especialista/intérprete/a polícia/enfermero/padre(sacerdote) 3. O cateter incomoda-me. 4. Não posso dormir/Tenho muito sono 5. Estou nervoso/Tenho ansiedade/Tenho depressão 6. Tenho dificultades em comer/Não tenho apetite	1. ¿Cuándo viene el médico? - Pronto - Por la mañana - Por la tarde - Por la noche - Mañana 2. Llame al médico de guardia/Especialista/Intérprete/La policía/Enfermero/Sacerdote 3. Me molesta el catéter del suero 4. No puedo dormir/Tengo mucho sueño 5. Estoy nervioso/Tengo ansiedad/Tengo depresión 6. Me cuesta trabajo comer/No tengo apetito

7. Tenho frio	7. Tengo frío
8. Tenho calor	8. Tengo calor
9. Tenho sede	9. Tengo sed
10. Tenho fome	10. Tengo hambre
11. Gostaria de tomar:	11. Quisiera tomar:
- Água	- Agua
- Leite	- Leche
- Café	- Café
- Chá	- Té
- Sumo	- Zumo
- Sopa	- Sopa
- Bolachas	- Galletas
- Comida sólida	- Comida sólida
- Carne	- Carne
- Peixe	- Pescado
- Fruta	- Fruta
- Frio	**- Frío**
- Quente	**- Caliente**
- Morno	**- Templado**
12. Preciso:	12. Necesito:
- Uma manta	- Una manta
- Uma almofada	- Una almohada
- Uma toalha	- Una toalla
- Um penso higiénico	- Una compresa
- Gazas	- Gasas
- Papel higiénico	- Papel higiénico
- Chamar por telefone: a embaixada/a minha família	- Llamar por teléfono: a la Embajada/A mi familia
13. A cama está molhada/suja	13. La cama está mojada/Sucia
14. Preciso de um urinal	14. Necesito la cuña
15. Pode levantar um pouco a cama?	15. Necesito que suba un poco la cama
16. Pode baixar um pouco a cama?	16. Necesito que baje un poco la cama
17. A ligadura esta demasiado apertada	17. La venda está demasiado apretada
18. A ligadura esta demasiado solta	18. La venda está demasiado floja
QUE VAI A FAZER?	**¿QUÉ HACE USTED?**
1. Vou-lhe medir a febre	1. Le pongo el termómetro

2. Uma análise de sangue/orina	2. Le hacemos un análisis de sangre/Orina
3. Uma análise de açúcar	3. Le hacemos un análisis de azúcar
4. Vou-lhe por uma injecção	4. Le ponemos una inyección
5. Dou-lhe comprimidos para dormir/para as dores/para a febre/para a inflamação	5. Le doy pastillas para dormir/Para el dolor/Para la fiebre/Para la inflamación
6. Fazer um electrocardiograma	6. Le hacemos un electrocardiograma
7. Fazer uma radiografia	7. Le hacemos una radiografía
8. Engessar	8. Le ponemos una escayola
9. Introduzir um cateter/sóro	9. Le pongo una sonda/Suero
10. Dar um supositório	10. Le ponemos un supositorio
11. Vamos fazer-ihe uma lavajem de estómago	11. Le hacemos un lavado de estómago
12. Vamos fazer-lhe uma ecografía	12. Le hacemos una ecografía
13. Vamos fazer-lhe uma citologia	13. Le hacemos una citología
14. Vou auscultar-lhe/tosse com força/respire fundo	14. Voy a auscultarle/Tosa fuerte/Respire hondo
15. Vou-lhe tomar o pulso	15. Le voy a tomar el pulso
16. Vou-lhe tomar a tensão	16. Le voy a tomar la tensión
17. Vou-lhe por um clister	17. Le voy a poner un enema
18. Por favor, não se mexa agora	18. Por favor, no se mueva ahora
19. Estire ou dobre a parte do corpo que lhe indico	19. Extienda o flexione la parte del cuerpo que le indico
20. Ponha-se de pé/deite-se/ponha-se do lado esquerdo/direito	20. Póngase de pie/Túmbese/Póngase de lado izquierdo, derecho
Vamos fazer-lhe uma endoscopia	Le hacemos una endoscopia
AONDE ME LEVAM?	**¿ADÓNDE ME LLEVAN?**
1. Aos raios x (radiografia)	1. A rayos X
2. A sala de operações	2. A la sala de operaciones
3. Aos cuidados intensivos	3. A la unidad de vigilancia intensiva
4. A outro quarto	4. A otra habitación
5. A sala de partos	5. Al paritorio
6. A sala de tratamentos (curas)	6. A la sala de curas
7. Ao consultório médico	7. A la consulta del médico

DURANTE A GRAVIDEZ/DAR A LUZ	DURANTE EL EMBARAZO/PARTO
1. Ginecólogo/Parteira 2. Tenho hemorragia 3. Ao urinar tenho comichão/tenho comichão nos genitais 4. Dói-me os peitos (seios) 5. Tenho dor abdominal 6. Tenho muitos vomitos 7. Tenho febre 8. Não sinto o bebé desde_______ 9. Estou no prazo 10. Estou perdendo água 11. Tenho contracções em cada_______ minutos 12. Estou de parto 13. Epidural SIM ☐ NÃO ☐ (Ver também o quadro: Sintomas)	1. El ginecólogo/La matrona 2. Estoy sangrando 3. Tengo escozor al orinar/Tengo escozor en los genitales 4. Me duelen los pechos 5. Tengo dolor abdominal 6. Tengo muchos vómitos 7. Tengo fiebre 8. No noto el bebé desde hace_______ 9. Estoy cumplida 10. He roto aguas 11. Tengo contracciones y me dan cada_______ minutos 12. Estoy de parto 13. Epidural SÍ ☐ NO ☐ (Ver también apartado de síntomas)

FÓRMULAS DE CORTESIA	FÓRMULAS DE CORTESÍA
Obrigado Se faz favor Bom dia Boa tarde Boa noite	Gracias Por favor Buenos días Buenas tardes Buenas noches

OUTROS	OTROS
1. Dói-me aqui 2. Não sei 3. Vai-me doer?	1. Me duele aquí 2. No sé 3. ¿Me va a doler?

16. Rumano / Româna

Română / Rumano

Index / Índice

ROMÂNĂ / ESPAÑOL

Introducere

Scopul acestui manual e de a uşura comunicarea între medicul şi pacientul de origine străină care nu vorbeşte spaniola.

Pacientul va indica fraza scrisă în limba sa, iar medicul va citi traducerea alăturată. Medicul sau personalul medical vor putea xeroxa acest formular pentru ca pacientul să-l poată completa.

Introducción

El propósito de este manual es facilitar la comunicación entre el médico y el paciente extranjero que no habla español.

El paciente señalará la frase en su idioma y el médico leerá el equivalente que está al lado. Puede que el médico o el personal sanitario fotocopie esta información para que el paciente la rellene.

DATE PERSONALE	DATOS PERSONALES
Nume: Prenume: Adresă: -Permanentă: -Temporară: Telefon: Cât timp veţı rămâne aici? _______ săptămâni/luni/ani/nu ştiu Data şi locul naşterii: Naţıonalitatea: Profesie: Nr. Paşaportului: Situaţia familială: - Necăsătorit (ă) - Căsătorit (ă) - Văduv (ă) Nr. de copii:	Apellido: Nombre: Dirección: -Fija: -Temporal: Teléfono: ¿Por cuánto tiempo va a estar aquí? _______ semanas/meses/años/no sé Fecha y lugar de nacimiento: Nacionalidad: Profesión: Número de pasaporte: Estado civil: - Soltero/a - Casado/a - Viudo/a Número de hijos:

Nr. de frați: Asistență medicală: - Publică - Privată Numele şi prenumele tatălui sau al mamei (pentru minori): În caz de urgență contactați: Ce limbi vorbiți? - Germană - Arabă - Franceză - Engleză - Italiană - Portugheză - Rusă - Altele	Número de hermanos: Asistencia médica: - Pública - Privada Nombre y apellidos del padre o de la madre (si no es mayor de edad): En caso de urgencia avisar a: ¿Qué idiomas habla? - Alemán - Árabe - Francés - Inglés - Italiano - Portugués - Ruso - Otros
INFORMAȚII MEDICALE	**DATOS CRÍTICOS**
1. Sunt alergic la: a) Medicamente: - Sulfamidă ☐ - Aspirină ☐ - Penicilină ☐ - Antibiotice ☐ - Altele (precizați) b) Polen/Praf/Animale c) Alergii alimentare - Produse lactate - Alune - Fructe de mare - Gluten	1. Soy alérgico a: a) Medicamentos: - La sulfamida ☐ - La aspirina ☐ - La penicilina ☐ - Antibióticos ☐ - Otros (especificar) b) Polen/Polvo/Animales c) Alergias alimenticias - Productos lácteos - Cacahuetes - Marisco - Gluten

- Altele 2. Sunt gravidă: DA □ NU □ - Nr. Sarcinilor_______ - Avorturi DA □ NU □ 3. Data ultimului ciclu: Data__________ Nu ştiu	- Otros 2. Estoy embarazada: SÍ □ NO □ -Embarazo número_______ -¿Abortos? SÍ □ NO □ 3. ¿Cuándo tuvo la última regla? Fecha__________ No sé
SIMPTOME	**SÍNTOMAS**
Precizaţi mai jos ce vă doare şi de cât timp: 1. Mă doare capul: - În dreapta - În stânga - În faţă - Craniul - Migrene De_______ ore/zile/săptămâni 2. Mă doare ochiul: - Ochiul drept - Ochiul stâng De_______ ore/zile/săptămâni 3. Am ceva în ochiul: - Drept - Stâng De_______ ore/zile/săptămâni 4. Mi se tulbură vederea/Văd lumini sau pete/Nu văd ca de obicei/Văd dublu De_______ ore/zile/săptămâni 5. Mă doare nasul/Nu pot mirosi De_______ ore/zile/săptămâni - Îmi sângerează nasul. E prima dată?	Señale su dolencia e indique desde cuándo: 1. Me duele la cabeza: - Lado derecho - Lado izquierdo - En la frente - En la nuca - Migraña Desde hace_______ horas/días/semanas 2. Me duele el ojo: - Derecho - Izquierdo Desde hace_______ horas/días/semanas 3. Tengo algo en el ojo: - Derecho - Izquierdo Desde hace_______ horas/días/semanas 4. Se me nubla la vista/Veo luces o manchas/No veo normal/Veo doble Desde hace_______ horas/días/semanas 5. Me duele la nariz/No huelo Desde hace_______ horas/días/semanas - Tengo hemorragia nasal. ¿Es la primera vez?

DA ☐ NU ☐	SÍ ☐ NO ☐
6. Mă dor dinții/Gingiile/limba	6. Me duelen las muelas/Los dientes/las encías/La lengua
De_______ ore/zile/săptămâni	Desde hace_______ horas/días/semanas
7. Mă doare urechea/Nu aud bine/Îmi şurieră/zumzăie:	7. Me duele el oído/No oigo bien/Oigo pitidos,zumbidos:
- Dreaptă	- Derecho
- Stângă	- Izquierdo
De_______ ore/zile/săptămâni	Desde hace_______ horas/días/semanas
8. Mă doare ceafa	8. Me duele el cuello
De_______ ore/zile/săptămâni	Desde hace_______ horas/días/semanas
9. Mă doare gâtul:	9. Me duele la garganta:
- Când înghit	- Al tragar
- Când tuşesc	- Al toser
- Când respir	- Al respirar
- Simt un corp străin în gât	- Me noto un cuerpo extraño en la garganta
De_______ ore/zile/săptămâni	Desde hace_______ horas/días/semanas
10. Mă doare umărul:	10. Me duele el hombro:
- Drept	- Derecho
- Stâng	- Izquierdo
- În față	- Anterior
- În spate	- Posterior
De_______ ore/zile/săptămâni	Desde hace _______ horas/días/semanas
11. Mă doare spatele	11. Me duele la espalda
De_______ ore/zile/săptămâni	Desde hace _______ horas/días/semanas
12. Mă doare brațul:	12. Me duele el brazo:
- Drept	- Derecho
- Stâng	- Izquierdo
De_______ ore/zile/săptămâni	Desde hace_______ horas/días/semanas
13. Mă doare cotul:	13. Me duele el codo:
- Drept	- Derecho
- Stâng	- Izquierdo
De_______ ore/zile/săptămâni	Desde hace_______ horas/días/semanas
14. Mă doare antebrațul:	14. Me duele el antebrazo:
- Drept	- Derecho

- Stâng	- Izquierdo
De_______ ore/zile/săptămâni	Desde hace_______ horas/días/semanas
15. Mă doare încheietura	15. Me duele la muñeca:
- Dreaptă	- Derecha
- Stângă	- Izquierda
De_______ ore/zile/săptămâni	Desde hace_______ horas/días/semanas
16. Mă doare mâna:	16. Me duele la mano:
- Dreaptă	- Derecha
- Stângă	- Izquierda
- Palma	- Palmo
- Dosul palmei	- Dorso
De_______ ore/zile/săptămâni	Desde hace_______ horas/días/semanas
17. Mă doare degetul:	17. Me duele el dedo:
- De la mâna (dreaptă/stângă)	- De la mano (derecha/izquierda)
- De la picior (drept/stâng)	- Del pie (derecho/izquierdo)
De_______ ore/zile/săptămâni	Desde hace_______ horas/días/semanas
18. Mă doare pieptul/Abdomenul:	18. Me duele el pecho/Abdomen
De_______ ore/zile/săptămâni	Desde hace_______ horas/días/semanas
19. Am palpitaţii	19. Tengo palpitaciones
De_______ ore/zile/săptămâni	Desde hace_______ horas/días/semanas
20. Mă dor coastele:	20. Me duelen las costillas:
- Din dreapta	- Derechas
- Din stânga	- Izquierdas
De_______ ore/zile/săptămâni	Desde hace_______ horas/días/semanas
21. Mă doare stomacul	21. Me duele el estómago
De_______ ore/zile/săptămâni	Desde hace_______ horas/días/semanas
22. Mă dor rinichii:	22. Me duelen los riñones:
- Drept	- Derecho
- Stâng	- Izquierdo
De_______ ore/zile/săptămâni	Desde hace_______ horas/días/semanas
23. Mă doare şoldul:	23. Me duele la cadera:
- Drept	- Derecha
- Stâng	- Izquierda
De_______ ore/zile/săptămâni	Desde hace_______ horas/días/semanas
24. Mă dor ovarele:	24. Me duelen los ovarios:
- Dreptul	- Derecho

- Stângul	- Izquierdo
De_______ ore/zile/săptămâni	Desde hace_______ horas/días/semanas
25. Mă dor organele genitale	25. Me duelen los genitales
-Bărbat -Femeie	-En el hombre -En la mujer
• Penisul Clitorisul	• Pene Clítoris
• Uretra Buzele clitorisului	• Uretra Labios
• Mari/mici	• mayores/menores
• Testiculele Uretra	• Testículos Uretra
• Vaginul	• Vagina
De_______ ore/zile/săptămâni	Desde hace _______ horas/días/semanas
26. Mă dor picioarele/Pulpele:	26. Me duele la pierna/Muslo:
- Drept	- Derecho
- Stâng	- Izquierdo
De_______ ore/zile/săptămâni	Desde hace _______ horas/días/semanas
27. Mă doare genunchiul:	27. Me duele la rodilla:
- Drept	- Derecha
- Stâng	- Izquierda
De_______ ore/zile/săptămâni	Desde hace _______ horas/días/semanas
28. Mă doare glezna:	28. Me duele el tobillo:
- Dreaptă	- Derecho
- Stângă	- Izquierdo
- În interior	- Interno
- În exterior	- Externo
De_______ ore/zile/săptămâni	Desde hace_______ horas/días/semanas
29. Mă doare palma piciorului:	29. Me duele el pie:
- Drept	- Derecho
- Stâng	- Izquierdo
- Deasupra	- Dorso
- Talpa	- Planta
De_______ ore/zile/săptămâni	Desde hace _______ horas/días/semanas
30. Am amețeli	30. Estoy mareado
De_______ ore/zile/săptămâni	Desde hace_______ horas/días/semanas
31. Respir cu dificultate/Inspir greu/Expir greu	31. Respiro con dificultad/Me duele al inspirar/Expirar
De_______ ore/zile/săptămâni	Desde hace_______ horas/días/semanas
32. Mă înnec	32. Me atraganto

De_______ ore/zile/săptămâni	Desde hace _______ horas/días/semanas
33. Am o tuse rea	33. Tengo mucha tos
De_______ ore/zile/săptămâni	Desde hace _______ horas/días/semanas
34. Am greţuri/vomituri	34. Tengo náuseas/Vómitos
De_______ ore/zile/săptămâni	Desde hace _______ horas/días/semanas
De câte ori______________	Número de veces______________
35. M-am tăiat	35. Me he cortado
36. M-am ars	36. Me he quemado
37. Am diaree	37. Tengo diarrea
De_______ ore/zile/săptămâni	Desde hace_______ horas/días/semanas
De câte ori_______	Número de veces__________
Culoare:	Color:
- Sângerie	- Sanguinolenta
- Albicioasă	- Blanquecina
- Gălbuie	- Amarilla
Consistenţă:	Consistencia:
- Lichidă	- Líquida
- Moale	- Blanda
De_______ ore/zile/săptămâni	Desde hace_______ horas/días/semanas
38. Sunt constipat	38. Estoy estreñido
De_______ ore/zile/săptămâni	Desde hace_______ horas/días/semanas
39. Nu pot urina/am arsuri când urinez/Urinez de mai multe ori/Urinez mult	39. No puedo orinar/Tengo quemazón al orinar/Orino muchas veces/Orino mucha cantidad
- Mirositoare	- Con olor
- Deschisă la culoare	- Color claro
- Închisă la culoare	- Color oscuro
- Sângerie	- Sanguinolento
De_______ ore/zile/săptămâni	Desde hace_______ horas/días/semanas
40. Am gaze	40. Tengo flatulencia
De_______ ore/zile/săptămâni	Desde hace_______ horas/días/semanas
41. Am arsuri la stomac/Diger cu greu	41. Tengo acidez estomacal/Hago mal la digestión
De_______ ore/zile/săptămâni	Desde hace_______ horas/días/semanas
42. Sunt răcit	42. Estoy resfriado
De_______ ore/zile/săptămâni	Desde hace_______ horas/días/semanas

43. Nu pot să mă mişc/Nu pot să-mi misc această parte a corpului/Nu-mi simt această parte a corpului (o arăt) De_______ ore/zile/săptămâni 44. Nu pot merge De_______ ore/zile/săptămâni 45. Am sângerări De_______ ore/zile/săptămâni 46. Am mâncărimi/La organele genitale De_______ ore/zile/săptămâni 47. Am un cucui/Am o inflamație (o arăt) De_______ ore/zile/săptămâni 48. Am febră mare De_______ ore/zile/săptămâni	43. No puedo moverme/No puedo mover esta parte de mi cuerpo/No me siento esta parte de mi cuerpo (lo indico visualmente) Desde hace_______ horas/días/semanas 44. No puedo andar Desde hace_______ horas/días/semanas 45. Estoy sangrando Desde hace_______ horas/días/semanas 46. Tengo picores/En los genitales Desde hace_______ horas/días/semanas 47. Tengo un bulto/Tengo una inflamación (lo indico visualmente) Desde hace_______ horas/días/semanas 48. Tengo fiebre alta Desde hace_______ horas/días/semanas
DOSAR MEDICAL	**HISTORIAL MÉDICO**
1. Grupa sanguină: -A+, A-, B+,B-,0+, 0-, AB+, AB- Mi s-a făcut o transfuzie DA ☐ NU ☐ 2. Sunt diabetic De la vârsta de_______ ani (De_______ ani) 3. Sunt epileptic De la vârsta de_______ ani (De_______ ani) 4. Sunt astmatic De la vârsta de_______ ani (De_______ ani) 5. Sunt surd de urechea: - Dreaptă - Stângă De la vârsta de_______ ani (De_______ ani) 6. Sunt mut (ă)	1. Grupo sanguíneo: -A+, A-, B+, B-, 0+, 0-,AB+,AB- Me han hecho una transfusión SÍ ☐ NO ☐ 2. Soy diabético Desde que tenía_______ años (Desde hace_______ años) 3. Soy epiléptico Desde que tenía_______ años (Desde hace_______ años) 4. Soy asmático Desde que tenía_______ años (Desde hace_______ años) 5. Soy sordo del oído: - Izquierdo - Derecho Desde que tenía_______ años (Desde hace_______ años) 6. Soy mudo

De la vârsta de_______ ani (De_______ ani)	Desde que tenía_______ años (Desde hace_______ años)
7. Port lentile de contact/Am miopie/Astigmatism De la vârsta de_______ ani (De_______ ani)	7. Uso lentes correctoras/Tengo miopía/Astigmatismo Desde que tenía_______ años (Desde hace_______ años)
8. Am ulcer duodenal De la vârsta de_______ ani (De_______ ani)	8. Tengo una úlcera de duodeno Desde que tenía_______ años (Desde hace_______ años)
9. Am Parkinson De la vârsta de_______ ani (De_______ ani)	9. Padezco la enfermedad de Parkinson Desde que tenía_______ años (Desde hace_______ años)
10. Sufer de migrenă De la vârsta de_______ ani (De_______ ani)	10. Tengo migraña Desde que tenía_______ años (Desde hace_______ años)
11. Am avut/Am hepatită: A,B,C,D Dată__________	11. He tenido/Tengo hepatitis: A,B,C,D Fecha__________
12. Am fost operat de inimă Dată__________	12. Me han operado del corazón Fecha__________
13. Am avut un infarct/O angină pectorală Dată__________	13. He tenido un infarto/Angina de pecho Fecha__________
14. Am avut un atac cerebral: o tromboză/Embolie Dată__________	14. He tenido una hemorragia cerebral:Trombosis/Embolia Fecha__________
15. Sunt hipo/hipertensiv	15. Tengo la tensión alta/baja
16. Am fost deja operat DA ☐ NU ☐ - De apendicită - De amigdalită - De cataractă - De hemoroizi - Miom/Matrice/ovare - Altele (arătați)	16. Me he sometido alguna vez a una intervención quirúrgica SÍ ☐ NO ☐ - Apendicitis - Amigdalitis - Cataratas - Hemorroides - Mioma/Matriz/Ovarios - Otros (especificar visualmente)
17. Am/am avut cancer la: - Gură	17. He padecido/padezco cáncer de: - Boca

- Colon	- Colon
- Stomac	- Estómago
- Gât	- Garganta
- Ficat	- Hígado
- Sân	- Mama
- Prostată	- Próstata
- Plămân	- Pulmón
- Rinichi	- Riñón
- Testicule	- Testículo
- Creier	- Tumor cerebral
- Uter	- Útero
- Vezică	- Vejiga
18. Am avut/ Am leucemie/Boli de sânge	18. He padecido/Padezco leucemia/Enfermedad hematológica
19. Medicamente pe care le iau:	19. Tomo estos medicamentos:
- Antibiotice	- Antibióticos
- Analgezice	- Analgésicos
- Antiinflamatorii	- Antiinflamatorios
- Bronho-dilatatoare	- Broncodilatadores
- Hipotensive	- Antihipertensivos
- Hormoni tiroidieni	- Hormonas tiroides
- Insulină	- Insulina
- Tranchilizante	- Tranquilizantes
- Pentru inimă	- Medicación para el corazón
- Antidepresive	- Antidepresivos
- Altele	- Otros
De_______ ore/zile/ani	Desde hace_______ horas/días/años
Mod de administrare:	Tomo estos medicamentos:
- Pe cale orală	- Vía oral
- Pe cale rectală	- Vía rectal
- Pe cale vaginală	- Vía vaginal
- Cale topică	- Vía tópica
- Inhalație	-Por inhalación
20. Am SIDA/ Sunt seropozitiv	20. Tengo el SIDA/Soy seropositivo
De_______ luni/ani	Desde hace_______ meses/años

VACCINAREA (COPIILOR)	**BIOGRAFÍA VACUNAL (NIÑOS)**
Precizați cu o cruce: DA NU NU ŞTIU Polio Difterie Tetanos Tuse măgărească Rujeolă Rubeolă Parotidită (oreion) B.C.G (tuberculoză) ALTELE	Señale con una cruz: SÍ NO NO SÉ Polio Difteria Tétanos Tos ferina Sarampión Rubeola Parotiditis (paperas) B. C. G (tuberculosis) OTRAS
VACCINAREA (ADULȚILOR)	**BIOGRAFÍA VACUNAL (ADULTOS)**
1. Când v-ati vaccinat antitetanos ultima dată? _______ lună/an/nu ştiu 2. Când v-ați vaccinat împotriva hepatitei B ultima oară? _______ lună/an/nu ştiu 3. Dar de tifos? _______ lună/an/nu ştiu 4. Dar de febră galbenă? _______ lună/an/nu ştiu (Evaluați vaccinarea în funcție de proveniența pacientului)	1. ¿Cuándo fue la última vez que se vacunó de tétanos? _______ meses/años/no sé 2. ¿Cuándo fue la última vez que se vacunó de hepatitis B? _______ meses/años/no sé 3. ¿Y de tifus? _______ meses/años/no sé 4. ¿Y de fiebre amarilla? _______ meses/años/no sé (Valorar la vacunación dependiendo de la procedencia del paciente)
LA SPITAL	**EN EL HOSPITAL**
1. Când vine doctorul? - În curând - Dimineața - Dupămasa - Seara - Mâine 2. Chemați doctorul de	1. ¿Cuándo viene el médico? - Pronto - Por la mañana - Por la tarde - Por la noche - Mañana 2. Llame al médico de guardia/

gardă/Specialistul/interpretul/Poliția/ Infirmiera/Preotul, vă rog	Especialista/Intérprete/La policía/Enfermero/Sacerdote
3. Mă jenează cateterul	3. Me molesta el catéter del suero
4. Nu pot dormi/Mi-e somn	4. No puedo dormir/Tengo mucho sueño
5. Sunt nervos/Am stare de anxietate/Am o depresie	5. Estoy nervioso/Tengo ansiedad/Tengo depresión
6. Nu pot mânca/Nu mi-e foame	6. Me cuesta trabajo comer/No tengo apetito
7. Mi-e frig	7. Tengo frío
8. Mi-e cald	8. Tengo calor
9. Mi-e sete	9. Tengo sed
10. Mi-e foame	10. Tengo hambre
11. Aş vrea :	11. Quisiera tomar:
- Apă, vă rog	- Agua
- Lapte	- Leche
- Cafea	- Café
- Ceai	- Té
- Suc de fructe	- Zumo
- O supă	- Sopa
- Biscuiți	- Galletas
- Hrană solidă	- Comida sólida
- Carne	- Carne
- Peşte	- Pescado
- Fructe	- Fruta
- Rece	**- Frío**
- Cald	**- Caliente**
- Călduț	**- templado**
12. Am nevoie de:	12. Necesito:
- O pătură	- Una manta
- O pernă	- Una almohada
- Un prosop	- Una toalla
- O compresă	- Una compresa
- Un tifon	- Gasas
- Hârtie igienică	- Papel higiénico
- Să telefonez: la ambasadă/familiei	- Llamar por teléfono: a la Embajada/A mi familia

13. Patul e ud/murdar 14. Am nevoie de o oliţă de noapte 15. Ridicaţi puţin patul, vă rog 16. Coborâţi o idee patul, vă rog 17. E prea strâns bandajul 18. E prea larg bandajul	13. La cama está mojada/Sucia 14. Necesito la cuña 15. Necesito que suba un poco la cama 16. Necesito que baje un poco la cama 17. La venda está demasiado apretada 18. La venda está demasiado floja
CE FACEŢI?	**¿QUÉ HACE USTED?**
1. Vă iau temperatura 2. Vă luăm o probă de sânge/de urină 3. Analizăm concentraţia de zahăr din stânge 4. Vă facem o injecţie 5. Vă dau somnifere/pastile contra durerii/febrei/inflamaţiei 6. Vă facem o electro cardiogramă 7. Vă facem o radiografie 8. Vă punem ghips 9. Vă introducem o sondă/ser 10. Vă punem un supozitor 11. Vă facem o spălătură de stomac 12. Vă facem o ecografie 13. Vă facem o citologie 14. Vă ascult plămânii/Tuşiţi puternic/Respiraţi adânc 15. Vă iau pulsul 16. Vă iau tensiunea 17. Vă facem o spălătură 18. Nu vă mişcaţi acum, vă rog 19. Întindeţi sau îndoiţi partea de corp pe care o voi numi 20. Ridicaţi-vă/Întindeţi-vă/staţi pe partea stângă, dreaptă 21. Vă facem o endoscopie	1. Le pongo el termómetro 2. Le hacemos un análisis de sangre/Orina 3. Le hacemos un análisis de azúcar 4. Le ponemos una inyección 5. Le doy pastillas para dormir/Para el dolor/Para la fiebre/Para la inflamación 6. Le hacemos un electrocardiograma 7. Le hacemos una radiografía 8. Le ponemos una escayola 9. Le pongo una sonda/Suero 10. Le ponemos un supositorio 11. Le hacemos un lavado de estómago 12. Le hacemos una ecografía 13. Le hacemos una citología 14. Voy a auscultarle/Tosa fuerte/Respire hondo 15. Le voy a tomar el pulso 16. Le voy a tomar la tensión 17. Le voy a poner un enema 18. Por favor, no se mueva ahora 19. Extienda o flexione la parte del cuerpo que le indico 20. Póngase de pie/Túmbese/Póngase de lado izquierdo, derecho 21. Le hacemos una endoscopia

UNDE Mă DUCEȚI?	¿ADÓNDE ME LLEVAN?
1. La sala de raze x	1. A rayos X
2. La sala de operații	2. A la sala de operaciones
3. La reanimare	3. A la unidad de vigilancia intensiva
4. În altă cameră	4. A otra habitación
5. La sala de naşteri	5. Al paritorio
6. La sala de tratament	6. A la sala de curas
7. La cabinetul de consultații	7. A la consulta del médico
ÎN TIMPUL SARCINII/NAŞTERII	**DURANTE EL EMBARAZO/PARTO**
1. Ginecologul/moaşa	1. El ginecólogo/La matrona
2. Sângerez	2. Estoy sangrando
3. Am arsuri când urinez/Am arsuri la organele genitale	3. Tengo escozor al orinar/Tengo escozor en los genitales
4. Mă dor sânii	4. Me duelen los pechos
5. Mă doare stomacul	5. Tengo dolor abdominal
6. Vomit mult	6. Tengo muchos vómitos
7. Am febră	7. Tengo fiebre
8. Nu simt fătul de_______	8. No noto el bebé desde hace_______
9. Sarcina e la termen	9. Estoy cumplida
10. Mi s-a rupt apa	10. He roto aguas
11. Am contracții: Tot la_______ minute	11. Tengo contracciones y me dan cada _______ minutos
12. Sunt pe cale să nasc	12. Estoy de parto
13. Epiduralul	13. Epidural
DA ☐ NU ☐	SÍ ☐ NO ☐
(Vezi secțiune "simptome")	(Ver también apartado de síntomas)
FORMULE DE POLITEȚE	**FÓRMULAS DE CORTESÍA**
Mulțumesc	Gracias
Vă rog	Por favor
Bună ziua	Buenos días
Bună seara	Buenas tardes
Noapte bună	Buenas noches

ALTELE	OTROS
1. Mă doare aici 2. Nu ştiu 3. Mă va durea?	1. Me duele aquí 2. No sé 3. ¿Me va a doler?

17. Ruso / Русский язык

Русский язык / Ruso

Содержание/Indice

РУССКИЙ ЯЗЫК / ESPAÑOL

Предисловие

Целью настоящего (пособия) является облегчить связь между врачом и иностранным пациентом неговорщим на испанском языке.

Пациент указывает фразу на родном языке а врач читает эквивалентную фразу на испанском ,каторая находится рядом. Возможно, что врач или медицинский персонал сделает ксерокопию нанного пособия для заполнения его больным.

Introducción

El propósito de este manual es facilitar la comunicación entre el médico y el paciente extranjero que no habla español.

El paciente señalará la frase en su idioma y el médico leerá el equivalente que está al lado. Puede que el médico o el personal sanitario fotocopie esta información para que el paciente lo rellene.

ЛИЧНЫЕ ДАННЫЕ	DATOS PERSONALES
Фамилия: Имя: Адрес: -Постоянное местожительство -Временное Номер телефона: Время пробывания_______ неделя / месяц / год /я не знаю Дата и место рождения: Национальность: Профессия: Номер паспорта: Семейное положение: - Холостой / Не замужем - Женат / Замужем - Вдовец /Вдова - Сколько детей:	Apellido: Nombre: Dirección: -Fija -Temporal Teléfono: ¿Por cuanto tiempo va a estar aquí? _______ semanas/meses/años/no sé Fecha y lugar de nacimiento: Nacionalidad: Profesión: Número de pasaporte: Estado civil: - Soltero/a - Casado/a - Viudo/a - Número de hijos

- Сколько братьев /сестер: Медицинская страховка: - Государственная - Частная Имя, фамилия отца или матери (если не совершеннолетний): В случае необходимости вызвать: Говорите ли Вы по- : - немецки - арабски - французски - английски - итальянски - португальски - русски - другие	- Número de hermanos Asistencia médica: - Pública - Privada Nombre y apellidos del padre o de la madre (si no es mayor de edad): En caso de urgencia avisar a: ¿Qué idiomas habla? - Alemán - Árabe - Francés - Inglés - Italiano - Portugués - Ruso - Otros
МЕДИЦИНСКИЕ ДАННЫЕ	**DATOS CRÍTICOS**
1.У меня аллергия к: а)Лекарствам: - Сульфамид ☐ - Аспирин ☐ - Пенициллин ☐ - Антибиотики ☐ - другие (указать какие) b)пыльца /пыль /животные c)продуктам: - Молочные - Дары моря - Орехи - Клейковина - Другие	1. Soy alérgico a: a) Medicamentos: - La sulfamida ☐ - La aspirina ☐ - La penicilina ☐ - Antibióticos ☐ - Otros(especificar) b)Polen/polvo/animales c) Alergias alimenticias: - Productos lácteos - Marisco - Cacahuetes - Gluten - Otros

2. Я беременная: ДА НЕТ - сколько раз_______ -Аборты? ДА □ НЕТ □ 3. Последняя менструация? Когда__________ Я не знаю	2. Estoy embarazada: SÍ □ NO □ -Embarazo número_______ -¿Abortos? SÍ □ NO □ 3. ¿Cuándo tuvo la última regla?: Fecha__________ No sé
СИМПТОМЫ	**SÍNTOMAS**
Укажите крестиком или пальцем где болит и когда началась боль: 1. У меня болит голова: - Правая сторона - Левая сторона - Лоб - Затылок - Мигрень Как долго ?_______ час /день /неделя 2. У меня болит глаз: - Правый - Левый _______ час /день /неделя 3. У меня что-то в глазу: - в правом - в левом _______ час /день /неделя 4. Я вижу мутно /вижу пятна /вижу плохо/ вижу все двойное: _______ час/ день /неделя 5. Я потерял запах: _______ час/ день /неделя - У меня носовое кровотечение. Первый раз? 6. У меня болят зубы:	Señale con una cruz o con el dedo su dolencia e indique desde cuándo: 1. Me duele la cabeza: - Lado derecho - Lado izquierdo - En la frente - En la nuca - Migraña Desde hace_______ horas/días/semanas 2. Me duele el ojo: - Derecho - Izquierdo Desde hace_______ horas/días/semanas 3.Tengo algo extraño en el ojo: - Derecho - Izquierdo Desde hace_______ horas/días/semanas 4. Se me nubla la vista/veo luces o manchas/no veo normal/veo doble: Desde hace_______ horas/días/semanas 5. No huelo: Desde hace_______ horas/días/semanas - Tengo hemorragia nasal. ¿Es la primera vez? 6. Me duelen las muelas/los dientes/ :

_______ час/ день /неделя	Desde hace_______ horas/días/semanas
7. У меня болит ухо/ слышу плохо/ шум в ушах:	7. Me duele el oído/No oigo bien/oigo pitidos, zumbidos:
- Правом	- Derecho
- Левом	- Izquierdo
_______ час/ день /неделя	Desde hace_______ horas/días/semanas
8. У меня болит шея:	8. Me duele el cuello
_______ час/ день /неделя	Desde hace_______ horas/días/semanas
9. У меня болит горло:	9. Me duele la garganta:
- Когда глотаю	- Al tragar
- Когда кашляю	- Al toser
- Когда дышу	- Al respirar
_______ час/ день /неделя	Desde hace_______ horas/días/semanas
10. У меня болит плечо:	10. Me duele el hombro:
- Правое	- Derecho
- Левое	- Izquierdo
_______ час/ день /неделя	Desde hace_______ horas/días/semanas
11. У меня болит спина:	11. Me duele la espalda
_______ час/ день /неделя	Desde hace_______ horas/días/semanas
12. У меня болит рука:	12. Me duele el brazo:
- Правая	- Derecho
- Левая	- Izquierdo
_______ час/ день /неделя	Desde hace_______ horas/días/semanas
13. У меня болит локоть:	13. Me duele el codo:
_______ час/ день /неделя	Desde hace_______ horas/días/semanas
14. У меня болит предплечье:	14. Me duele el antebrazo:
- Правое	- Derecho
- Левое	- Izquierdo
_______ час/ день /неделя	Desde hace_______ horas/días/semanas
15. У меня болит кисть:	15. Me duele la muñeca:
- Правая	- Derecha
- Левая	- Izquierda
_______ час/ день /неделя	Desde hace_______ horas/días/semanas
16. У меня болит рука:	16. Me duele la mano:
- Правая	- Derecha
- Левая	- Izquierda
- Ладонь	- Palma

- Тыльная	- Dorso
_______ час/ день /неделя	Desde hace_______ horas/días/semanas
17. У меня болит палец:	17. Me duele el dedo
- руки (правой / левой)	- De la mano (derecha/izquierda)
- ноги (правой / левой)	- Del pie (derecho/izquierdo)
_______ час/ день /неделя	Desde hace_______ horas/días/semanas
18. Болит грудь/брюшная полость:	18. Me duele el pecho/Abdomen
_______ час/ день /неделя	Desde hace_______ horas/días/semanas
19. У меня сильная тахикардия	19. Tengo palpitaciones
_______ час/ день /неделя	Desde hace_______ horas/días/semanas
20. У меня болят рёбра:	20. Me duelen las costillas:
- Правое	- Derecha
- Левое	- Izquierda
______ час/ день /неделя	Desde hace_______ horas/días/semanas
21. У меня болит желудок	21. Me duele el estómago
______ час/ день /неделя	Desde hace_______ horas/días/semanas
22. У меня болят почки:	22. Me duelen los riñones:
- Правая	- Derecho
- Левая	- Izquierdo
_______ час/ день /неделя	Desde hace_______ horas/días/semanas
23. У меня болит бедро	23. Me duele la cadera
_______ час/ день /неделя	Desde hace_______ horas/días/semanas
24. У меня болят яичники	24. Me duelen los ovarios
_______ час/ день /неделя	Desde hace_______ horas/días/semanas
25. У меня болят половые органы	25. Me duelen los genitales
_______ час/ день /неделя	Desde hace_______ horas/días/semanas
26. У меня болит нога:	26. Me duele la pierna:
- Правая	- Derecho
- Левая	- Izquierdo
______ час/ день /неделя	Desde hace_______ horas/días/semanas
27. У меня болит колено:	27. Me duele la rodilla:
- Правое	- Derecha
- Левое	- Izquierda
______ час/ день /неделя	Desde hace_______ horas/días/semanas
28. У меня болит лодыжка:	28. Me duele el tobillo:
- Правая	- Derecho
- Левая	- Izquierdo

______ час/ день /неделя	Desde hace_______ horas/días/semanas
29. У меня болит нога:	29. Me duele el pie:
- Правая	- Derecho
- Левая	- Izquierdo
- Ступня	- Planta
_______ час/ день /неделя	Desde hace_______ horas/días/semanas
30. У меня головокружение	30. Estoy mareado
_______ час/ день /неделя	Desde hace_______ horas/días/semanas
31. Я не могу дышать/ дышу с трудом/ больно при вдохе/ выдохе:	31. No puedo respirar/Respiro con dificultad/Me duele al inspirar/Expirar
_______ час/ день /неделя	Desde hace_______ horas/días/semanas
32. Глотаю с трудом:	32. Me atraganto
______ час/ день /неделя	Desde hace_______ horas/días/semanas
33. У меня сильный кашель:	33. Tengo mucha tos
_______ час/ день /неделя	Desde hace_______ horas/días/semanas
34. Меня тошнит:	34. Tengo náuseas/Vómitos
_______ час/ день /неделя	Desde hace_______ horas/días/semanas
Сколько раз_______	Número de veces_______
35. Я порезался	35. Me he cortado
36. Я обжегся	36. Me he quemado
37. У меня понос:	37. Tengo diarrea
_______ час/ день /неделя	Desde hace_______ horas/días/semanas
38. У меня запор:	38. Estoy estreñido
_______ час/ день /неделя	Desde hace_______ horas/días/semanas
Сколько раз_______	Número de veces_______
Цвет:	Color:
- кровянистый	- Sanguinolenta
- беловатый	- Blanquecina
- желтоватый	- Amarillenta
Плотность:	Consistencia:
- жидкая	- Líquida
- мягкая	- Blanda
39. Я не могу мочеиспускать / жжет /хожу часто/ большое количество:	39. No puedo orinar/Tengo quemazón al orinar/Orino muchas veces/Orino mucha cantidad:
- с запахом	- Con olor
- моча светлая	- Color claro

- моча темная - кровянистая ______ час/ день /неделя	- Color oscuro - Sanguinolento Desde hace_______ horas/días/semanas
40. У меня газы _______ час/ день /неделя	40. Tengo flatulencia Desde hace_______ horas/días/semanas
41. У меня повышенная кислотность _______ час/ день /неделя	41. Tengo acidez estomacal Desde hace_______ horas/días/semanas
42. Я простудился _______ час/ день /неделя	42. Estoy constipado Desde hace_______ horas/días/semanas
43. Я не могу двигаться/ не могу двигать эту часть тела/ здесь не чувствую (покажите где) _______ час/ день /неделя	43. No puedo moverme/No puedo mover esta parte de mi cuerpo/No me siento esta parte de mi cuerpo (lo indico visualmente) Desde hace_______ horas/días/semanas
44. Я не могу ходить _______ час/ день /неделя	44. No puedo andar Desde hace_______ horas/días/semanas
45. У меня кровотечение _______ час/ день /неделя	45. Estoy sangrando Desde hace_______ horas/días/semanas
46. У меня чешится кожа _______ час/ день /неделя	46. Tengo picores en la piel Desde hace_______ horas/días/semanas
47. У меня опухоль/ воспаление (покажите) _______ час/ день /неделя	47. Tengo un bulto/Tengo una inflamación(lo indico visualmente) Desde hace_______ horas/días/semanas
48. У меня высокая температура _______ час/ день /неделя	48. Tengo fiebre alta Desde hace_______ horas/días/semanas
ИСТОРИЯ БОЛЕЗНИ	**HISTORIAL MÉDICO**
1. Группа крови: - A+, A-, B+, B-, 0+,0 -, AB+, AB- Мне делали переливание крови: Да Нет	1. Grupo sanguíneo: -A+, A-, B+, B-, 0+, 0-, AB+, AB- Me han hecho una transfusión: SÍ ☐ NO ☐
2. Я диабетик с_______ лет.	2. Soy diabético Desde que tenía_______ años
3. Я эпилептик с_______ лет.	3. Soy epiléptico Desde que tenía_______ años
4. Я асматик с_______ лет.	4. Soy asmático Desde que tenía_______ años

5. Я глухой с_______ лет.	5. Soy sordo:
	Desde que tenía_______ años
- На правое ухо	- Oído derecho
- На левое ухо	- Oído izquierdo
6. Я немой с_______ лет.	6. Soy mudo
	Desde que tenía_______ años
7. Я ношу линзы. У меня близорулость/ астигматизм с_______ лет.	7. Llevo lentillas/Tengo miopía/ Astigmatismo
	Desde que tenía_______ años
8. У меня язва с_______лет.	8. Tengo una úlcera
	Desde que tenía_______ años
9. У меня болезнь Паркинсона.	9. Padezco la enfermedad de Parkinson
10. У меня мигрень.	10. Tengo migraña
11. У меня был / есть гепатит A, B, C, Д	11. He tenido/Tengo hepatitis: A, B, C, D
Дата:__________	Fecha__________
12. Мне сделали операцию сердца.	12. Me han operado del corazón
Дата:__________	Fecha__________
13. У меня был инфаркт.	13. He tenido un infarto
Дата:__________	Fecha__________
14. У меня было кровоизлияние мозга / тромбоз/ закупорка сосудов	14. He tenido una hemorragia cerebral/trombosis/Embolia
Дата:__________	Fecha__________
15. У меня высокое / низкое давление	15. Tengo la tensión alta/Tengo la tensión baja
16. Меня оперировали прежде.	16. Me he sometido alguna vez a una intervención quirúrgica:
Да □ Нет □	SÍ □ NO □
- Аппендицит	- Apendicitis
- Миндалина	- Amigdalitis
- Катарата	- Cataratas
- Гемморой	- Hemorroides
17.У меня был /есть рак:	17. He padecido/Padezco cáncer de:
- Рта	- Boca
- Кишки	- Colon
- Желудка	- Estómago
- Горла	- Garganta
- Печени	- Hígado

- Молочной железы	- Mama
- Предстательной железы	- Próstata
- Лёгких	- Pulmón
- Почек	- Riñón
- Яичек	- Testículo
- Мозга	- Tumor cerebral
- Матки	- Útero
- Мочевого пузыря	- Vejiga
18.У меня была / есть лейкемия / заболевания гематомы / hematoma	18. He padecido/Padezco leucemia/ Enfermedad hematológica
19. Вы принимали	19. Tomo estos medicamentos:
- Антибиотики	- Antibióticos
- Болеутоляющие средство	- Analgésicos
- средства от опухоли	- Antiinflamatorios
- Сосудорасширяющее средство	- Broncodilatadores
- с-ва от артериальнофй гипертензи	- Antihipertensivos
- гормоны щитовидной железы	- Hormonas tiroides
- инсулин	- Insulina
- успокаивающее средство	- Tranquilizantes
- сердечно – сосудистое средство	- Medicación para el corazón
- гипотензивное средство	- Medicación para la hipertensión
- от депресии	- Antidepresivos
- другие	- Otros
_______ час /день /лет.	Desde hace_______ horas/días/años
Вы принимали их:	Tomo estos medicamentos:
- Перорально / внутрь	- Vía oral
- В прямую кишку	- Vía rectal
- через влагалище	- Vía vaginal
- (местно)	- Vía tópica
- делая ингалации	- Por inhalación
20 У Меня СПИД	20. Tengo SIDA/Soy seropositivo
_______ час /день /лет	Desde hace_______ horas/días/años
ПРИВИВКИ (ДЕТИ)	**BIOGRAFÍA VACUNAL (NIÑOS)**
Укажите крестиком	Señale con una cruz:
ДА НЕТ НЕ ЗНАЮ	SÍ NO NO SÉ
Дифтерия	Difteria

Столбняк Коклюш Корь Краснуха Свинка Бацилла Кальмета – Герена Другие	Tétanos Tos ferina Sarampión Rubeola Parotiditis(Paperas) B. C. G(Tuberculosis) OTRAS
ПРИВИВКИ (ВЗРОСЛЫЕ)	**BIOGRAFÍA VACUNAL (ADULTOS)**
1.- Когда Вам делали прививки против столбняка? _______ месяц/год/ я не знаю. 2.Когда Вам делали прививки против гепатита В? _______ месяц/год / не знаю. 3. И против тифа? _______ месяц/год/ не знаю. 4. И против жёлтой лихорадки? _______ месяц/год/ не знаю. (Нужно учитывать прививки в зависимости от страныприбытья больного)	1. ¿Cuándo fue la última vez que se vacunó de tétanos? _______ meses/años/no sé 2. ¿Cuándo fue la última vez que se vacunó de hepatitis B? _______ meses/años/no sé 3. ¿Y de tifus? _______ meses/años/no sé 4. ¿Y de fiebre amarilla? _______ meses/años/no sé (Valorar la vacunación dependiendo de la procedencia del paciente)
В БОЛЬНИЦЕ	**EN EL HOSPITAL**
1.Когда придет врач? - Скоро - Утром - Вечером - Ночью - Завтра 2. Позовите дежурного врача/ специалиста/переводчика/милицию/мед сестру/священника. 3. Мне мешает 4. Я не могу уснуть/ хочу спать	1. ¿Cuándo viene el médico? - Pronto - Por la mañana - Por la tarde - Por la noche - Mañana 2. Llame al médico de guardia/Especialista/Intérprete/La policía/Enfermero/Sacerdote 3. Me molesta el catéter del suero 4. No puedo dormir/Tengo mucho sueño

5. Я в нервном состоянии/у меня тоска / у меня депрессия	5. Estoy nervioso/Tengo ansiedad/ Tengo depresión
6. Я не могу есть / у меня нет аппетита	6. Me cuesta trabajo comer/No tengo apetito
7. Мне холодно	7. Tengo frío
8. Мне жарко	8. Tengo calor
9. У меня жажда	9. Tengo sed
10. Хочу есть/ Я голод/ен /на	10. Tengo hambre
11. Я хочу пить:	11. Quisiera tomar:
- воду	- Agua
- Молоко	- Leche
- Кофе	- Café
- Чай	- Té
- Сок	- Zumo
- Хочу суп	- Sopa
- Мясо	- Carne
- Рыбу	- Pescado
- Фрукты	- Fruta
12 еяло	12. Necesito:
	- Una manta
- Подушку	- Una almohada
- Полотенце	- Una toalla
- Компресс	- Una compresa
- Марли	- Gasa
- туалетная бумага	- Papel higiénico
- позвонить по телефону	- Llamar por teléfono:
- в посольство / к родственникам	A la embajada/a mi familia
13. кровать мокрая / грязная	13. La cama está mojada/sucia
14 мне нужен клин, горшок / мне нужно в туалет.	14. Necesito la cuña/ir al cuarto de baño
15. Можете повысить кровать	15. Necesito que suba un poco la cama
16. «» понизить «»	16. Necesito que baje un poco la cama
17.Бинт сильно завязан	17. La venda está demasiado apretada
18. Бинт слабо завязан	18. La venda está demasiado floja
ЧТО ВЫ ДЕЛАЕТЕ?	**¿QUÉ HACE USTED?**
1. Ставлю термометр	1. Le pongo el termómetro

2. Мы делаем анализ крови/мочи	2. Le hacemos un análisis de sangre/Orina
3. Мы делаем анализ сахара в крови	3. Le hacemos un análisis de azúcar
4. Мы делаем Вам укол /инъекцию	4. Le ponemos una inyección
5. Я даю Вам обезболивающие / снотворные /таблетки от температуры / от опухоли	5. Le doy pastillas para dormir/Para el dolor/Para la fiebre/Para la inflamación
6. Мы делаем электрокардиограмму.	6. Le hacemos un electrocardiograma
7. Мы делаем Вам рентгеновское исследование.	7. Le hacemos una radiografía
8.Мы ставим Вам гипс	8. Le ponemos una escayola
9.Мы ставим Вам зонд/сыворотку/катерер	9. Le pongo una sonda/Suero/Catéter
10.Мы вводим Вам свечу	10. Le ponemos un supositorio
11. Мы Вам промываем желудок	11. Le hacemos un lavado de estómago
12. Эхография	12. Te hacemos una ecografía
13. Цитология	13. Te hacemos una citología
14.Я буду Вас выслушивать/кашляйте громче/ дышите глубоко.	14. Voy a auscultarle/Tosa fuerte/Respire hondo
15. Я измерю Вам пульс	15. Le voy a tomar el pulso
16.Я измерю Вам давление.	16. Le voy a tomar la tensión
17. Я поставлю Вам клизму	17. Le voy a poner un enema
18. Пожалуйста, не двигайтесь сейчас	18. Por favor, no se mueva ahora
19. Вытягивайте или сгибайте часть тела, которую укажу.	19. Extienda o flexione la parte del cuerpo que le indico
20.Встаньте/ложитесь/стойте	20. Póngase de pie/Túmbese/Póngase de lado:
- правой стороной - левой стороной	- Derecho - Izquierdo
21. Мы сделаем Вам эндоскопию	21. Le hacemos una endoscopia

КУДА ВЫ МЕНЯ ВЕЗЁТЕ ?	**¿ADÓNDE ME LLEVAN?**
1. На рентген 2. В операционный зал 3. Реанимационное отдедение 4. В другую комнату 5. Родовое отделение/операционный з	1. A rayos X 2. A la sala de operaciones 3. A la unidad de vigilancia intensiva 4. A otra habitación 5. Al paritorio

6. Отделение первой помощи 7. На обследование к врачу	6. A la sala de curas 7. A la consulta del médico
ВО ВРЕМЯ БЕРЕМЕННОСТИ / РОДЫ	**DURANTE EL EMBARAZO/PARTO**
1. Акушерка / гинеколог 2. У меня кровотечение 3. У меня ощущение боли и жжения при мочеиспускании / половых органов 4. У меня болят груди 5. У менч болит живот 6. Меня часто тошнит 7. У меня температура 8. Я не чувствую ребёнка. _______ 9. Уже прошёл срок 10. Отошли воды 11. У меня потуги каждые _______ минут 12. Я рожаю 13. Расположенный над твёрдой мозговой оболочкой/эпидуральный. да ☐ нет ☐	1. La matrona/el ginecólogo 2. Estoy sangrando 3. Tengo escozor al orinar/Tengo escozor en los genitales 4. Me duelen los pechos 5. Tengo dolor abdominal 6. Tengo muchos vómitos 7. Tengo fiebre 8. No noto el bebé desde hace_______ 9. Estoy cumplida 10. He roto aguas 11. Tengo contracciones y me dan cada _______ minutos 12. Estoy de parto 13. Epidural SÍ ☐ NO ☐
ФОРМЫ ОБРАЩЕНИЯ	**FÓRMULAS DE CORTESÍA**
Спасибо Пожалуйста Доброе утро Добрый день Спокойной ночи	Gracias Por favor Buenos días Buenas tardes Buenas noches
ДРУГИЕ	**OTROS**
1. У меня болит здесь 2. Не знаю 3. Будет болеть?	1. Me duele aquí 2. No sé 3. ¿Me va a doler?

18. Serbocroata / Serbo

Serbo / Serbocroata

Indiŝe / Índice

SERBO/SERBOCROATA

Prevodili

Objektiv ove knjige je pa se pomoci na Komunikaciju lekara i pacienta, pacient Koji ne zna govoriti Ŝpanski.

Pacient signalizira fraze (reči) na svoji jezik i llekar muje lakëse dase sporazume.Na sovoju stranu.

Lekar i medicinska sestra da se može dase sporazume na fotokopirani knjigu dase u piŝe.

Introducción

El propósito de este manual es facilitar la comunicación entre el médico y el paciente extranjero que no habla español.

El paciente señalará la frase en su idioma y el médico leerá el equivalente que está al lado. Puede que el médico o el personal sanitario fotocopie esta información para que el paciente la rellene.

LIÇNA DATA	DATOS PERSONALES
Prezime:	Apellido:
Ĭme:	Nombre:
Adresa:	Dirección:
-Precenim:	-Fija:
-Privremeno:	-Temporal:
Telefon:	Teléfono:
Koliko vreme ĉe ostajete ovde, icete otiči jedna?	¿Por cuánto tiempo va a estar aquí?
_______ sedmica, mesec, godinu, neznamo	_______ semanas/meses/años/no sé
Dan rodenje, mesto:	Fecha y lugar de nacimiento:
Državlanstvo:	Nacionalidad:
Zanjimanje:	Profesión:
Broj pasoŝa:	Número de pasaporte:
Civilna Sîtuasia:	Estado civil:
- Neoženo-a	- Soltero/a
- Oženjen-a	- Casado/a
- Udavica	- Viudo/a
Broj de deco (kolikodeca) imate:	Número de hijos:

Broi Brata (koliko brata) imate:	Número de hermanos:
Služenje lekara:	Asistencia médica:
- Publiĉni	- Pública
- Privatni	- Privada
Ime I prezime tvog oca I majke (stari nagodinu):	Nombre y apellidos del padre o de la madre (si no es mayor de edad):
:	En caso de urgencia avisar a:
¿Koj jezik govoriŝ?	¿Qué idiomas habla?
- Nemaĉki	- Alemán
- Arabski	- Árabe
- Francuski	- Francés
- Engleski	- Inglés
- Italianski	- Italiano
- Portugalski	- Portugués
- Ruski	- Ruso
- Idrugi	- Otros
KRITIČKA DATA	**DATOS CRÍTICOS**
1. Jasam alergiĉki:	1. Soy alérgico a:
a) Lekovi (Medikamendski):	a) Medicamentos:
- Od sulfamida □	- La sulfamída □
- Od aspirina □	- La aspirina □
- Od penicilina □	- La penicilina □
- I od antibiotika □	- Antibióticos □
b) Polena/Praŝine/životinjë	b) Polen/Polvo/Animales
c) Alergiçan sam nahruhu:	c) .Alergias alimenticias:
- Produkta od mleke	- Productos lácteos
- Od kikiriki	- Cacahuetes
- Mariscos	- Mariscos
- Gluteina	- Gluten
- Idrugih specifikas	- Otros (especificar)
2. Ja sam Trudna:	2. Estoy embarazada:
Jes □ NE □	SÍ □ NO □

- Broj trudnosti (Koliko puta):_______ - Abortiranje? Imao Sam ☐ Neman ☐	- Embarazo número_______ - ¿Abortos? SÍ ☐ NO ☐
3. ¿Kada ste imalli menstracije? Data_________ Ne zham	3. ¿Cuándo tuvo la última regla? Fecha_________ No sé
SINTOME	**SÍNTOMAS**
Pokažime odkad si bolestan ikuda tebolli: 1. Mebolli glava: - Desna strana - Leva strana - Čelo - Mebolli urat - Migrena Imavreme_______ čas/dan/sedmica 2. Mebolli oči: - Desno - Levo Imavreme_______ čas/dan/sedmica 3. Imam nošto na oĉi : - Desno - Levo Imavreme_______ čas/dan/sedmica 4. Nevidim dobro/vidim svetllu I zvezdu (taĉke)/ Nevidim normal/Vidim dupllo Imavreme_______ čas/dan/sedmica 5.Mebolli nos/inesvatim miris Imavreme_______ čas/dan/sedmica -Imam kervanje od nos ¿imate prvi put?: Jes ☐ Ne ☐ 6.Mebolli zubovi/ Mesto od zubovi/jezik Imavreme_______ čas/dan/sedmica	Señale su dolencia e indique desde cuándo: 1. Me duele la cabeza: - Lado derecho - Lado izquierdo - En la frente - En la nuca - Migraña Desde hace_______ horas/días/semanas 2. Me duele el ojo: - Derecho - Izquierdo Desde hace _______ horas/días/semanas 3. Tengo algo en el ojo: - Derecho - Izquierdo Desde hace_______ horas/días/semanas 4. Se me nubla la vista/Veo luces o Manchas/No veo normal/Veo doble Desde hace_______ horas/días/semanas 5. Me duele la nariz/No huelo Desde hace _______ horas/días/semanas - Tengo hemorragia nasal. ¿Es la primera vez? SÍ ☐ NO ☐ 6. Me duelen las muelas/Los dientes/Llas Encías/La lengua Desde hace_______ horas/días/semanas

7.Mebolli uši / neçujem bobro / çujem sfirenje i zvuk:	7. Me duele el oído/No oigo bien/Oigo Pitidos, zumbidos:
- Desni	- Derecho
- Levi	- Izquierdo
Ima vreme_____ čas / dan / sedmica	Desde hace_______ horas/días/semanas
8 Mebolli vrat :	8. Me duele el cuello
Ima vreme _____ čas / dan / sedmica	Desde hace_______ horas/días/semanas
9.Me bolli grlla :	9. Me duele la garganta:
- Kad gutlam	- Al tragar
- Kad kašlam	- Al toser
- Kad dišem	- Al respirar
- Sfatim kao tuđe grllo umoju tello :	- Me noto un cuerpo extraño en la garganta
Ima vreme ____ čas / dan / sedmica	Desde hace_______ horas/días/semanas
10 Me bolli zgllob od ruke :	10. Me duele el hombro:
- Desno	- Derecho
- Levi	- Izquierdo
- Predni	- Anterior
- Pozadni	- Posterior
Ima vreme ____čas / dan /sedmica	Desde hace_______ horas/días/semanas
11. Me bolim lleđa :	11. Me duele la espalda
Ima vreme ____ čas / dan /sedmica	Desde hace_______ horas/días/semanas
12 Me boli ruke :	12. Me duele el brazo:
- Desna	- Derecho
- leva	- Izquierdo
Ima vreme ____ čas / dan / sedmica	Desde hace_______ horas/días/semanas
13 Me boli:	13. Me duele el codo:
- Desni	- Derecho
- Levi	- Izquierdo
Ima vreme ____ čas / dan / sedmica	Desde hace_______ horas/días/semanas
14. Me boli zglob od šamarice :	14. Me duele el antebrazo:
- Desni	- Derecho
- Levi	- Izquierdo
Ima vreme ____čas / dan / sedmice	Desde hace_______ horas/días/semanas
15. Me boli spojnice od prsti :	15.Me duele la muñeca:
- Desni	- Derecha
- Levi	- Izquierda /

Ima vreme _____ čas / dan / sedmica	Desde hace_______ horas/días/semanas
16 . Me boli ruke :	16. Me duele la mano:
- Desna	- Derecha
- Leva	- Izquierda
- šamarica	- Palma
- Pozadina šamarice	- Dorso
Ima vreme ____ čas / dan / sedmica	Desde hace_______ horas/días/semanas
17. Me boli prst:	17. Me duele el dedo:
- Od ruke (Desna / leva)	- De la mano (derecha/izquierda)
- Od noge (desna / leva)	- Del pie (derecho/izquierdo)
Ima vreme _____ čas / dan / sedmica	Desde hace_______ horas/días/semanas
18. Meboli grudi / parče od stomaka	18.Me duele el pecho/Abdomen
Ima vreme _____ čas / dan / sedmice	Desde hace_______ horas/días/semanas
19. Imam mnogo udarca na sercu	19.Tengo palpitaciones
Ima vreme _____ čas / dan / sedmica	Desde hace_______ horas/días/semanas
20. Me boli rebre :	20. Me duelen las costillas:
- Desna	- Derechas
- Leva	- Izquierdas
Ima vreme ____ čas / dan / sedmica	Desde hace_______ horas/días/semanas
21. Me boli želudac	21. Me duele el estómago
Ima vreme _____ čas / dan / sedmica	Desde hace_______ horas/días/semanas
22. Me boli bubreci :	22. Me duelen los riñones:
- Desni	- Derecho
- Levi	- Izquierdo
Ima vreme _____ čas / dan / sedmice	Desde hace_______ horas/días/semanas
23. Meboli kičme :	23. Me duele la cadera:
- Desno	- Derecha
- Levo	- Izquierda
Ima vreme____ čas / dan / sedmice	Desde hace_______ horas/días/semanas
24. Me boli ajnici :	24. Me duelen los ovarios:
- Desni	- Derecho
- Levi	- Izquierdo
Ima vreme ____ čas / dan / sedmica	Desde hace_______ horas/días/semanas
25. Me boli genitalni organi :	25. Me duelen los genitales
- Muškarci -Ženski	-En el hombre -En la Mujer
• Penis Klitoris	• Pene Clítoris
*Kanal izlazak vode Uste	• Uretra Labios

• Starci / mladih	mayores/menores
• Genitalni Kesicu za vodu	• Testículos Uretra
• Vagina	• Vagina
Ima vreme ____ čas / dan / sednica	Desde hace_______ horas/días/semanas
26. Me boli noge / mišiči	26. Me duele la pierna/Muslo:
- Desni	- Derecho
- Levi	- Izquierdo
Ima vreme ____ čas / dan / sedmica	Desde hace_______ horas/días/semanas
27. Me boli kolena :	27. Me duele la rodilla:
- Desno	- Derecha
- Levi	- Izquierda
Ima vreme ____ čas / dan / sedmica	Desde hace_______ horas/días/semanas
28 Me boli (	28. Me duele el tobillo:
- Desni	- Derecho
- Levi	- Izquierdo
- Unutrašni	- Interno
- Vani	- Externo
Ima vreme ____ čas / dan / sedmica	Desde hace_______ horas/días/semanas
29. Me boli noga ::	29. Me duele el pie:
- Desni	- Derecho
- Levni	- Izquierdo
- Gorna strana	- Dorso
- Donja strana	- Planta
Ima vreme ____ čas / dan / sedmica	Desde hace_______ horas/días/semanas
30 : Mise od vertne glava	30. Estoy mareado
Ima vreme ____ čas / dan / sedmica	Desde hace_______ horas/días/semanas
31. Nemogu do dišem / sfatim bolovi kad dišem .	31. Respiro con dificultad/Me duele al inspirar/Expirar
Ima vreme _____ čas / dan / sedmica	Desde hace_______ horas/días/semanas
32. Mise za gušavam	32. Me atraganto
Ima vreme _____ čas / dan / sednica	Desde hace_______ horas/días/semanas
33. Se kašlam	33. Tengo mucha tos
Ima vreme _____ čas / dan sedmica	Desde hace_______ horas/días/semanas
34. Me dođe dase povračam / povračam	34. Tengo náuseas/Vómitos
Ima vreme _____čas / dan / sedmica	Desde hace_______ horas/días/semanas
Koliko puta ________	Número de veces_______

35. Sam sekao... 36. Sam gorio 37. Imam proliv: Ima vreme _____ čas / dan / sedmica Koliko puta - Boja : - Krvaranje - Belo - Žuto - Konstant - Kao voda - Neko 38. Imam za tegnuto u stomak Imam vreme _____čas / dan / sedmica 39. Nemogu izvršt urinu / misegori urina / izvršim mnogo puta urinu / izvršim mnogo kandidat - Kon koju boju - Svetlana boja - Sivna - Za krvaranje Ima vreme _____ čas / dan / sedmica 40. Imam gasovi Ima vreme _____ čas / dan / sedmica 41. Imam kiselino u stomaku / sam loš Ima vreme _____čas / dan / sedmica 42. Prehladam sam Ima vreme ______čas / dan / sedmica 43. Nemogu da mrdim / nemogu da mrdim parče od tela / ne sfatim ništa na ovu stranu tela (pogledaj i pokazi) : Imam vreme ______čas / dan / sedmica 44. Nemogu da hodam Imam vreme _____ čas / dan / sedmica 45. Mi izlazi krv	35. Me he cortado 36. Me he quemado 37. Tengo diarrea Desde hace_______ horas/días/semanas Número de veces_______ Color: -Sanguinolento -Blanquecino -Amarillo Consistencia: - Líquida - Blanda 38. Estoy estreñido Desde hace_______ horas/días/semanas 39. No puedo orinar/Tengo quemazón al orinar/Orino muchas veces/Orino mucha cantitad - Con color - Color claro - Color oscuro - Sanguinolento Desde hace_______ horas/días/semanas 40. Tengo flatulencia Desde hace_______ horas/días/semanas 41. Tengo acidez estomacal/Hago mal la digestión Desde hace_______ horas/días/semanas 42. Estoy resfriado Desde hace_______ horas/días/semanas 43. No puedo moverme/No puedo mover esta parte de mi cuerpo/No me siento esta parte de mi cuerpo (lo indico visualmente) Desde hace_______ horas/días/semanas 44. No puedo andar Desde hace_______ horas/días/semanas 45. Estoy sangrando

Imam vreme _____čas / dan / sedmica 46. Mise serbije / genetalske organe Ima vreme _____ čas / dan / sedmica 47. Ich habe eine Anschwellung/Eine Entzündung (die Stelle zeigen) Ima vreme _____ čas / dan / sedmica 48. Imam visoku temperaturu Ima vreme ____čas / dan / sedmica	Desde hace_______ horas/días/semanas 46. Tengo picores/En los genitales Desde hace_______ horas/días/semanas 47. Tengo un bulto/Tengo una inflamación (lo indico visualmente) Desde hace_______ horas/días/semanas 48. Tengo fiebre alta Desde hace_______ horas/días/semanas
LEKARSKA HISTORIA	**HISTORIAL MÉDICO**
1. Krv na grupa -A+,A-,B+,B-,0+,0-,AB+,AB- -Radili sumi jednu transfusion JES ☐ NE ☐ 2. Jasam šečeraš (diabético) Od kad sam imao ______ Godine (i kad sam punio______ Godine) 3. Imam padavicu Od kad sam imao______Godine (i Kad sam punio ______ Godine) 4. Imam asmu (asmatiko) Od kad sam imao ____godine (i kad sam punio _____ godine) 5. Ne čujem slab sam od uši : - Levo - Desno Od kad sam imao ______ godine (i kad sam punio ______ godino) 6. I Od kad sam imao ______ godine (i kad sam punio______ godine) 7. Nosim naučare / nevidim daleko / nevidim blizo Od kad sam imao _____ godine (i kad sam punio ______ godine) 8. Ich habe ein Zwölffingerdarmgeschwür	1. Grupo sanguíneo: -A+, A-, B+, B-, 0+, 0-,AB+,AB- Me han hecho una transfusión SÍ ☐ NO ☐ 2. Soy diabético Desde que tenía_______ años (Desde hace_______ años) 3. Soy epiléptico Desde que tenía_______ años (desde hace_______ años) 4. Soy asmático Desde que tenía_______ años (Desde hace_______ años) 5. Soy sordo del oído: - Izquierdo - Derecho Desde que tenía_______ años (Desde hace_______ años) 6. Soy mudo Desde que tenía_______ años (Desde hace_______ años) 7. Uso lentes correctoras/Tengo astigmatismo/Miopía Desde que tenía_______ años (Desde hace_______ años) 8. Tengo úlcera de duodeno

Od kad sam imao _____ godine	Desde que tenía_______ años
(i kad sam punio _____ godine)	(Desde hace_______ años)
9. Idgb	9. Padezco la enfermedad de Parkinson
Od kad sam imao _____ godine	Desde que tenía_______ años
(i kad sam punio ______ godine)	(Desde hace_______ años)
10. Imam migrenu	10. Tengo migraña
O d kad sam imao _____ godine	Desde que tenía_______ años
(i kad sam punio ______ godine)	(Desde hace_______ años)
11. Imao sam / imam hepatitis :A,B,C,D	11. He tenido/Tengo hepatitis: A,B,C,D
Data _____	Fecha__________
12. Sume operali od sirce	12. Me han operado del corazón
Data __________	Fecha__________
13. Imao sam infrakt / stenokardi na grudi :	13. He tenido un infarto/Angina de pecho
Data__________	Fecha__________
14. Imaosam zapolenje mozka : Trombozu / Embolia	14. He tenido una hemorragia cerebral: Trombosis/Embolia
Data__________	Fecha__________
15. Imam krvni pretisak / nisko / gore	15. Tengo la tensión alta/baja
16. Imao sam jdan put jedan intervenišen operaciu	16. Me he sometido alguna vez a una intervención quirúrgica
JES □ NE □	SÍ □ NO □
- Apenditis (bolovi od debeli creve)	- Apendicítis
- Amigdalitis (krenici)	- Amigdalítis
- Cataratas (bolovi na oči)	- Cataratas
- Hemoroides	- Hemorroides
- Tumor / mitra / ajnici	- Mioma/Matriz/Ovarios
- Idrudgi (specifički izgled)	- Otros (especificar visualmente)
17 Imam rak (kancer) na :	17. He padecido/Padezco cáncer de:
- Uste	- Boca
- Rupa na crevu	- Colon
- Želudac	- Estómago
- Grlo	- Garganta
- Grudi	- Pecho
- Kesicu za vodu	- Próstata
- Pluče	- Pulmón

- Bubrezi	- Riñón
- Testikulos	- Testículos
- Tumor na mozak	- Tumor cerebral
- Miter	- Útero
- Vagina	- Vejiga
18 . imam leokimia / krvni bolest Hematologia)	18. He padecido/Padezco leucemia/ Enfermedad hematológica
19 . U potrebi ovi lekovi :	19. Tomo estos medicamentos:
- Antibiotici	- Antibióticos
- Analgin	- Analgésicos
- Protiv infeksie	- Antiinflamatorios
- Protiv bronhitisa	- Broncodilatadores
- Protiv hipertension	- Antihipertensivos
- hormonas tiroides	- Hormonas tiroides
- Glykosa (insulina)	- Insulina
- Za smirenje	- Tranquilizantes
- Lekovi za srcu	- Medicación para el corazón
- Protiv depresiona	- Antidepresivos
- I drugih	- Otros
- Ima vreme _____ čas / dan / godine	Desde hace_______ horas/días/años
- Upotrebi ove lekovi	Tomo estos medicamentos:
- Gutlaj (za uste)	- Vía oral
- Prava linia	- Vía rectal
- Vaginska linia	- Vía vaginal
- Lekovi za prolif	- Vía tópica
- Oksigenska maska	- Por inhalación
20. Imam sidu / sam nulopozitivo	20. Tengo el SIDA/Soy seropositivo
Imam vreme _____ mesec / godina	Desde hace_______ meses/años
VAKCINSKA BIOGRAFIJA ZA DECU	**BIOGRAFÍA VACUNAL (NIÑOS)**
Na crtam mestu za krst :	Señale con una cruz:
JES NE NE SE ZNA	SÍ NO NO SÉ
Prašino	Polio
Difteria	Difteria
Tetanos	Tétanos
Veliko kašllenje	Tos Ferina
Masem	Sarampión

Röteln Mumps Tuberculosa T . B . C. IDRUIH	Rubéola Parotiditis (paperas) B. C. G (tuberculosis) OTRAS
VAKSINSKA BIOGRAFIA ZA LUDE	**BIOGRAFÍA VACUNAL (ADULTOS)**
1. ¿ Kad si bio posledni put za vakciranje protiv tetanus ¿ _______ mesec / godina / ne se zna 2. Ka si bio psledni put za vkciranje protiv hepatitisa . _______ Mesec / godina / ne se zna 3 .Za tifusa _______ mersaec / godine / ne se zna 4. za žutnu temperatru. _______ mesec / godine / ne se zna (Procenite vrednos vakcine od atualnog pacienta)	1. ¿Cuándo fue la última vez que se vacunó de tétanos? _______ meses/años/no sé 2. ¿Cuándo fue la última vez que se vacunó de hepatitis B? _______ meses/años/no sé 3. ¿Y de tifus? _______ meses/años/no sé 4. ¿Y de fiebre amarilla? _______ meses/años/no sé (Valorar la vacunación dependiendo de la procedencia actual del paciente)
U JEDNU BOLNICU	**EN EL HOSPITAL**
1. Kad se dođe lekar ? - Za čas - Pre podne - Posle podne - U večeru - Sutra 2. Zovnite dežurnog lekara / specialista / prevodiolac / miliciu / medicinska sestra / i popa 3. Me smeta creva od infuziona 4. Nemogu da spavam / a mi se spavam 5. Nervozan sam / imam sekeraciu / imam depresion 6. Volim da jedem a ne mi se jede / neman apetita 7. Hladno mije 8. Vručina mije	1. ¿Cuándo viene el médico? - Pronto - Por la mañana - Por la tarde - Por la noche - Por la mañana 2. Llame al médico de guardia/al Especialista/Intérprete/Policía/Enfermera/ Sacerdote 3. Me molesta el catéter del suero 4. No puedo dormir/Tengo mucho sueño 5. Estoy nervioso/Tengo ansiedad/Tengo depresión 6. Me cuesta trabajo comer/No tengo apetito 7. Tengo frío 8. Tengo calor

9. Žedan sam	9. Tengo sed
10. Gladam sam	10. Tengo hambre
11. Volim da uzimam :	11. Quisiera tomar:
- Vodu	- Agua
- Mleko	- Leche
- Kafe	-Café
- Čaj	- Té
- sirup	- Zumo
- Supa	- Sopa
- Keks	- Galletas
- Dobro jelo	- Comida sólida
- Mesa	- Carne
- ribe	- Pescado
- Voče	- Fruta
- **Hladna**	- **Frío**
-**Vručo**	- **Caliente**
- **Sredino**	- **Templado**
12. Mije potrebno :	12. Necesito:
- Jedna čeba	- Una manta
- jedan jastuk	- Una almohada
- jedan peškir	- Una toalla
- Jedan cikcak	- Una compresa
- Zavoj	- Gasas
- zovite za telefon : Ambasadu / moju familiju	-Llamar por teléfona: a la Embajada/A mi familia
13. Krevet je mokar / prlav	13. La cama está mojada/Sucia
14. me treba dečni krevet	14. Necesito la cuña
15. Me treba da me nosi malo gore krevet	15. Necesito que suba un poco la cama
16. Me treba malo nisko krevet	16. Necesito que baje un poco la cama
17. Zavoj je mnogo za tegnuto	17. La venda está demasiado apretada
18. Zavoj je mnogo oslabijen za tegnut	18. La venda está demasiado floja

ŠTA RADITE VI ?	**¿QUÉ HACE USTED?**
1. Postavlam termometer	1. Le pongo el termómetro
2. Na pravimo jednu analizu od krva / urine	2. Le hacemos un análisis de sangre/orina
3. Na pravimo šečemu analizu	3. Le hacemos un análisis de azúcar

4. Dajemu jednu inekciu	4. Le ponemos una inyección
5. Dajemo tablete za spavanje / za bolovi / za temperaturu / za infekciu	5. Le doy pastillas para dormir/Para el dolor/Para la fiebre/Para la inflamación
6. Na pravimo jednu E K G	6. Le hacemos un electrocardiograma
7. Na pravimo snimak rengena	7. Le hacemos una radiografía
8. Po nosimo gips	8. Le ponemos una escayola
9. Dajemo jednu sondu / suero	9. Le pongo una sonda/Suero
10. Postavlamo kapsulu na pozadinu	10. Le ponemos un supositorio
11. Na pravimo čiščenje želudaca	11. Le hacemos un lavado de estómago
12. Na pravimo jednu ekografiu	12. Le hacemos una ecografía
13. Na pravimo jedu citologiu	13. Le hacemos una citología
14. Idem da slušam srcu / jačanje kašlanje dišanje	14. Voy a auscultarle/Tosa fuerte/Respire hondo
15. Idem da merim puls	15.Le voy a tomar el pulso
16. Idem da merim tension	16. Le voy a tomar la tensión
17. Idem da uzimam jednu enema (seksual)	17. Le voy a poner un enema
18. Molim nemoj da se lulaš	18. Por favor, no se mueva ahora
19. Od širi parče od tela za koju ti kažem	19. Extienda o flexione la parte del cuerpo que le indico
20. Ustani na noge / leži / okreni se na levu , i desnu stranu	20. Póngase de pie/Túmbese/Póngase del lado izquierdo, derecho
21. Na pravimo jednu endoskopiju	21. Le hacemos una endoscopia
GDE ME NOSITE ?	**¿ADÓNDE ME LLEVAN?**
1. Na zdračenje X	1. A rayos X
2. Na operacisku salu	2. A la sala de operaciones
3. Kod za jedništfa smatranje intenzivna	3. A la unidad de vigilancia intensiva
4. Ana drugu sobu	4. A otra habitación
5. Sala za rođenje	5. Al paritorio
6. Na zdrastvena sala	6. A la sala de curas
7. Na konsultaciu kod lekara	7. A la consulta del médico
VREME TRUDNOSTI / ROĐENJE	**DURANTE EL EMBARAZO/ PARTO**
1. Kod ginecóloga / mamia	1. El ginecólogo/La matrona
2. Imam krvaranje	2. Estoy sangrando
3. kad izvršim urinu mi se gori / misegori	3. Tengo escozor al orinar/tengo escozor

genitalske organi	en los genitales
4. Me boli sise	4. Me duelen los pechos
5. Imam bolovi izpod rebre	5. Tengo dolor abdominal
6. Povračam puno	6. Tengo muchos vómitos
7. Imam temperaturu	7. Tengo fiebre
8. Imam vreme što ne čujem bebu _____	8. No siento el bebé desde hace_______
9. Sam na mesec rođenje	9. Estoy cumplida
10. Mi se sale voda	10. He roto aguas
11. Imam bolovi na svaki minut Kad _______	11. Tengo contracciones y me dan cada_______
12. Rodim se	12. Estoy de parto
13. Epidural	13.Epidural
JES □ NE □	SÍ □ NO □
(Pogledaj simtomske rođenje)	(Ver también apartado de síntomas)
FORMULA VASPITANJE	**FÓRMULAS DE CORTESÍA**
Fala	Gracias
Molim	Por favor
Dobro jutro	Buenos días
Dobr dan	Buenas tardes
Dobro veče	Buenas noches
Lako noč	Buenas noches (cuando vas a dormir)
DRUGIH	**OTROS**
1. Ne znam	1. No sé
2. Ovde me boli	2. Me duele aquí
3. Me ide bolovi?	3. ¿Me va a doler?

19. Sueco / Svenska

Svenska / Sueco

Innehållsförteckning / Índice

SVENSKA / ESPAÑOL

Förord

Syftet med denna manual är att underlätta kommunikationen mellan läkare och utländska patienter som inte talar spanska.

Patienten/läkaren pekar på en mening i sitt modersmål, vars översättning figurerar i motsatt kolumn. Alternativt kan sjukhuspersonalen kopiera nedastående information och låta patienten kryssa/fylla i.

Introducción

El propósito de este manual es facilitar la comunicación entre el médico y el paciente extranjero que no habla español.

El paciente señalará la frase en su idioma y el médico leerá el equivalente que está al lado. Puede que el médico o el personal sanitario fotocopie esta información para que el paciente la rellene.

PERSONUPPGIFTER	DATOS PERSONALES
Efternamn:	Apellido:
Förnamn:	Nombre:
Adress:	Dirección:
- Permanent:	- Fija:
- Tillfällig:	- Temporal:
Telefon:	Teléfono:
Hur länge beräknar Du att stanna i Spanien?	¿Por cuánto tiempo va a estar aquí?
_______ veckor/månader/år/vet ej	_______ semanas/meses/años/no sé
Födelsedatum och födelseort:	Fecha y lugar de nacimiento:
Nationalitet:	Nacionalidad:
Passnummer:	Número de pasaporte:
Yrke:	Profesión:
Civilstånd:	Estado civil:
- Ogift	- Soltero/a
- Gift	- Casado/a
- Änkling/änka	- Viudo/a
Antal barn:	Número de hijos:

Antal syskon: Sjukvård: - Allmän - Privat Faderns eller moderns för- och efternamn (om patienten är omyndig): Vid nödsituation, kontakta: Vilka språk talar du? - Tyska - Arabiska - Franska - Engelska - Italienska - Portugisiska - Ryska - Övriga	Número de hermanos: Asistencia médica: - Pública - Privada Nombre y apellidos del padre o de la madre (si no es mayor de edad): En caso de urgencia avisar a: ¿Qué idiomas habla? - Alemán - Árabe - Francés - Inglés - Italiano - Portugués - Ruso - Otros
VIKTIGA UPPGIFTER	**DATOS CRÍTICOS**
1. Jag är allergisk mot: a) Läkemedel: - Sulfapreparat ☐ - Aspirin ☐ - Penicillin ☐ - Antibiotika ☐ - Övrigt (specificera): b) Pollen/Damm/Djur c) Matallergi: - Mjölkprodukter - Jordnötter - Skaldjur - Gluten - Övrigt	1. Soy alérgico a: a) Medicamentos: - La sulfamida ☐ - La aspirina ☐ - La penicilina ☐ - Antibióticos ☐ - Otros (especificar): b) Polen/Polvo/Animales c) Alergias alimenticias: - Productos lácteos - Cacahuetes - Marisco - Gluten - Otros

2. Jag är gravid: JA ☐ NEJ ☐ - Graviditet nummer______ - Aborter? JA ☐ NEJ ☐ 3. När hade du din sista menstruation?: Datum_________ Vet ej	2. Estoy embarazada: SÍ ☐ NO ☐ - Embarazo número______ - ¿Abortos? SÍ ☐ NO ☐ 3. ¿Cuándo tuvo la última regla?: Fecha_________ No sé
SYMTOM	**SÍNTOMAS**
Ange dina symptom och hur länge du har haft dem: 1. Jag har ont i huvudet: - Höger sida - Vänster sida - Panna - Nacke - Migrän Sedan______ timmar/dagar/veckor 2. Jag har ont i ögat: - Höger - Vänster Sedan______ timmar/dagar/veckor 3. Jag har något i ögat: - Höger - Vänster Sedan______ timmar/dagar/veckor 4. Det svartnar för ögonen/Jag ser ljus eller fläckar/Jag ser inte som vanligt/Jag ser dubbelt: Sedan ______ timmar/dagar/veckor 5. Jag har ont i näsan/Jag har tappat luktsinnet Sedan______ timmar/dagar/veckor - Jag blöder näsblod. Är det första gången? JA ☐ NEJ ☐	Señale su dolencia e indique desde cuando: 1. Me duele la cabeza: - Lado derecho - Lado izquierdo - En la frente - En la nuca - Migraña Desde hace______ horas/días/semanas 2. Me duele el ojo: - Derecho - Izquierdo Desde hace______ horas/días/semanas 3. Tengo algo en el ojo: - Derecho - Izquierdo Desde hace______ horas/días/semanas 4. Se me nubla la vista/Veo luces o manchas/No veo normal/Veo doble: Desde hace______ horas/días/semanas 5. Me duele la nariz/No huelo Desde hace______ horas/días/semanas - Tengo hemorragia nasal. ¿Es la primera vez? SÍ ☐ NO ☐

6. Jag har tandvärk/ont i tandköttet/tungan Sedan______ timmar/dagar/veckor 7. Jag har ont i örat/Jag hör dåligt/Det piper/susar i öronen - Höger - Vänster Sedan______ timmar/dagar/veckor 8. Jag har ont i nacken Sedan______ timmar/dagar/veckor 9. Jag har ont i halsen: - När jag sväljer - När jag hostar - När jag andas - Det känns som om jag har något i halsen Sedan______ timmar/dagar/veckor 10. Jag har ont i axeln: - Höger - Vänster - Framsida - Baksida Sedan______ timmar/dagar/veckor 11. Jag har ont i ryggen Sedan______ timmar/dagar/veckor 12. Jag har ont i armen: - Höger - Vänster Sedan______ timmar/dagar/veckor 13. Jag har ont i armbågen: - Höger - Vänster Sedan______ timmar/dagar/veckor 14. Jag har ont i underarmen: - Höger - Vänster Sedan______ timmar/dagar/veckor	6. Me duelen las muelas/Los dientes/Las encías/La lengua Desde hace______ horas/días/semanas 7. Me duele el oído/No oigo bien/Oigo pitidos, zumbidos: - Derecho - Izquierdo Desde hace______ horas/días/semanas 8. Me duele el cuello Desde hace______ horas/días/semanas 9. Me duele la garganta: - Al tragar - Al toser - Al respirar - Me noto un cuerpo extraño en la garganta Desde hace______ horas/días/semanas 10. Me duele el hombro: - Derecho - Izquierdo - Anterior - Posterior Desde hace______ horas/días/semanas 11. Me duele la espalda Desde hace______ horas/días/semanas 12. Me duele el brazo: - Derecho - Izquierdo Desde hace______ horas/días/semanas 13. Me duele el codo: - Derecho - Izquierdo Desde hace______ horas/días/semanas 14. Me duele el antebrazo: - Derecho - Izquierdo Desde hace_____ horas/días/semanas

15. Jag har ont i handleden: - Höger - Vänster Sedan______ timmar/dagar/veckor	15. Me duele la muñeca: - Derecha - Izquierda Desde hace______ horas/días/semanas
16. Jag har ont i handen: - Höger - Vänster - Handflata - Handrygg Sedan______ timmar/dagar/veckor	16. Me duele la mano: - Derecha - Izquierda - Palma - Dorso Desde hace______ horas/días/semanas
17. Jag har ont i fingret/tån: - Höger/vänster hand - Höger/vänster fot Sedan______ timmar/dagar/veckor	17. Me duele el dedo: - De la mano (derecha/izquierda) - Del pie (derecho/izquierdo) Desde hace______ horas/días/semanas
18. Jag har ont i bröstet/buken Sedan______ timmar/dagar/veckor	18. Me duele el pecho/Abdomen Desde hace______ horas/días/semanas
19. Jag har hjärtklappning Sedan______ timmar/dagar/veckor	19. Tengo palpitaciones Desde hace______ horas/días/semanas
20. Jag har ont i revbenen: - Höger sida - Vänster sida Sedan______ timmar/dagar/veckor	20. Me duelen las costillas: - Derechas - Izquierdas Desde hace______ horas/días/semanas
21. Jag har ont i magen Sedan______ timmar/dagar/veckor	21. Me duele el estómago Desde hace ______ horas/días/semanas
22. Jag har ont i njurarna: - Höger - Vänster Sedan______ timmar/dagar/veckor	22. Me duelen los riñones: - Derecho - Izquierdo Desde hace______ horas/días/semanas
23. Jag har ont i höften: - Höger - Vänster Sedan______ timmar/dagar/veckor	23. Me duele la cadera: - Derecha - Izquierda Desde hace______ horas/días/semanas
24. Jag har ont i äggstockarna: - Höger - Vänster Sedan______ timmar/dagar/veckor	24. Me duelen los ovarios: - Derecho - Izquierdo Desde hace______ horas/días/semanas
25. Jag har ont i underlivet:	25. Me duelen los genitales:

- Man - Kvinna	- En el hombre - En la mujer
• Penis Klitoris	• Pene Clítoris
• Urinrör Blygdläppar	• Uretra Labios
• Yttre/inre	• mayores/menores
• Testiklar Urinrör	• Testículos Uretra
• Vagina	• Vagina
Sedan _____ timmar/dagar/veckor	Desde hace_____ horas/días/semanas
26. Jag har ont i benet/låret:	26. Me duele la pierna/Muslo:
- Höger	- Derecho
- Vänster	- Izquierdo
Sedan_____ timmar/dagar/veckor	Desde hace_____ horas/días/semanas
27. Jag har ont i knät:	27. Me duele la rodilla:
- Höger	- Derecha
- Vänster	- Izquierda
Sedan_____ timmar/dagar/veckor	Desde hace_____ horas/días/semanas
28. Jag har ont i vristen:	28. Me duele el tobillo:
- Höger	- Derecho
- Vänster	- Izquierdo
- Insida	- Interno
- Utsida	- Externo
Sedan_____ timmar/dagar/veckor	Desde hace_____ horas/días/semanas
29. Jag har ont i foten:	29. Me duele el pie:
- Höger	- Derecho
- Vänster	- Izquierdo
- Fotrygg	- Dorso
- Fotsula	- Planta
Sedan_____ timmar/dagar/veckor	Desde hace_____ horas/días/semanas
30. Jag har yrsel	30. Estoy mareado
Sedan _____ timmar/dagar/veckor	Desde hace_____ horas/días/semanas
31. Jag har svårt att andas/Det gör ont vid inandning/utandning	31. Respiro con dificultad/Me duele al inspirar/Expirar
Sedan_____ timmar/dagar/veckor	Desde hace_____ horas/días/semanas
32. Jag har något i halsen	32. Me atraganto
Sedan_____ timmar/dagar/veckor	Desde hace_____ horas/días/semanas
33. Jag har kraftig hosta	33. Tengo mucha tos
Sedan_____ timmar/dagar/veckor	Desde hace_____ horas/días/semanas
34. Jag mår illa (har kväljningar)/kräks	34. Tengo náuseas/Vómitos

Sedan_______ timmar/dagar/veckor	Desde hace_______ horas/días/semanas
Antal gånger_______	Número de veces_______
35. Jag har skurit mig	35. Me he cortado
36. Jag har bränt mig	36. Me he quemado
37. Jag har diarré	37. Tengo diarrea
Sedan_______ timmar/dagar/veckor	Desde hace_______ horas/días/semanas
Antal gånger_______	Número de veces_______
Färg:	Color:
- Blodblandad	- Sanguinolenta
- Vitaktig	- Blanquecina
- Gulaktig	- Amarilla
Konsistens:	Consistencia:
- Vattnig	- Líquida
- Mjuk	- Blanda
38. Jag har förstoppning	38. Estoy estreñido
Sedan_______ timmar/dagar/veckor	Desde hace_______ horas/días/semanas
39. Jag kan inte kissa/Det svider när jag kissar/Jag kissar ofta/Jag kissar mycket:	39. No puedo orinar/Tengo quemazón al orinar/Orino muchas veces/Orino mucha cantidad
- Illaluktande	- Con olor
- Ljus färg	- Color claro
- Mörk färg	- Color oscuro
- Blodblandat	- Sanguinolento
Sedan_______ timmar/dagar/veckor	Desde hace_______ horas/días/semanas
40. Jag har gaser i magen	40. Tengo flatulencia
Sedan_______ timmar/dagar/veckor	Desde hace_______ horas/días/semanas
41. Jag har halsbränna/Jag har dålig matsmältning	41. Tengo acidez estomacal/Hago mal la digestión
Sedan_______ timmar/dagar/veckor	Desde hace_______ horas/días/semanas
42. Jag är förkyld	42. Estoy resfriado
Sedan_______ timmar/dagar/veckor	Desde hace_______ horas/días/semanas
43. Jag kan inte röra mig/Jag kan inte röra den här delen av kroppen/Jag har ingen känsel i den här delen av kroppen (jag pekar)	43. No puedo moverme/No puedo mover esta parte de mi cuerpo/No me siento esta parte de mi cuerpo (lo indico visualmente)
Sedan_______ timmar/dagar/veckor	Desde hace_______ horas/días/semanas
44. Jag kan inte gå	44. No puedo andar

Sedan_______ timmar/dagar/veckor 45. Jag blöder Sedan_______ timmar/dagar/veckor 46. Jag har klåda/i underlivet Sedan_______ timmar/dagar/veckor 47. Jag har en knöl/Jag har en inflammation (jag pekar) Sedan_______ timmar/dagar/veckor 48. Jag har hög feber Sedan_______ timmar/dagar/veckor	Desde hace _______ horas/días/semanas 45. Estoy sangrando Desde hace_______ horas/días/semanas 46. Tengo picores/En los genitales Desde hace_______ horas/días/semanas 47. Tengo un bulto/Tengo una inflamación (lo indico visualmente) Desde hace_______ horas/días/semanas 48. Tengo fiebre alta Desde hace_______ horas/días/semanas
SJUKDOMSHISTORIA	**HISTORIAL MÉDICO**
1. Blodgrupp: A+, A-, B+, B-, 0+, 0-, AB+, AB- Jag har fått blodtransfusion JA ☐ NEJ ☐ 2. Jag har diabetes Sedan jag var_______ år (Sedan_______ år) 3. Jag har epilepsi Sedan jag var_______ år (Sedan_______ år) 4. Jag har astma Sedan jag var_______ år (Sedan_______ år) 5. Jag är döv: - På höger öra - På vänster öra Sedan jag var_______ år (Sedan_______ år) 6. Jag är stum Sedan jag var_______ år (Sedan_______ år) 7. Jag har linser/Jag är närsynt/ astigmatisk Sedan jag var_______ år (Sedan_______ år)	1. Grupo sanguíneo: A+, A-, B+, B-, 0+, 0-, AB+, AB- Me han hecho una transfusión SÍ ☐ NO ☐ 2. Soy diabético Desde que tenía_______ años (Desde hace_______ años) 3. Soy epiléptico Desde que tenía_______ años (Desde hace_______ años) 4. Soy asmático Desde que tenía_______ años (Desde hace_______ años) 5. Soy sordo del oído: - Derecho - Izquierdo Desde que tenía_______ años (Desde hace_______ años) 6. Soy mudo Desde que tenía_______ años (Desde hace_______ años) 7. Uso lentes correctoras/Tengo miopía/ Astigmatismo Desde que tenía_______ años (Desde hace_______ años)

8. Jag har sår på tolvfingertarmen	8. Tengo una úlcera de duodeno
Sedan jag var______ år	Desde que tenía______ años
(Sedan_______ år)	(Desde hace______ años)
9. Jag har Parkinsons sjukdom	9. Padezco la enfermedad de Parkinson
Sedan jag var_______ år	Desde que tenía_______ años
(Sedan_______ år)	(Desde hace_______ años)
10. Jag har migrän	10. Tengo migraña
Sedan jag var_______ år	Desde que tenía________ años
(Sedan________ år)	(Desde hace________ años)
11. Jag har haft/har hepatit A, B, C, D	11. He tenido/Tengo hepatitis A, B, C, D
Ange datum__________	Fecha__________
12. Jag har genomgått en hjärtoperation	12. Me han operado del corazón
Ange datum__________	Fecha__________
13. Jag har haft en hjärtinfarkt/kärlkramp	13. He tenido un infarto/Angina de pecho
Ange datum__________	Fecha__________
14. Jag har haft en hjärnblödning:	14. He tenido una hemorragia cerebral:
Trombos/Emboli	Trombosis/Embolia
Ange datum__________	Fecha__________
15. Jag har högt/lågt blodtryck	15. Tengo la tensión alta/baja
16. Jag har tidigare genomgått kirurgiskt ingrepp:	16. Me he sometido alguna vez a una intervención quirúrgica:
JA ☐ NEJ ☐	SÍ ☐ NO ☐
- Blindtarm	- Apendicitis
- Grå starr	- Cataratas
- Hemorrojder	- Hemorroides
- Myom/Livmoder/Äggstockar	- Mioma/Matriz/Ovarios
- Övrigt (jag pekar)	- Otros (especificar visualmente)
17. Jag har haft/har cancer:	17. He padecido/padezco cáncer de:
- Muncancer	- Boca
- Cancer i tjocktarmen	- Colon
- Magcancer	- Estómago
- Strupcancer	- Garganta
- Levercancer	- Hígado
- Bröstcancer	- Mama
- Prostatacancer	- Próstata
- Lungcancer	- Pulmón
- Njurcancer	- Riñón

- Testikelcancer - Hjärntumör - Livmodercancer - Cancer i urinblåsan 18. Jag har haft/har leukemi/blodsjukdom 19. Jag tar följande mediciner: - Antibiotika - Smärtstillande - Inflammationshämmande - Luftrörsvidgande - Blodtryckssänkande - Medicin för sjukdom i sköldkörteln - Insulin - Lugnande - Hjärtmedicin - Medicin mot depression - Övrigt Sedan______ timmar/dagar/år Jag tar ovanstående mediciner: - Oralt - Rektalt (stolpiller) - Vaginalt - I vätskeform - Genom inhalator 20. Jag har AIDS/Jag är HIV-positiv Sedan______ månader/år	- Testículo - Tumor cerebral - Útero - Vejiga 18. He padecido/Padezco leucemia/ Enfermedad hematológica 19. Tomo estos medicamentos: - Antibióticos - Analgésicos - Antiinflamatorios - Broncodilatadores - Antihipertensivos - Hormonas tiroides - Insulina - Tranquilizantes - Medicación para el corazón - Antidepresivos - Otros Desde hace______ horas/días/años Tomo estos medicamentos: - Vía oral - Vía rectal - Vía vaginal - Vía tópica - Por inhalación 20. Tengo el SIDA/Soy seropositivo Desde hace______ meses/años
VACCINATIONER (BARN)	**BIOGRAFÍA VACUNAL (NIÑOS)**
Markera med ett kryss: JA NEJ VET EJ Polio Difteri Stelkramp Kikhosta Mässling Röda hund	Señale con una cruz: SÍ NO NO SÉ Polio Difteria Tétanos Tos ferina Sarampión Rubéola

Påssjuka Tuberkulos (tbc) ÖVRIGT	Parotiditis (paperas) B. C. G (tuberculosis) OTRAS
VACCINATIONER (VUXNA)	**BIOGRAFÍA VACUNAL (ADULTOS)**
1. När vaccinerades du senaste mot stelkramp? För ______ månader/år sedan/ Vet ej 2. När vaccinerades du senast mot hepatit B? För ______ månader/år sedan/ Vet ej 3. Tyfus? För ______ månader/år sedan/ Vet ej 4. Och gula febern? För ______ månader/år sedan/ Vet ej (Vaccinationen bedöms med beaktande av patientens ursprungsland)	1. ¿Cuándo fue la última vez que se vacunó de tétanos? _______ meses/años/no sé 2. ¿Cuándo fue la última vez que se vacunó de hepatitis B? _______ meses/años/no sé 3. ¿Y de tifus? _______ meses/años/no sé 4. ¿Y de fiebre amarilla? _______ meses/años/no sé (Valorar la vacunación dependiendo de la procedencia del paciente)
PÅ SJUKHUSET	**EN EL HOSPITAL**
1. När kommer läkaren? - Snart - I eftermiddag - Ikväll - I morgon 2. Kalla på läkare/specialist tolk/polis/sjuksköterska/präst 3. Droppnålen gör ont 4. Jag kan inte sova/Jag är mycket trött 5. Jag är nervös/Jag är orolig/Jag är deprimerad 6. Jag har svårt att äta/Jag har ingen aptit 7. Jag fryser 8. Jag är varm 9. Jag är törstig	1. ¿Cuándo viene el médico? - Pronto - Por la tarde - Por la noche - Mañana 2. Llame al médico de guardia/ Especialista/Intérprete/La policía/Enfermero/Sacerdote 3. Me molesta el catéter del suero 4. No puedo dormir/Tengo mucho sueño 5. Estoy nervioso/Tengo ansiedad/Tengo depresión 6. Me cuesta trabajo comer/No tengo apetito 7. Tengo frío 8. Tengo calor 9. Tengo sed

10. Jag är hungrig 11. Jag skulle vilja ha: - Vatten - Mjölk - Kaffe - Te - Juice - Soppa - Kakor - Fast föda - Kött - Fisk - Frukt **- Kall** **- Varm** **- Ljummen** 12. Jag behöver: - En filt - En kudde - En handuk - En dambinda - En gasbinda - Toalettpapper - Ringa: till ambassaden/min familj 13. Sängen är blöt/Smutsig 14. Jag behöver ett bäcken 15. Kan ni höja sängen 16. Kan ni sänka sängen 17. Bandaget sitter för hårt 18. Bandaget sitter för löst	10. Tengo hambre 11. Quisiera tomar: - Agua - Leche - Café - Té - Zumo - Sopa - Galletas - Comida sólida - Carne - Pescado - Fruta **- Frío** **- Caliente** **- Templado** 12. Necesito: - Una manta - Una almohada - Una toalla - Una compresa - Gasas - Papel higiénico - Llamar por teléfono: a la embajada/A mi familia 13. La cama está mojada/Sucia 14. Necesito la cuña 15. Necesito que suba un poco la cama 16. Necesito que baje un poco la cama 17. La venda está demasiado apretada 18. La venda está demasiado floja
VAD GÖR DU?	**¿QUÉ HACE USTED?**
1. Tar temperaturen	1. Le pongo el termómetro
2. Tar blodprov/urinprov	2. Le hacemos un análisis de sangre/Orina
3. Tar blodsocker	3. Le hacemos un análisis de azúcar

4. Ger en spruta	4. Le ponemos una inyección
5. Ger sömntabletter/smärtstillande/ febernedsättande/inflammationshämmande	5. Le doy pastillas para dormir/Para el dolor/Para la fiebre/Para la inflamación
6. Tar ett elektrokardiogram (EKG)	6. Le hacemos un electrocardiograma
7. Tar röntgenbilder	7. Le hacemos una radiografía
8. Gipsar	8. Le ponemos una escayola
9. Sätter en sond/ett dropp	9. Le pongo una sonda/suero
10. Ger ett stolpiller	10. Le ponemos un supositorio
11. Magpumpar	11. Le hacemos un lavado de estómago
12. Vi ska ta ett ultraljud	12. Le hacemos una ecografía
13. Tar cellprover	13. Le hacemos una citología
14. Lyssnar med stetoskop/hosta/ta djupa andetag	14. Voy a auscultarle/Tosa fuerte/Respire hondo
15. Tar pulsen	15. Le voy a tomar el pulso
16. Tar blodtrycket	16. Le voy a tomar la tensión
17. Ger lavemang	17. Le voy a poner un enema
18. Rör dej inte nu	18. Por favor, no se mueva ahora
19. Sträck ut/böj den delen av kropen som jag pekar på	19. Extienda o Flexione la parte del cuerpo que le indico
20. Stå upp/lägg dig ner/vrid dej till vänster, höger	20. Póngase de pie/Túmbese/Póngase de lado izquierdo, derecho
21. Gör en endoskopi	21. Le hacemos una endoscopia

VART SKA JAG?	**¿ADÓNDE ME LLEVAN?**
1. Till röntgenavdelningen	1. A rayos X
2. Till operationssalen	2. A la sala de operaciones
3. Till intensivvårdsavdelningen	3. A la unidad de vigilancia intensiva
4. Till ett annat rum	4. A otra habitación
5. Till förlossningssalen	5. Al paritorio
6. Till behandlingsavdelningen	6. A la sala de curas
7. Till läkarmottagningen	7. A la consulta del médico

UNDER GRAVIDITETEN/FÖRLOSSNINGEN	**DURANTE EL EMBARAZO/PARTO**
1. Gynekologen/Barnmorskan	1. El ginecólogo/La matrona
2. Jag blöder	2. Estoy sangrando

3. Det svider när jag kissar/Jag har sveda i underlivet 4. Jag har ont i brösten 5. Jag har ont i buken 6. Jag kräks ofta 7. Jag har feber 8. Jag känner inte barnets rörelser sedan ______ 9. Jag har gått tiden ut 10. Vattnet har gått 11. Värkarna kommer med ______ minuters mellanrum 12. Jag ska föda 13. Epiduralbedövning JA □ NEJ □ (Se även under avsnitt Symptom)	3. Tengo escozor al orinar/Tengo escozor en los genitales 4. Me duelen los pechos 5. Tengo dolor abdominal 6. Tengo muchos vómitos 7. Tengo fiebre 8. No noto el bebé desde hace______ 9. Estoy cumplida 10. He roto aguas 11. Tengo contracciones y me dan cada ______ minutos 12. Estoy de parto 13. Epidural SÍ □ NO □ (Ver también apartado de síntomas)
ARTIGHETSFRASER	**FÓRMULAS DE CORTESÍA**
Tack Tack/är du snäll God morgon God eftermiddag God kväll/God natt	Gracias Por favor Buenos días Buenas tardes Buenas noches
ÖVRIGT	**OTROS**
1. Jag har ont här 2. Jag vet inte 3. Kommer det att göra ont?	1. Me duele aquí 2. No sé 3. ¿Me va a doler?